Dr. Judy Mikovits & Kent Heckenlively

DIE PEST
DER KORRUPTION

Den Tapferen, die immer für die Wahrheit kämpfen

Dr. Judy Mikovits & Kent Heckenlively

DIE PEST DER KORRUPTION

WIE DIE WISSENSCHAFT UNSER VERTRAUEN ZURÜCKGEWINNEN KANN

Vorwort von

Robert F. Kennedy, Jr.

Unimedica

Dr. Judy Mikovits & Kent Heckenlively
Die Pest der Korruption
Wie die Wissenschaft unser Vertrauen zurückgewinnen kann
1. deutsche Auflage 2020
ISBN 978-3-96257-189-4

Titel der Originalausgabe:
Plague of Corruption
Restoring Faith in the Promise of Science

Übersetzung aus dem Englischen von Regina Clos
Layout: Skyhorse Publishing
Satz: Narayana Verlag
Coverlayout: Paul Qualcom

Herausgeber:
Unimedica im Narayana Verlag GmbH, Blumenplatz 2, D-79400 Kandern
Tel.: +49 7626 974 970–0
E-Mail: info@unimedica.de
www.unimedica.de

Inhalt

Dem Gewissen zuwiderzuhandeln ist weder richtig noch gefahrlos.
Deshalb kann und will ich nicht widerrufen. Hier stehe ich.
Ich kann nicht anders. Helfe mir Gott. Amen

Aus dem Film *Martin Luther* (1953)

Vorwort

Moralischer Mut und unsere gemeinsame Zukunft

von Robert F. Kennedy, Jr.

„Und sie bewegt sich doch!" Diese trotzigen Worte flüsterte Galileo im Jahr 1615, als er das römische Inquisitionsgericht verließ, vor dem er seine Theorie widerrief, dass die Erde – nach der zeitgenössischen orthodoxen Vorstellung das unbewegliche Zentrum des Universums – sich um die Sonne dreht. Hätte er seiner Theorie nicht abgeschworen, wäre sein Leben verwirkt gewesen. Wir neigen dazu, Galileos Kämpfe als bizarres Produkt eines dunklen, ignoranten und tyrannischen Zeitalters zu betrachten, in dem die Menschen staatlich geweihten Aberglauben nur unter massivem persönlichem Risiko infrage stellen konnten. Dr. Judy Mikovits' Geschichte zeigt, dass hartnäckige Orthodoxien, die von der pharmazeutischen Industrie und korrupten Regierungsbehörden abgesegnet werden, um Macht und Profite zu schützen, eine beherrschende Kraft in Wissenschaft und Politik bleiben.

Welchen Maßstab man auch immer anlegt, Dr. Judy Mikovits gehört zu den fähigsten Wissenschaftlern ihrer Generation. Mit einem Abschluss als Bachelor of Arts (BA) in Chemie von der University of Virginia betrat sie am 10. Juni 1980 als Proteinchemikerin am National Cancer Institute (NCI) die Welt der Wissenschaft. Dort arbeitete sie an einem lebensrettenden Projekt zur Purifizierung von Interferon. Die Qualität ihrer Arbeit und ihre zuverlässigen Geistesblitze beförderten sie bald an die Spitze der von Männern dominierten Welt der wissenschaftlichen Forschung. Am NCI begann Mikovits ihre dann zwanzig Jahre andauernde Zusammenarbeit mit

Dr. Frank Ruscetti, einem Pionier auf dem Gebiet humaner Retroviren. Als Leiter des Labors von Robert Gallo schrieb Ruscetti zusammen mit Bernie Poiesz 1977 Wissenschaftsgeschichte: Er entdeckte dort das erste humane Retrovirus, HTLV-1 (Humanes T-lymphotropes Virus 1).

Ein Retrovirus ist ein „Tarnkappen-Virus", das wie HIV in den Wirtsorganismus eindringt, ohne das Immunsystem in Alarm zu versetzen. Es kann dann jahrelang inaktiv sein, ohne Schaden anzurichten. Bevor ein Retrovirus einen Menschen umbringt, zerstört es normalerweise sein Immunsystem. Im Ergebnis führen viele Retroviren dann zu Krebs. Durch ihren Beitrag zum Verständnis des Verhaltens von Retroviren veränderten die Zusammenarbeit von Ruscetti und Mikovits und Mikovits' preisgekrönte Doktorarbeit an der George Washington University von 1991 das Paradigma der Behandlung von HIV-AIDS. Das verwandelte die Krankheit von einem Todesurteil in eine behandelbare Erkrankung.

Von Beginn an war das schwierigste Hindernis in Mikovits' beruflicher Laufbahn ihre wissenschaftliche Integrität. Sie hat diese immer über ihren persönlichen Ehrgeiz gestellt. Judy Mikovits hat niemals beabsichtigt, in einen heftigen Streit im Gesundheitswesen zu geraten. Sie hat sich niemals als Rebellin oder Revolutionärin betrachtet. Judys Verwandte haben vorwiegend in Regierungsbehörden oder im Polizeivollzugsdienst gearbeitet. Sie glaubten an die amerikanischen Grundprinzipien von harter Arbeit, Respekt vor Autoritäten und vor allem an die Verpflichtung zur Wahrheit. Dieser Hintergrund machte es für sie unmöglich, die hohen Maßstäbe ihrer Herkunftsfamilie in Bezug auf Ehrlichkeit und Rechtschaffenheit aufzugeben, selbst dann, als diese für sie zu einem Hindernis wurden.

Nachdem sie die National Institutes of Health (NIH) verlassen hatte, arbeitete sie eine Zeit lang bei Upjohn und leitete dort ein Projekt, in dem die Sicherheit des Verkaufsschlagers der Firma, eines Rinderwachstumshormons, getestet wurde. Als Mikovits entdeckte, dass die Rezeptur präkanzeröse Veränderungen in humanen Zellkulturen verursachen konnte, lehnte sie es ab, den direkten Anweisungen ihres Chefs zu folgen, ihre Entdeckungen zu verheimlichen. Was Mikovits aufgedeckt hatte, ließ darauf schließen, das allgegenwärtige Vorkommen des Hormons in der Milch könne bei den Frauen, die diese Milch tranken, Brustkrebs auslösen. Ihre Weigerung, einen Rückzieher zu machen, führte dazu, dass sie Upjohn verließ, zu den NIH zurückkehrte und ein Aufbaustudium begann. Judys Krieg gegen das Rinderwachstumshormon veranlasste Upjohn schließlich, das Produkt aufzugeben.

2009 war Mikovits in der akademischen Welt angekommen. Zusammen mit Ruscetti, der weiterhin am National Cancer Institute (NCI) arbeitete, leitete sie ein Team, das einen starken Zusammenhang zwischen einem bislang unbekannten Retrovirus und Myalgischer Enzephalomyelitis entdeckte. Diese Erkrankung ist allgemein bekannt als Chronisches Erschöpfungssyndrom (ME/CFS) (Chronic Fatigue Syndrome/Myalgic Encephalomyelitis – ME/CFS). Wie vorherzusehen war, stand das Retrovirus auch im direkten Zusammenhang mit bestimmten Arten von Blutkrebs. Andere Forscher hatten es als Xenotropic Murine Leukemia Related Virus (XMRV) bezeichnet, als sie es einige Jahre zuvor zuerst in DNA-Sequenzen bei Prostatakrebs entdeckt hatten.

Die Medizin ist dem Chronischen Erschöpfungssyndrom, das vorwiegend Frauen betrifft, mit bösem Misstrauen begegnet, seitdem es Mitte der 1980er-Jahre in Erscheinung trat. Das medizinische Establishment verspottete ME/CFS als „Yuppie-Grippe“ und schrieb es der psychologischen Zerbrechlichkeit von Karrierefrauen zu, die in Unternehmenskulturen unter hohem Druck ihre Karrieren verfolgten. Mikovits fand bei etwa 67 Prozent der vom Chronischen Erschöpfungssyndrom betroffenen Frauen und bei knapp 4 Prozent der gesunden Kontrollpersonen Belege für das Retrovirus.

Am 8. Oktober 2009 veröffentlichten Mikovits und Ruscetti ihre explosiven Forschungsergebnisse in der Fachzeitschrift *Science*. Sie beschrieben die erste Isolation des kürzlich entdeckten Retrovirus XMRV und seinen Zusammenhang mit ME/CFS. Ihre Enthüllung über ME/CFS löste unmittelbar wütende Reaktionen von neidischen, mächtigen Krebszentren aus, die sich stur jeder Wissenschaft widersetzten, die Krebs und neuroimmunologische Krankheiten mit Viren in Zusammenhang brachte.

Die Angriffe wurden noch unerbittlicher, als Mikovits' spätere Forschung den Schluss nahelegte, dass das neue Retrovirus, das man ursprünglich in Mäusen gefunden hatte, auf irgendeine Weise über kontaminierte Impfstoffe auf den Menschen übergesprungen war.

Noch beunruhigender für das medizinische Establishment war es, als Dr. Mikovits' Forschung aufdeckte, dass viele der von XMRV betroffenen Frauen Kinder mit Autismus hatten. Da sie befürchtete, XMRV könnte wie bei HIV von Mutter zu Kind übertragen werden, testete sie siebzehn dieser

Kinder. Bei vierzehn fanden sich Hinweise auf das Virus. Diese Ergebnisse stimmten mit den Berichten der Eltern über die autistische Regression ihrer Kinder infolge einer Impfung überein. Darauffolgende Studien brachten XMRV in Zusammenhang mit dem epidemischen Auftreten von Leukämie, Prostatakrebs, Autoimmunerkrankungen und der Explosion von Alzheimer.

Noch schlimmer – die Forschung zeigte auch eine verbreitete Verseuchung von Blutkonserven und Blutprodukten. Basierend auf ihrer Forschung und den Untersuchungsergebnissen von anderen sah es so aus, als ob zwischen drei und acht Prozent der Bevölkerung nun das Virus in sich trugen – XMRV war ein Teil der Humanökologie geworden und wurde von der Mutter im Mutterleib oder über Muttermilch auf das Kind übertragen. Mikovits' Daten ließen darauf schließen, dass mehr als zehn Millionen US-Amerikaner dieses Virus wie eine tickende Zeitbombe in sich trugen – eine potenzielle Bedrohung, weit größer als die AIDS-Epidemie.

Im Januar 2011 veröffentlichte der HIV-AIDS-Experte Ben Berkhout diese brisanten Enthüllungen in der Fachzeitschrift *Frontiers in Microbiology*. Er schloss Mikovits' Belege ein, nach denen Mäusegewebe, das in der Produktion von Impfstoffen eingesetzt wird, der wahrscheinliche Überträger für die Kontamination der Humanpopulation war. Judy wusste nicht, dass Kent Heckenlively, der Co-Autor dieses Buches, unabhängig davon medizinische Forschungsarbeiten entdeckt hatte, die zeigen, dass der erste aufgezeichnete Ausbruch von ME/CFS unter 198 Ärzten und Krankenschwestern am Los Angeles County Hospital in den Jahren 1934 und 1935 aufgetreten war – und zwar nachdem ihnen ein experimenteller Polioimpfstoff injiziert worden war, den man in Mäusegehirnen gezüchtet hatte.

Mikovits' Belege drohten für die pharmazeutischen Unternehmen der Welt wegen ihrer nachlässigen Verwendung von tierischen Zellkulturen zur Produktion von Impfstoffen und anderen pharmazeutischen Produkten zu einer finanziellen Katastrophe zu werden. Ihre Forschungsergebnisse gefährdeten Milliarden von Dollar an Einnahmen aus einem ganzen Medizinzweig, der als Biologika bezeichnet wird und von tierischem Gewebe und entsprechenden Produkten abhängig ist.

Pharmaunternehmen und ihre unternehmenseigenen Aufsichtsgremien entfesselten eine wütende Attacke gegen Mikovits und Ruscetti und bestürmten sie aus jeder ihrer Hochburgen.

Die Fachzeitschrift *Science* drängte Mikovits fieberhaft, ihren Artikel vom Oktober 2009 zurückzuziehen. Im September 2011 wurde Judy aus ihrem Job am Whittemore Peterson Institute der University of Nevada, Reno, gefeuert. Judy und ihre Familie beobachteten bedrohlich aussehende Männer, die ihr in Kleinlastern folgten, und andere Vorfälle, die nahelegten, dass sie überwacht wurde. Eines Tages umkreisten vierschrötige Schlägertypen ihr Haus und zwangen sie, mit einem Boot zu fliehen. Nachdem sie entkommen war, stürzten sie in ihr Haus und behaupteten, für die Regierung zu arbeiten. Im November nahmen Polizisten aus Ventura Judy ohne Haftbefehl fest und hielten sie fünf Tage im Gefängnis fest, ohne die Möglichkeit, auf Kaution freizukommen. Die Polizei durchsuchte ihr Haus von oben bis unten und verstreute ihre Papiere überall. Am gleichen Tag überfielen Polizisten das Zuhause ihrer Freundin Lilly und zwangen sie, für mehrere Stunden auf einem Stuhl sitzen zu bleiben, während sie das Gebäude durchwühlten. Beamte der NIH sagten der Polizei von Nevada, dass Dr. Mikovits ihre Notizbücher mit den Aufzeichnungen zu ihrer Forschung auf illegale Weise aus ihrem Labor entwendet hätte. Das war eine fingierte Anschuldigung. Als Projektleiterin zweier von der Regierung finanzierter Forschungsprojekte war es Dr. Mikovits' Pflicht, alle ihre Forschungsunterlagen aufzubewahren. Außerdem hatte Judy alle Notizbücher am 29. September in ihrem Büro an der Universität gelassen. Am gleichen Tag war jemand illegal in Judys Büro eingebrochen, hatte ihre Notizbücher entwendet und dann irgendwie in einen Wandschrank in ihrem Haus geschmuggelt, offensichtlich um sie zu belasten. Wochen später, als Judy in einer Gefängniszelle saß, fand ihr Ehemann David die Bücher fein säuberlich in einen Leinenbeutel verpackt in einem dunklen Wandschrank in ihrem Zuhause in Südkalifornien. David brachte sie nach Mitternacht verzweifelt in das Gefängnis und übergab sie dann der Polizei von Ventura.

Während sie im Gefängnis war, erklärte Judys früherer Boss ihrem Ehemann und Dr. Ruscetti, sie müsse einfach nur eine Entschuldigung unterschreiben und zugeben, dass ihre Veröffentlichung falsch sei. Dann würde die Polizei sie aus der Haft entlassen und sie könne ihre wissenschaftliche Karriere retten. Judy lehnte das ab. Kein Staatsanwalt hat jemals Anklage gegen sie erhoben, aber das Kartell der Pharmaindustrie und die von ihr gekaperten wissenschaftlichen Journale traten eine Kampagne der Verleumdung gegen sie los. Weniger als zwei Jahre zuvor hatte die Fachzeitschrift *Science* sie noch gefeiert. Und nun veröffentlichte die gleiche Zeitschrift ihr Fahndungsfoto und zog ihre Veröffentlichung zurück.

Judy verlor die staatlichen Forschungsgelder, die sie als Projektleiterin verwaltet hatte. Sie ist in die Insolvenz geraten beim Versuch, Arbeit zu finden und ihren guten Ruf wiederherzustellen. Die wissenschaftlichen Zeitschriften, die zugegebenermaßen jetzt alle von den großen Pharmafirmen kontrolliert werden, haben es abgelehnt, ihre Artikel zu veröffentlichen. Die medizinischen Bibliotheken der NIH haben sie ausgeschlossen. Obwohl sie Hunderttausende von Dollar an Anwaltshonoraren ausgegeben hat, ist es ihr nicht gelungen, eine Gerichtsverhandlung zu erwirken. Der US-Staatsanwalt in Nevada hat ihren Fall jahrelang „unter Verschluss" gehalten. Arglistige Aktionen von Funktionären auf den höchsten Ebenen des US-Gesundheitsministeriums Department of Health and Human Services (HHS) haben es erfolgreich geschafft, dass niemand mehr sie einstellen wird.

Die Verfolgung von Wissenschaftlern und Ärzten, die es wagen, die zeitgenössischen Orthodoxien infrage zu stellen, hat nach Galileo nicht aufgehört: Sie war immer und ist noch heute ein berufliches Risiko. Henrik Ibsens Theaterstück *Ein Volksfeind* von 1882 ist eine Parabel für die Tücke wissenschaftlicher Redlichkeit. Ibsen erzählt die Geschichte eines Arztes im Süden Norwegens, der entdeckt, dass die beliebten und lukrativen öffentlichen Bäder seiner Stadt die Besucher, die in Scharen kommen, um sich zu verjüngen, tatsächlich krank machen. Abwässer aus den lokalen Gerbereien haben die Bäder mit tödlichen Bakterien infiziert. Als der Arzt mit dieser Information an die Öffentlichkeit geht, machen sich die Kaufleute vor Ort zusammen mit Regierungsbeamten, ihren Verbündeten von der „liberal gesinnten, unabhängigen Presse" und anderen finanziell interessierten Parteien daran, ihn mundtot zu machen. Das medizinische Establishment entzieht ihm die Approbation, das Volk verleumdet und brandmarkt ihn als „Feind des Volkes".

Ibsens Romanfigur erlebt, was Sozialwissenschaftler als den „Semmelweis-Reflex" bezeichnen. Dieser Begriff beschreibt die reflexhafte Abscheu, mit der die Presse, die Gemeinde von Medizinern und Wissenschaftlern und die mit ihnen verbundenen finanziellen Interessen neue wissenschaftliche Erkenntnisse willkommen heißen, die einem etablierten wissenschaftlichen Paradigma widersprechen. Der Reflex kann in solchen Fällen besonders heftig ausfallen, in denen neue wissenschaftliche Informationen nahelegen, dass die etablierten medizinischen Verfahren die öffentliche Gesundheit tatsächlich schädigen.

Die Misere, die den ungarischen Arzt Ignaz Semmelweis traf – ein Beispiel aus dem wirklichen Leben –, war die Anregung für diesen Begriff und für Ibsens Stück. Dr. Semmelweis war Assistenzprofessor an der Entbindungsklinik des Allgemeinen Krankenhauses der Stadt Wien, wo damals etwa zehn Prozent der Frauen am Wochenbettfieber starben. Auf der Grundlage seiner Lieblingstheorie, dass Reinlichkeit die Übertragung von krankheitserregenden „Partikeln" abschwächen könnte, führte Semmelweis die Praxis des obligatorischen Händewaschens für Assistenzärzte zwischen dem Durchführen einer Autopsie und einer Entbindung ein. Die Rate an tödlichem Kindbettfieber ging sofort auf etwa ein Prozent zurück. Semmelweis machte diese Ergebnisse bekannt.

Anstatt Semmelweis ein Denkmal zu setzen, schloss die medizinische Gemeinschaft – nicht willens, die Schuld an der Schädigung so vieler Patienten zuzugeben – den Arzt aus der Ärzteschaft aus. Seine früheren Kollegen brachten Dr. Semmelweis im Jahr 1885 mit einer List dazu, eine psychiatrische Klinik zu besuchen, um ihn dann gegen seinen Willen dort einzuweisen. Zwei Wochen später starb Semmelweis auf mysteriöse Weise. Ein Jahrzehnt später haben Louis Pasteurs Theorie über Krankheitserreger und Joseph Listers Arbeit über Krankenhaushygiene Semmelweis' Vorstellungen bestätigt.

Zeitnahe Analogien gibt es in Hülle und Fülle. Herbert Needleman von der University of Pittsburgh durchlitt den Semmelweis-Reflex, als er in den 1980er-Jahren die gehirnschädigende Wirkung von Blei aufdeckte. Needleman veröffentlichte 1979 im *New England Journal of Medicine* eine bahnbrechende Studie, nach der Kinder mit hohen Bleiwerten in ihren Zähnen signifikant niedrigere Ergebnisse in Intelligenztests, bei der Verarbeitung von Sprache und akustischen Signalen sowie bei Aufmerksamkeitsmessungen erzielten. In den frühen 1980er-Jahren begann die Blei- und Ölindustrie (verbleites Benzin war ein lukratives Erdölprodukt) Werbefirmen sowie wissenschaftliche und medizinische Berater zu mobilisieren, um Needlemans Forschung und seine Glaubwürdigkeit zu untergraben. Die Industrie übte auf die Umweltschutzbehörde Environmental Protection Agency, das Office of Scientific Integrity [etwa: Büro für wissenschaftliche Korrektheit] an den National Institutes of Health und die University of Pittsburgh Druck aus, Ermittlungen gegen Needleman in Gang zu setzen. Am Ende haben die US-Regierung und die Universität Needleman rehabilitiert. Aber die Auswirkungen der vernichtenden Angriffe vonseiten der Industrie ruinierten Needlemans akademische Laufbahn und führten zur Stagnation auf dem Gebiet der Bleiforschung. Der Vorfall lieferte einen fortwährenden Beweis für die Macht der Industrie, das Leben von Forschern zu zerstören, die es wagen, die Sicherheit ihrer Produkte infrage zu stellen.

Rachel Carson war in den frühen 1960er-Jahren in gleicher Weise harter Kritik von allen Seiten ausgesetzt, als sie die Gefahren von Monsantos Pestizid DDT aufdeckte, das die medizinische Gemeinde damals als Prophylaxe gegen Menschenläuse und Malaria propagierte. Regierungsbeamte und medizinische Fachkräfte, angeführt von der American Medical Association [Ärztekammer der USA] stellten sich an die Seite von Monsanto und anderen Chemieunternehmen und griffen Carson auf bösartige Weise an. Fachzeitschriften und die allgemeinen Medien verunglimpften sie als „hysterisches Weib". Das entscheidende Argument der Industrie bestand darin, Carson als „Jungfer" – der damals übliche, beschönigende Ausdruck für lesbisch – und als unwissenschaftlich zu verspotten. Boshafte Kritiken ihres Buches erschienen auf den redaktionellen Seiten von *Time, Life, Newsweek, Saturday Evening Post, US News and World Report* und sogar bei *Sports Illustrated*. Ich bin enorm stolz, dass mein Onkel, Präsident John F. Kennedy, eine entscheidende Rolle bei der Rehabilitierung von Carson gespielt hat. Im Jahr 1962 widersetzte er sich seinem eigenen Landwirtschaftsministerium USDA, einer befangenen Behörde, die mit Monsanto verbündet war, und ernannte ein Gremium von unabhängigen Wissenschaftlern, die alle grundlegenden Behauptungen in Carsons Buch *Silent Spring* (*Der stumme Frühling*) bestätigten.

Die Erfahrungen der britischen Ärztin und Epidemiologin Alice Stewart bieten eine nahezu perfekte Analogie dazu, wie Judy Mikovits durch das medizinische Kartell gelyncht wurde. In den 1940ern war Stewart eine der wenigen Frauen in ihrem Beruf und das jüngste Mitglied, das zu dieser Zeit jemals in das Royal College of Physicians (des britischen Ärzteverbands) gewählt worden war. Sie begann die hohe Rate von Krebs bei Kindern in wohlhabenden Familien zu untersuchen, ein verblüffendes Phänomen angesichts der Tatsache, dass Krankheit häufig mit Armut und selten mit Wohlstand in Verbindung gebracht wurde. Stewart veröffentlichte 1956 einen Artikel in *The Lancet* und lieferte starke Beweise dafür, dass die übliche Praxis des Röntgens von schwangeren Frauen der Übeltäter war, der später dann zu Krebs bei ihren Kindern führte. Nach Margaret Heffernan, Autorin des Buches *Willful Blindness* [etwa: *Vorsätzliche Blindheit*], widersprachen Stewarts Forschungsergebnisse sowohl „vollkommen der herkömmlichen Meinung" – der Begeisterung der medizinischen Fachkräfte für die neue Technologie des Röntgens – als auch der „Vorstellung der Ärzte von sich selbst, nach der sie diejenigen waren, die Patienten halfen". Eine Koalition aus Regierungsbehörden, Befürwortern nuklearer Techniken und der Nuklearindustrie verbündete sich mit dem medizinischen Establishment in den USA und Großbritannien und setzte einen brutalen Angriff auf Stewart in Gang. Stewart, die 2002 im Alter von 95 Jahren starb, hat niemals mehr eine Finanzierung für ein großes Forschungsprojekt in England erhalten. Es hat 25 Jahre gedauert, bis das medizinische Establishment schließlich ihre Forschungsergebnisse anerkannte und die Praxis des Röntgens von werdenden Müttern fallen ließ.

Judy Mikovits ist die Erbin dieser Märtyrer und, noch genauer, einer langen Abfolge von Wissenschaftlern, die von Funktionären des Gesundheitswesens bestraft, ausgeschlossen und ruiniert wurden, insbesondere für Ketzerei gegenüber den herrschenden Orthodoxien über Impfstoffe.

Dr. Bernice Eddy war eine preisgekrönte Virologin und eine der ranghöchsten weiblichen Wissenschaftler in der Geschichte der NIH. Sie und ihre Forschungskollegin Elizabeth Stewart waren die ersten, die das Polyomavirus isolierten – das erste Virus, das nachweislich Krebs verursacht. Im Jahr 1954 beauftragten die NIH Eddy, die Testung des Salk-Polioimpfstoffs zu leiten. Während sie 18 Makaken testete, entdeckte sie, dass die Salk-Vakzine Reste des lebenden Poliovirus enthielt, das die Affen lähmte. Dr. Eddy warnte ihre Vorgesetzten bei den NIH, dass der Impfstoff ansteckend sei, aber sie beachteten ihre Bedenken nicht. Die Auslieferung dieses Impfstoffes durch die Cutter-Laboratorien in Kalifornien verursachte den schlimmsten Ausbruch von Polio in der Geschichte. Mitarbeiter des Gesundheitswesens infizierten 200.000 Menschen mit lebenden Polioviren; 70.000 wurden krank, 200 Kinder wurden gelähmt und zehn starben.

Im Jahr 1961 entdeckte Eddy, dass der krebsauslösende Affenvirus SV-40 achtundneunzig Millionen Gaben des Salk-Polioimpfstoffs kontaminiert hatte. Als sie das SV-40-Virus neugeborenen Hamstern einspritzte, entwickelten die Tiere Tumore. Eddys Entdeckung erwies sich als beschämend für viele Wissenschaftler, die an dem Impfstoff arbeiteten. Anstatt sie für ihre fantastische Arbeit zu ehren, verbannten die NIH sie aus der Polioforschung und übertrugen ihr andere Aufgaben. Die NIH ließen die alarmierende Information verschwinden und setzten den Impfstoff weiterhin ein.

Im Herbst 1960 lud die New York Cancer Society Eddy ein, den Einführungsvortrag bei ihrer jährlichen Konferenz zu halten. Eddy entschied sich für das Thema von Tumoren, die von dem Polyomavirus ausgelöst werden. Sie beschrieb jedoch auch Tumore, die von dem in Nierenzellen von Affen vorkommenden viralen Erreger SV-40 hervorgerufen werden. Ihr Vorgesetzter bei den NIH wies sie wütend zurecht, dass sie die Entdeckung öffentlich erwähnt hatte, und verbot ihr Stellungnahmen zu Krisen im Gesundheitswesen. Eddy setzte sich für die Veröffentlichung ihrer Arbeit zu dem Virus ein, die den Vorrat an kontaminierten Vakzinen als Krise für das Gesundheitswesen auswies. Einflussreiche Leute aus den Behörden blockten die Veröffentlichung ab und erlaubten Merck und Parke-Davis, den krebsauslösenden Impfstoff an Millionen Erwachsene und Kinder in den USA zu verkaufen.

Am 26. Juli 1961 berichtete die *New York Times*, dass Merck und Parke-Davis ihre Salk-Vakzinen zurückgezogen hatten. In dem Artikel stand nichts über Krebs. Die *Times* veröffentlichte den Bericht auf Seite 33 neben einem Artikel zu Strafgebühren von Bibliotheken für zu spät abgegebene Bücher.

Während zwei Arzneimittelhersteller, Merck und Parke-Davis, ihre Polio-Vakzine im Jahr 1961 zurückriefen, lehnten die Funktionäre der NIH einen vollständigen Rückruf des verbliebenen Vorrats ab. Sie fürchteten eine Rufschädigung für ihr Impfprogramm, wenn die Bevölkerung erfuhr, dass der Public Health Service [eine Behörde im Gesundheitsministerium der Vereinigten Staaten] sie mit einem krebsauslösenden Virus infiziert hatte. Als Folge davon erhielten Millionen von nichtsahnenden US-Amerikanern zwischen 1961 und 1963 krebsauslösende Impfstoffe. Der Public Health Service verschwieg dieses „Geheimnis" dann vierzig Jahre lang.

Insgesamt erhielten achtundneunzig Millionen Amerikaner Impfungen, die potenziell das krebsauslösende Virus enthielten, das jetzt Bestandteil des menschlichen Genoms ist. Im Jahr 1996 identifizierten Forscher der Regierung das SV-40 in 23 Prozent der Blutproben und bei 45 Prozent der Spermaproben, die von gesunden Erwachsenen stammten. Sechs Prozent der Kinder, die zwischen 1980 und 1995 geboren wurden, sind infiziert. Die Funktionäre des Gesundheitswesens verabreichten über Jahre hinweg Millionen von Menschen die Vakzine, obwohl ihnen klar war, dass sie infiziert war. Sie kontaminierten die Menschheit mit einem Affenvirus und lehnten es ab zuzugeben, was sie getan hatten.

Heutzutage wird das SV-40 in Forschungslaboren rund um die Welt eingesetzt, weil es so verlässlich Krebs auslöst. Die Forscher benutzen es, um bei Tieren eine breite Palette von Knochen- und Gewebskrebs einschließlich Mesotheliomen und Gehirntumoren zu produzieren. Diese Krebsarten sind in der Babyboom-Generation explodiert, die die Salk- und die Sabin-Polio-Vakzine zwischen 1955 und 1963 erhielt. Hautkrebs ist um 70 Prozent gestiegen, Lymphome und Prostatakrebs um 66 Prozent und Gehirntumore um 34 Prozent. Vor 1950 traten Mesotheliome beim Menschen selten auf. Heute diagnostizieren die Ärzte bei den US-Amerikanern jedes Jahr fast 3.000 Fälle. 60 Prozent der Tumore, die untersucht wurden, enthielten SV-40. Heute finden Wissenschaftler das SV-40 in einer breiten Palette von tödlichen Tumoren, so etwa bei 33 bis 90 Prozent der Gehirntumore, bei acht von acht Ependyomen und beinahe der Hälfte der getesteten Knochentumore.

Die nachfolgenden Maßnahmen der NIH bestanden darin, Bernice Eddy zu verbieten, Reden in der Öffentlichkeit zu halten oder Fachkonferenzen zu besuchen. Man verzögerte ihre Veröffentlichungen, entfernte sie gänzlich aus der Vakzin-Forschung, tötete schließlich ihre Tiere und verbot ihr den Zugang zu ihren Laboren. Die Art und Weise, wie man sie behandelte, ist weiterhin kennzeichnend für den fortgesetzten Skandal in der Wissenschaftlergemeinde. Trotzdem wurde das Bernice-Eddy-Drehbuch der NIH zur standardisierten Mustervorlage für die für Impfstoffe zuständigen Regierungsbehörden, wenn es um die Behandlung von andersdenkenden Vakzin-Wissenschaftlern geht, die die Wahrheit über Impfstoffe aussprechen wollen.

Dr. John Anthony Morris war ein Bakteriologe und Virologe. Ab 1940 arbeitete er 36 Jahre lang bei den NIH und der Food and Drug

Administration (FDA) [US-amerikanische Behörde für Lebensmittel- und Arzneimittelsicherheit]. Morris war der leitende Beamte für Impfstoffe beim Bureau of Biological Standards (BBS) bei den NIH und später bei der FDA, als das BBS 1970 der FDA zugeordnet wurde. Dr. Morris verärgerte seine Vorgesetzten mit dem Argument, die Forschung, die von seiner Einheit durchgeführt wurde, zeige, dass es keinen verlässlichen Beweis für die Wirksamkeit der Grippeimpfung gäbe. Insbesondere beschuldigte er seine Dienstvorgesetzten, sie hätten das Programm zur Massenimpfung gegen die Schweinegrippe hauptsächlich auf einer unbegründeten Angstkampagne und auf falschen Behauptungen der Arzneimittelhersteller aufgebaut. Er warnte, die Vakzine sei gefährlich und könne neurologische Schäden verursachen. Sein Vorgesetzter bei den Centers for Disease Control and Prevention (CDC) warnte Dr. Morris: „Ich würde Ihnen raten, nicht darüber zu reden."

Als mit der Vakzine geimpfte Personen begannen, über Nebenwirkungen zu berichten wie etwa das Guillain-Barré-Syndrom, widersetzte sich Dr. Morris dieser Anweisung und ging an die Öffentlichkeit. Er erklärte, dass die Grippeimpfung unwirksam und potenziell gefährlich sei. Außerdem könne er keine Belege dafür finden, dass diese Schweinegrippe gefährlich sei oder von Mensch zu Mensch übertragen würde.

In einer Vergeltungsmaßnahme konfiszierten FDA-Funktionäre seine Forschungsmaterialien, tauschten die Schlösser seines Labors aus, versetzten seine Labormitarbeiter und blockierten seine Bemühungen, seine Befunde zu veröffentlichen. Die FDA steckte ihn in einen kleinen Raum ohne Telefonanschluss. Jeder, der zu ihm wollte, musste dafür die Erlaubnis vom Leiter des Labors einholen. Im Jahr 1976 feuerte das Department of Health and Human Services (HHS) Dr. Morris unter dem Vorwand, er habe Bücher aus der Bibliothek nicht rechtzeitig zurückgegeben.

Die dann folgenden Ereignisse stützten Dr. Morris' Skepsis über die Schweinegrippeimpfung. Im Jahr 1976 war das Impfprogramm gegen die Schweinegrippe dann so problembehaftet geworden, dass die Regierung die Impfungen stoppte, nachdem 49 Millionen Menschen die Vakzine erhalten hatten. Unter den Opfern der Vakzine waren 500 Fälle mit dem Guillain-Barré-Syndrom, davon waren 200 Menschen gelähmt und 33 tot. Darüber hinaus trat nach Medienberichten die Schweinegrippe bei den Geimpften sieben Mal häufiger auf als bei den Ungeimpften.

In seinem Nachruf in der *New York Times* wird Dr. Morris mit dieser Aussage zitiert: „Die Hersteller dieser (Grippe-)Vakzine wissen, dass sie wertlos ist, aber sie verkaufen sie trotzdem weiter." 1979 sagte er der *Washington Post*: „Es ist medizinischer Beschiss … ich glaube, die Öffentlichkeit sollte eine ehrliche Information auf einer Grundlage erhalten, die es den Menschen ermöglicht zu entscheiden, ob sie sich impfen lassen oder nicht", und er fügte hinzu: „Ich glaube, sie würden sich nicht damit impfen lassen, wenn sie die vollständigen Informationen erhielten."

Die FDA benutzte das gleiche Drehbuch im Jahr 2002, um den gefeierten Epidemiologen Dr. Bart Classen zu isolieren, zum Schweigen zu bringen und aus dem Regierungsdienst zu vertreiben. Dessen umfassende epidemiologische Studien, die größten jemals durchgeführten, hatten einen Zusammenhang zwischen der Hib-Vakzine (Impfstoff gegen Haemophilus Influenzae Typ B) und einer Epidemie von Diabetes im Kindesalter ergeben. Die FDA befahl Dr. Classen, die Veröffentlichung der von der Regierung finanzierten Studien zu unterlassen, verbot ihm, öffentlich über den alarmierenden Ausbruch zu sprechen, und zwang ihn schließlich zum Verlassen des Staatsdienstes.

Im Jahr 1995 stellten die CDC den promovierten Experten für Computeranalytik Dr. Gary Goldman ein, um die größte jemals durchgeführte und von den CDC finanzierte Studie über die Windpocken-Vakzine durchzuführen. Goldmans Ergebnisse über eine isolierte Population von 300.000 Bewohnern des Antelope Valleys in Kalifornien zeigte, dass die Wirkung der Vakzine nachließ, zu gefährlichen Ausbrüchen von Windpocken bei Erwachsenen führte und dass zehnjährige Kinder, die die Vakzine erhielten, über drei Mal häufiger an Gürtelrose erkrankten als ungeimpfte Kinder. Gürtelrose hat eine zwanzig Mal höhere Todesrate als die Windpocken und kann zur Erblindung führen. Die CDC befahl Goldman, seine Ergebnisse zu verheimlichen, und verbot ihm, die Daten zu veröffentlichen. 2002 kündigte Goldman unter Protest. Er schickte seinen Vorgesetzten einen Brief und erklärte den Grund seines Rücktritts: „Ich lehne es ab, mich an wissenschaftlichem Betrug zu beteiligen."

Die neuere Geschichte der Medizin quillt über von anderen Beispielen brutaler Unterdrückung wissenschaftlicher Arbeiten, die die Risiken von Vakzinen aufdecken. Zu den Opfern gehören geniale und mitfühlende Ärzte und Wissenschaftler wie Dr. Waney Squier, der ohne ausreichende

Beweise verurteilte britische Gastroenterologe Andy Wakefield, das standhafte Forschungsteam aus Vater und Sohn David und Dr. Mark Geier, die italienische Biochemikerin Antionetta Gatti und der dänische Epidemiologe Peter Gøtzsche. Eine gerechte Gesellschaft hätte diesen Visionären Denkmäler gesetzt und sie mit Lorbeeren und Führungsposten geehrt. Unsere korrupten Medizinfunktionäre haben sie systematisch verleumdet und zum Schweigen gebracht.

In England trat die Neuropathologin Dr. Waney Squier vom Radcliffe Hospital in Oxford als Zeugin in einer Reihe von Prozessen im Namen von Angeklagten auf, denen man vorgeworfen hatte, ein Schütteltrauma bei ihrem Baby verursacht zu haben. Squier glaubte, dass in diesen Fällen Vakzine und kein physisches Trauma die Gehirnverletzungen der Kleinkinder hervorgerufen hatten. Im März 2016 hat der Medical Practitioner's Tribunal Service (MPTS) sie beschuldigt, Beweise gefälscht und gelogen zu haben und hat sie aus dem Ärzteregister gestrichen. Squier legte im November 2016 Berufung gegen die Entscheidung des Gerichts ein. Der High Court of England hob die Entscheidung des MPTS auf und kam zu dem Schluss: „Die Entscheidung des MPTS ist in vielerlei Hinsicht maßgeblich fehlerhaft."

Professor Peter Gøtzsche war Mitbegründer der Cochrane Collaboration im Jahr 1993, die ins Leben gerufen wurde, um der erdrückenden Korruption in der veröffentlichten Wissenschaft und der Wissenschaftler von der Pharmaindustrie entgegenzuwirken. Über 30.000 der führenden Wissenschaftler der Welt traten Chochrane als ehrenamtliche Gutachter bei in der Hoffnung, Unabhängigkeit und Integrität in der veröffentlichten Wissenschaft wiederherzustellen. Gøtzsche war dafür verantwortlich, Cochrane zum weltweit führenden unabhängigen Forschungsinstitut zu machen. Er gründete auch das Nordic Cochrane Center im Jahr 2003. Am 29. Oktober 2018 gelang es den Interessenvertretern der Pharmaindustrie, angeführt von Bill Gates, Professor Gøtzsche auszustoßen. Ein abgekartetes Gremium, von Gates kontrolliert, warf Gøtzsche aus der Cochrane Collaboration, nachdem er eine gut begründete Kritik der HPV-Vakzine veröffentlicht hatte. Im Jahr 2018 feuerte die dänische Regierung unter dem Druck der Pharmaindustrie Gøtzsche aus seiner Position am Rigshospitalet in Kopenhagen. Seine Forschungsergebnisse über die HPV-Vakzine bedrohten die Gewinne der Pharmaindustrie.

Wissenschaft ist im besten Fall eine Suche nach existenzieller Wahrheit. Manchmal jedoch bedrohen diese Wahrheiten mächtige ökonomische Paradigmen. Sowohl die Wissenschaft als auch die Demokratie beruhen auf dem freien Fluss korrekter Informationen. Gierige Konzerne und käufliche Regierungsbehörden haben sich immer wieder als willfährig gezeigt, die Wissenschaft zu verdrehen, zu verzerren, zu verfälschen, Informationen zu verheimlichen und eine offene Debatte zu zensieren, um persönliche Macht und die Profite der Konzerne zu schützen. Zensur ist der Todfeind sowohl der Demokratie als auch der öffentlichen Gesundheit. Dr. Frank Ruscetti zitiert oft Valery Legasov, den mutigen russischen Physiker, der sich Zensur, Folter und der Bedrohung seines Lebens durch den KGB widersetzte und der Welt die wahre Ursache der Tschernobyl-Katastrophe offenbarte hat: „Ein Wissenschaftler zu sein bedeutet naiv zu sein. Wir sind so konzentriert auf unsere Suche nach der Wahrheit und versäumen es dabei, in Betracht zu ziehen, wie wenige tatsächlich wollen, dass wir die Wahrheit finden. Aber sie ist immer da, ob wir sie sehen oder nicht, ob wir sie sehen wollen oder nicht. Die Wahrheit schert sich nicht um unsere Bedürfnisse und unsere Wünsche. Sie schert sich nicht um unsere Regierungen, unsere Ideologien, unsere Religionen. Sie wird immer und ewig auf uns warten."

Dieser Bericht von Judy Mikovits und Kent Heckenlively ist von entscheidender Bedeutung sowohl für die Gesundheit unserer Kinder als auch für die Lebendigkeit unserer Demokratie. Mein Vater glaubte, dass moralische Tapferkeit die seltenste Art von Heldentum sei. Seltener sogar als die körperliche Tapferkeit von Soldaten in der Schlacht oder große Klugheit. Er empfand sie als die eine entscheidende Qualität, die notwendig sei, um die Welt zu retten.

Wenn wir unsere Demokratie weiter genießen und unsere Kinder vor den Kräften schützen wollen, die die Menschheit zur Ware zu machen versuchen, dann brauchen wir mutige Wissenschaftler wie Judy Mikovits, die bereit sind, den Mächtigen die Wahrheit zu sagen, auch wenn dies furchtbare persönliche Kosten mit sich bringt.

Einführung

Niemals hätte ich mir vorstellen können, dass ich einmal eine der umstrittensten Personen in der Wissenschaft des 21. Jahrhunderts werden würde.

Für mich ging es immer darum, das Datenmaterial zu verstehen und den Patienten zuzuhören. Als Wissenschaftler sollen wir Probleme lösen und der Menschheit helfen. Das ist unser Auftrag, genau das ist das Ziel, dem wir unser Leben gewidmet haben.

Wie kann es sein, dass Krankheiten wie das Chronische Erschöpfungssyndrom (CFS), Autismus, neurologische Krankheiten und sogar Krebs so umstritten wurden, dass viele in der Medizin die Augen verschließen vor den möglichen Ursachen, die diesen Krankheiten zugrunde liegen?

Ich verstehe nicht, warum wir uns nicht alle zusammentun können, um das zu ergründen. Vielleicht sind einige meiner Vorstellungen richtig und vielleicht sind manche falsch. Nehmen wir sie doch einfach alle unter die Lupe und schauen, was passiert.

Als ich im Labor gearbeitet und bahnbrechende Entdeckungen wie etwa in der Entwicklung von AIDS-Medikamenten gemacht habe, um die schlimmste moderne Seuche unserer Zeit, die HIV-AIDS-Epidemie, aufzuklären, ging es nie um Ruhm oder Ansehen.

Es ging darum, das Leben der Menschen zu verändern.

Das ist es, woraus ich meine größte Zufriedenheit ziehe.

Ich betrachte mich nicht als jemand, der das Rampenlicht sucht. Als ich im Labor gearbeitet habe, war ich gewöhnlich morgens um fünf Uhr dort, um oft nicht früher als um sechs Uhr am Abend nach Hause zu gehen (außer es gab ein Baseballspiel in Camden Yards). Ich lese eine Menge wissenschaftlicher Artikel, um zu verstehen, was die besten Köpfe auf dem Gebiet herausfinden. Wenn ich mich entspannen will, schaue ich gerne

Baseball, was erklärt, warum ich oft eine Baseballkappe trage. Das ist einfach bequemer für mich. Ich mag auch andere Sportarten wie Basketball und Fußball, und viele Jahre habe ich zu dem Verein gehört, den wir scherzhaft den „Poor Boys Yacht Club" nennen (tatsächlich heißt er Pierpont Bay Yacht Club, aber wir ziehen den Namen PBYC vor). Und ich habe es genossen, mit meinem Mann und unseren Freunden auf dem Pazifischen Ozean segeln zu gehen. Ich nehme an Selbsthilfegruppen für Krebskranke teil, um mit meinem Wissen als Forscherin den Menschen bei ihren Therapien zu helfen, indem ich ihnen die Optionen erkläre, die sie von ihren Ärzten vorgeschlagen bekommen.

Nichts von alledem kann erklären, warum die Polizei an einem Morgen Mitte November 2011 in meinem Haus eine Razzia durchführte und mich ohne Haftbefehl und ohne die Möglichkeit, auf Kautionszahlung freizukommen, fünf Tage im Gefängnis festhielt. Ich habe niemanden umgebracht. Ich bin kein Agent einer fremden Macht. Tatsächlich wurde ich niemals vor Gericht gestellt und die Anschuldigung löste sich auf wie der Frühnebel in Kalifornien.

Was, glaube ich also, war mein wirkliches Verbrechen?

Das Datenmaterial zu verstehen und den Patienten zuzuhören.

Wir glauben, dass der Schlüssel zur Lösung dieser Fragen tatsächlich im Jahr 1934 im sonnigen Los Angeles, der Stadt der Engel, liegt.

* * *

Unter Experten ist man sich weitgehend einig, dass CFS in den Vereinigten Staaten zum ersten Mal in Los Angeles zwischen 1934 und 1935 auftrat. Der Ausbruch betraf 198 Ärzte, Krankenschwestern, medizinisch-technische Assistenten und andere Mitarbeiter des Los Angeles County Hospital während eines Polioausbruchs.

Merkwürdigerweise bekam nur das Krankenhauspersonal CFS; die Patienten des Krankenhauses blieben verschont.

Hört sich das nicht wie eine heiße Spur an?

Die Anzeichen und Symptome waren mysteriös. Die Patienten waren schon durch die geringste Belastung erschöpft, litten unter Übelkeit, Lichtempfindlichkeit, Gleichgewichtsverlust, Schlaflosigkeit und Konzentrations- und Gedächtnisschwierigkeiten. Sie durchlebten Schübe von Lähmungen, gefolgt von Schwierigkeiten, die Extremitäten zu heben, hatten Atemprobleme, Kopfschmerzen, stechende Schmerzen. Die Opfer litten unter erdrückenden Depressionen, gefolgt von euphorischen Zuständen, Weinanfällen ohne ersichtlichen Grund und zeigten oft heftige Anzeichen von Abneigung gegenüber Menschen oder Dingen, die sie zuvor gemocht hatten.[1] Es war, als ob ihre Körper und ihre Gehirne sie im Stich gelassen hätten.

Ich betrat die Bühne im Mai 2006, als ich einen Vortrag von einem Forscher anhörte, der festgestellt hatte, dass Menschen, die lange Zeit an CFS erkrankt waren, erhöhte Raten von sehr seltenen Krebsarten aufwiesen. Das roch aus meiner Sicht nach einem Virus wie HIV (Humanes Immundefizienzvirus), das seine Opfer oft durch das begleitende AIDS (aquired immunodeficiency syndrome – erworbenes Immundefizienzsyndrom) und die verschiedenen Krebsarten und anderen Probleme umbringt, mit denen ihr Immunsystem dann nicht mehr fertig wird.

Die HIV-AIDS-Epidemie, die den Planeten in den 1980er- und 1990er-Jahren heimsuchte und nach neuesten Zahlen mehr als 39 Millionen Menschen umbrachte, ist ein wichtiger Gegenpunkt zur CFS-Epidemie. CFS schien in den 1980er-Jahren zu explodieren. Es begann in den Jahren 1984 bis 1985 mit einem Ausbruch am Lake Tahoe an der Grenze zwischen Kalifornien und Nevada. Die Krankheit erfasste zuerst die Lehrer einer lokalen Oberschule, sprang dann über auf urbane Räume wie San Franzisco, Los Angeles und New York. Von dort breitete sie sich quer über das Land aus. Zu dieser Zeit herrschte das Dogma vor, HIV-AIDS würde nur Männer betreffen, weshalb CFS oft als non-HIV-AIDS bezeichnet wurde.

HIV-AIDS brachte die Patienten im Verlauf von mehreren Jahren um. CFS ließ seine Opfer am Leben, aber in einem Zustand, der einem Winterschlaf glich. Freunde und Familienmitglieder sagten den Patienten oft, sie würden „gut aussehen“ und sollten vielleicht nur „ein bisschen mehr rausgehen“ und ihren „Stress reduzieren“. Viele der Immunmarker waren in beiden Gruppen anormal, aber das Ergebnis war sehr verschieden.

Diejenigen mit CFS blieben am Leben, aber sie sehnten sich oft nach einer Erlösung durch den Tod.

* * *

In der Wissenschaft wird üblicherweise der erste Ausbruch einer Krankheit genau auf mögliche Hinweise hin untersucht.

Der Forscher fragt: Welche Faktoren sind den Erkrankten gemeinsam? Ich bin sicher, Sie haben zahlreiche Bücher gelesen und Filme und Fernsehshows gesehen, in denen man genau nach einem solchen Plan vorgeht.

Das Gleiche geschah – zumindest anfangs – mit diesem ersten Ausbruch von CFS unter dem Krankenhauspersonal in Los Angeles in den Jahren 1934 bis 1935. Die Forscher, die zufällig zur Stelle waren, als diese neue Krankheit zuerst auftrat, waren Dr. John R. Paul, ein Professor von der Yale Medical School, und Dr. Leslie Webster, ein Arzt vom Rockefeller Institute in New York.

In einem 1971 veröffentlichten Buch über die Geschichte der Polio widmete Dr. Paul dieser neuen Krankheit, die unter dem Namen CFS bekannt wurde, zuvor aber als Myalgische Enzephalomyelitis (ME) bezeichnet worden war, ein ganzes Kapitel. ME bedeutet wörtlich „Entzündung des Gehirns und des Rückenmarks". Viele beziehen sich auf diese Krankheit als Chronisches Erschöpfungssyndrom/Myalgische Enzephalomyelitis oder CFS/ME. Andere sind der Meinung, man sollte besser von ME/CFS sprechen. Fatigue [Erschöpfung] ist ein Symptom bei vielen Krankheiten, und ich glaube, der Gebrauch dieses Begriffes hat die Wissenschaft behindert und die Patienten vier Jahrzehnte lang ins Abseits gedrängt. Die Gemeinde der Patienten zieht den Begriff ME/CFS vor, und ich werde ihn in diesem Buch benutzen.

Noch Jahrzehnte später schien Dr. Paul von dem, was er während dieses ersten Ausbruchs von ME/CFS und seinen möglichen Ursachen gesehen hatte, verfolgt zu werden. Hatten sie etwas entscheidend Wichtiges übersehen? Paul schrieb:

> Trotz alledem ist der Vorfall in Los Angeles eine Mahnung, dass sogar diejenigen, die sich selbst als Experten betrachten, gelegentlich falsch liegen, obwohl sie es äußert ungern zugeben, insbesondere gegenüber ihren Patienten. Das ist die bitterste Pille, die sie manchmal schlucken müssen. Den Mitgliedern unseres Forschungsteams ist es irgendwie nicht gelungen, die Heimtücke der Situation zu erkennen. Sie hatten die Möglichkeit einer hysterischen Komponente oder des Auftretens einer polio-ähnlichen Erkrankung nicht genügend hervorgehoben. Als schwache Entschuldigung kann man anführen,

dass wir uns so darauf konzentriert hatten, das Poliovirus zu isolieren, dass wir kaum an etwas anderes denken konnten.[2]

Ich sehne mich oft nach der Ehrlichkeit und Selbstreflexion von Forschern wie Dr. Paul, obwohl ich vermute, dass auch er noch ein paar Geheimnisse für sich behalten hat. Wenn ich über die Kontroverse nachdenke, die unsere Arbeit hervorgerufen hat, frage ich mich, was Paul gemeint hat mit der „Heimtücke der Situation". Wie konnte die Suche nach der Wahrheit über eine Krankheit heimtückisch sein?

Einem Virus ist es sicherlich gleichgültig, was die Wissenschaft über es herausfindet.

Die Frage bleibt, was die Wissenschaft möglicherweise verheimlichte?

* * *

Kent Heckenlively, der Co-Autor meines früheren Buches *Die Pest*, mit dem ich auch bei diesem Buch zusammengearbeitet habe, fand eine mögliche Antwort.

Kent entdeckte medizinische Forschungsartikel, nach denen das medizinische Personal am Los Angeles County General Hospital eine frühe Poliovakzine erhalten hatte, die von Dr. Maurice Brodie in Zusammenarbeit mit dem Rockefeller Institute von New York entwickelt worden war.[3] Das Poliovirus war viele Male durch Gehirngewebe von Mäusen geschleust worden. In den 1930erJahren war die Verwendung von Mäusegewebe zur Züchtung von Viren neu und zuvor nur in der Entwicklung eines Impfstoffes gegen Gelbfieber eingesetzt worden.[4] Dem medizinischen Personal wurde zusätzlich ein Stoff zur Verstärkung der Immunreaktion verabreicht, der mit Thiomersal, einem Quecksilberderivat, konserviert wurde.[5]

Kent hatte auch die Abschrift eines Vortrags ausfindig gemacht, den Dr. G. Stuart vor einer Versammlung der Weltgesundheitsorganisation (WHO) 1953 in Uganda über Probleme mit der Gelbfiebervakzine und den darin enthaltenen Mäusebestandteilen gehalten hatte:

Zwei Haupteinwände gegen diese Vakzine wurden vorgebracht wegen der Möglichkeit, (i) dass die Mäusegehirne, die bei ihrer Herstellung verwendet wurden, mit einem Virus kontaminiert sein könnten, der zwar in Mäusen

> latent bleibt, aber für den Menschen pathogen ist … oder die Ursache einer demyelinisierenden Enzephalomyelitis sein kann; (ii) dass der Einsatz eines Virus – als Antigen –, der erhöhte neurotrope Eigenschaften hat, schwerwiegende Reaktionen nach sich zieht, die das zentrale Nervensystem betreffen.[6]

Ich erinnere hier an den wissenschaftlichen Namen für CFS: Myalgische Enzephalomyelitis. Ein Virus mit „erhöhten neurotropen Eigenschaften“, das „schwerwiegende Reaktionen nach sich zieht, die das zentrale Nervensystem betreffen“? Klingt das nicht wie die Handlung eines furchterregenden Science-Fiction-Films?

Aber das war ein Vortrag vor der Weltgesundheitsorganisation im Jahr 1953.

„Könnte es vielleicht so passiert sein?“ fragte Kent. „Indem sie tierisches Gewebe zur Züchtung von Viren benutzt haben, haben sie andere Viren von diesen Tieren aufgeschnappt und diese dann als Passagiere in Vakzinen Menschen eingeimpft?“

Ich konnte nur antworten, dass das eine gute Frage war. Ich betrachte es als anerkannte Wissenschaft, dass die Passage von menschlichen Viren durch unterschiedliche tierische Spezies wie Mäuse, Kaninchen, Hunde oder Affen zu einem weniger pathogenen Virus führt, das dann in einem Impfstoff verwendet werden kann. Die Frage jedoch, ob andere tierische Viren als blinde Passagiere in diesem biologischen Material mitreisen, war weniger gut untersucht.

So fragte ich meinen langjährigen Kollegen und Mentor Dr. Frank Ruscetti, was er zu dieser Frage dachte. Er antwortete, als junger Forscher habe er die gleiche Frage gestellt, und man habe ihm gesagt, das menschliche Immunsystem sei allen tierischen Viren überlegen, die als blinde Passagiere in Impfstoffen enthalten sein könnten. Ihm wurde von John Coffin, der ein paar Jahre älter ist als Frank, mit dem Ton des allwissenden älteren Bruders beschieden: „Machen Sie sich nicht die Mühe, nach humanen Retroviren zu suchen. Die gibt es nicht.“

Frank sagte, seine erste Reaktion war: „Das ist absurd.“ Von Anfang an war John Coffin eine Quelle von zweifelhaften Vorstellungen und unsinnigen Ratschlägen. Später sollte ich meine eigenen Kämpfe mit Coffin haben und Franks Meinung teilen.

Frank hat dann zusammen mit Robert Gallo und Bernie Poiesz das erste erwiesenermaßen pathogene humane Retrovirus HTLV-1 (Humanes T-Zell-Leukämie-Virus 1) entdeckt, und das Gebiet der humanen Retrovirologie war geboren. Wie die meisten Anstifter von Katastrophen in der Geschichte hatte Coffin „oft unrecht, aber niemals Zweifel“.

* * *

Hatten die Forscher in den 1930er-Jahren verstanden, was sie angerichtet haben könnten?

In ihrem Buch *Osler's Web* schildert die Journalistin Hillary Johnson detailliert den Verlauf des ME/CFS-Ausbruchs, der Mitte der 1980er-Jahre begann. Sie erzählt, wie sie von einem kanadischen Forscher gesagt bekam, dass die 198 Opfer des ursprünglichen Ausbruchs von 1934 bis 1935 in Los Angeles eine Entschädigungszahlung von etwa sechs Millionen Dollar erhalten hatten. Diese Zahlung erfolgte um das Jahr 1939 herum.[7]

Kent hat ein paar Nachforschungen angestellt, wer eine solche Zahlung im Jahr 1939 gemacht haben könnte, die nach heutigem Wert mehr als 100 Millionen Dollar betragen hätte. Wer hatte während der Weltwirtschaftskrise so viel Geld? Kent hatte das Rockefeller Institute im Verdacht, da es den ersten Einsatz von Mäusegewebe in der Herstellung von Vakzinen mitfinanziert hatte. Er fand auch ein merkwürdiges Muster in ihren öffentlichen Finanzberichten. Im Jahr 1935 wies die Rockefeller Foundation ein Vermögen von über 153 Millionen Dollar aus. Aber nach 1939 war es auf knapp über 146 Millionen Dollar geschrumpft, ein Verlust von mehr als sieben Millionen Dollar.[8] Die Schwankungen in den Jahren vor und nach dieser Zeit betrugen tendenziell weniger als 50.000 Dollar.

Dies ist bestenfalls ein Indizienbeweis, könnte aber erklären, warum es in der medizinischen Literatur so wenige wissenschaftliche Nachuntersuchungen über die ursprünglichen Opfer des Ausbruchs in Los Angeles gibt.

* * *

Von alledem wussten wir nichts, als wir am 8. Oktober 2009 brisante Forschungsergebnisse in der Fachzeitschrift *Science* veröffentlichten und die erstmalige Isolierung des kürzlich entdeckten Retrovirus XMRV (Xenotropic Murine Leukemia Virus-Related Virus – Xenotropes Mäuseleukämievirus-verwandtes Virus) und seinen Zusammenhang mit ME/CFS beschrieben.[9] Wir fanden Nachweise für das Retrovirus in etwa 67 Prozent der von ME/CFS betroffenen Patienten und in knapp 4 Prozent der gesunden Kontrollpersonen.

Während dies gute Nachrichten waren für diejenigen, die unter ME/CFS litten, bedeutete es auch, dass mehr als zehn Millionen Amerikaner dieses Virus wie eine Zeitbombe in sich trugen. Was könnte es sein, das dieses Virus im Menschen zum Leben erweckt und dann Krankheiten verursacht?

Wir vermuteten, es könnte sich dabei um eine Aktivierung des Immunsystems handeln, weil Retroviren sich gerne in den Monozyten und in den B- und T-Zellen des Immunsystems verstecken. Aufgrund unserer früheren Forschung zu HIV-AIDS wussten wir, dass die Standardbehandlung von Kindern HIV-infizierter Mütter darin bestand, die Babys sofort mit antiretroviralen Medikamenten zu behandeln, und zwar vor jeglicher Impfung. Der bloße Akt der Immunstimulierung durch eine Impfung führte aller Wahrscheinlichkeit nach dazu, dass sich das HIV replizierte und vollkommen außer Kontrolle des Immunsystems geriet, wodurch in Folge das tödliche AIDS ausgelöst wurde.

Es gibt eine wichtige Anmerkung, die ich hier in Bezug auf die Besonderheit von HIV unter den Retroviren machen muss. Für diejenigen, die in den 1980er-Jahren die Diagnose HIV erhielten, bedeutete dies ein Todesurteil. Diejenigen, die überlebten, hatten ein einzigartiges genetisches Profil, und wir bezeichneten sie als „Elite Controllers". Die meisten Retroviren bringen ihre Opfer nicht in der blindwütigen Weise um wie das HIV. Sie verursachen eine Schädigung des Immunsystems und führen zu einer breiten Palette von Krankheiten, darunter Krebs. Das ist die Herausforderung in diesem Kampf. Wir müssen diese Viren stoppen, die unsere Bevölkerung zu Invaliden machen, sie ihrer Lebensqualität berauben und dann, erst nach Jahren der Qual, gnädig ihr Leben beenden.

Wir waren an den Krankengeschichten der Familien derer interessiert, die an ME/CFS erkrankt waren. Wenn XMRV ein Virus war, das sich ähnlich verhielt wie HIV, dann würde es tendenziell von der Mutter auf das Kind übertragen werden. Schon zu Beginn unserer Forschungen war uns aufgefallen, dass betroffene Mütter häufig autistische Kinder hatten. So testeten wir siebzehn dieser Kinder auf XMRV. War Autismus nichts weiter als ME/CFS bei Kindern in einer Zeit, in der ihre Entwicklung große Mengen Energie benötigt, um die neurologischen Verbindungen auszubilden, die für Sprache, soziale Interaktion und organisiertes Denken nötig sind?

Vierzehn von siebzehn Kindern mit Autismus wurden positiv auf Hinweise für XMRV getestet.

Diese Ergebnisse stimmten mit den Berichten der Eltern überein, ihre Kinder seien nach einer Impfung autistisch geworden. Wir waren der Ansicht, das sollte öffentlich diskutiert werden – insbesondere angesichts der Lektionen, die uns der Fall Ryan White erteilt hatte, eines Kindes, das durch eine Bluttransfusion mit HIV infiziert worden war. Zu dieser Zeit hatten wir noch nicht die Möglichkeit in Betracht gezogen, dass XMRV ursprünglich aus tierischem Gewebe stammen könnte, das für die Impfstoffherstellung verwendet wurde.

Aber der simple Akt, die Autismusgemeinde und ihre Bedenken gegenüber Impfstoffen zu unterstützen, war für viele meiner Kollegen in der Wissenschaft gleichbedeutend mit Verrat. Ehrlich gesagt versuchten wir, diese Schlussfolgerung aus unserer Forschung herunterzuspielen.

Aber wir würden diese Erkenntnisse auch nicht verstecken. Frank und ich waren aus erster Hand Zeugen des Gemetzels geworden, das aus dem damaligen Dogma über HIV-AIDS resultierte. Wir würden die Band nicht noch einmal fröhlich weiterspielen lassen, während Millionen litten und starben. [„And the Band played on“ ist ein Film von 1993, der die Entdeckung und die zerstörerische Natur von AIDS zum Thema hat.]

Das zu tun ist niemals unser Stil gewesen, und es ist ganz entschieden keine gute Wissenschaft.

* * *

Ein Artikel der Fachzeitschrift *Frontiers in Microbiology*, erschienen im Januar 2011, formulierte das Problem in schonungslosen Worten:

> Einige der am weitesten verbreiteten biologischen Produkte, die häufig mit Mäusen oder Mäusegewebe verbunden sind – zumindest in den letzten Jahren –, sind Impfstoffe, insbesondere Impfstoffe gegen Viren … Es

> ist möglich, dass XMRV-Partikel in Virus-Beständen vorkommen, die in Mäusen oder Mäusezellen für die Impfstoffproduktion kultiviert werden, und dass das Virus durch Impfstoffe in die Humanpopulation übertragen wurde.[10]

Ist jetzt verständlich, warum wir in der Gemeinde der Wissenschaftler nicht unbedingt die beliebtesten Leute waren? War es möglich, dass Wissenschaftler im Labor vor Jahrzehnten schreckliche Fehler gemacht und damit die Gesundheit der Menschen aufs Spiel gesetzt hatten? Unsere Forschung schien diese Möglichkeit nahezulegen.

Als klar wurde, dass unsere Forschung alte Wunden wieder aufriss und zu unbequemen Fragen führte, wurde ein Feldzug von beispielloser Brutalität gegen uns in Gang gesetzt. Ein Großteil dieser Geschichte wurde in unserem früheren Buch *Die Pest* beschrieben. Ende 2012 war unsere Arbeit in der wissenschaftlichen Gemeinde dann gründlich in Verruf gebracht worden. Ich war durch betrügerische Aktionen von Funktionären auf den höchsten Ebenen der Health and Human Services (HHS – Gesundheitsministerium der USA) verhaftet und fünf Tage lang ins Gefängnis geworfen worden und so in eine Situation geraten, in der mich niemand mehr einstellen würde.

Wenn Sie die *Wikipedia*-Version über mein Leben lesen, dann werden Sie dort erfahren, dass unsere Arbeit angezweifelt wurde und dass das, was wir als Infektion darstellten, einfach nur eine Laborkontamination war. Um das Maß voll zu machen, finden Sie vielleicht auch noch das Polizeifoto nach meiner Verhaftung, das in der Fachzeitschrift *Science* veröffentlicht wurde. Aber merkwürdigerweise wurde ich nie angeklagt, meine eigenen Forschungsunterlagen „gestohlen" zu haben. Es war meine durch Bundesgesetze vorgeschriebene Pflicht als Leiterin von zwei großen von der Regierung finanzierten Forschungsprojekten, alle Forschungsunterlagen sorgfältig aufzubewahren. Dafür war ich als Projektleiterin verantwortlich. Bis zum heutigen Tag, mehr als sieben Jahre später, habe ich noch keine einzige kopierte Seite aus meinen Notizbüchern oder denen meines Forschungsteams zurückerhalten.

Wenn ich eine Kriminelle bin, warum ist dann niemals Anklage gegen mich erhoben worden? Ich bin nicht vorbestraft. Und warum war es mir in all den Jahren seit meiner fälschlichen Verhaftung und Inhaftierung nicht möglich, auch nur einen einzigen Tag vor einem Gericht zu stehen mit einem Richter und einer Jury, die meinen Aussagen zuhören, obwohl ich niemals den Versuch aufgegeben habe, ein mir rechtmäßig zustehendes Gerichtsverfahren zu bekommen?

* * *

Im September 2013 hielt Dr. Ian Lipkin, der Mann, der im Jahr zuvor angeblich unsere Forschungsergebnisse über einen Zusammenhang eines Retrovirus mit ME/CFS widerlegt hatte, eine ungewöhnliche öffentliche Telefonkonferenz ab. Er hatte zusammen mit Dr. José Montoya von der Stanford University weitere Forschungen durchgeführt. Montoya hatte eine Patientenkohorte untersucht, die derjenigen sehr ähnlich war, die wir für die Veröffentlichung in *Science* genutzt hatten (genau die Kohorte, die von Tony Fauci, dem Leiter des National Institute for Allergy and Infectious Diseases aus der Multicenter-Studie von 2012 ausgeschlossen worden war). Lipkin sagte nun:

> „Wir haben in 85 Prozent der Proben Retroviren gefunden. Nochmals, es ist zu diesem Zeitpunkt sehr schwierig zu sagen, ob dies klinisch signifikant ist oder nicht. Und angesichts der früheren Erfahrungen mit Retroviren bei chronischer Erschöpfung möchte ich Ihnen ganz klar sagen, dass, obwohl ich sage, dass diese in Professor Montoyas Proben vorhanden waren, weder er noch wir zu dem Schluss gekommen sind, dass es einen Zusammenhang mit irgendeiner Krankheit gibt.“[11]

Verstanden? Obwohl er in 85 Prozent der Proben der kranken Patienten Retroviren gefunden hatte und in *nur* 6 Prozent der Kontrollpersonen, kann er nicht entscheiden, ob das irgendeine Bedeutung hat. Und noch schockierender – sie machten auch keine weiteren Untersuchungen.

Das ist der Alptraum der zensierten und „gefährlichen“ Wissenschaft heute. Es gibt keine Daten, weil geeignete Studien verboten und zensiert werden.

* * *

Bevor ich zu weit in diese Geschichte einsteige, muss ich ein wenig Zeit dafür verwenden, etwas über meinen langjährigen Kollegen Frank Ruscetti zu sagen. Alles, was ich als Wissenschaftlerin bin, habe ich ihm zu verdanken.

Ich vergleiche unsere beiden Persönlichkeiten immer mit Thomas Jefferson und Alexander Hamilton. Diese beiden Männer wurden als Doppelstränge der Charakter-DNA Amerikas bezeichnet. Jefferson glaubte an eine dezentralisierte Regierung, um die Freiheit zu garantieren, während Hamilton an eine starke Zentralregierung glaubte, um Chaos zu vermeiden. Jefferson scherte sich nicht um Kritik. Hamilton reagierte mit leicht zu provozierendem Temperament auf Kritik, was erklärt, warum er 1804 in einem Ehrenduell mit Jeffersons Vizepräsident Aaron Burr starb.

Ich identifiziere mich eher mit Jefferson, weil ich zahlreiche Zentren zur Überprüfung einer Sache für nötig halte, heftige Debatten liebe und es mir nichts ausmacht, wenn jemand mich oder meine Vorstellungen kritisiert. Frank ist mehr wie Hamilton und glaubt, dass die Wissenschaft mit einer geschlossenen Stimme sprechen muss, und er bebt vor Empörung, wenn er sich unfair kritisiert fühlt.

Das liegt vielleicht daran, dass ich eine Frau bin, die vom Netzwerk der herrschenden alten Männer in der Wissenschaft, den *good ol' boys*, immer abqualifiziert wurde. Die meisten dieser Herren imponieren mir nicht besonders. So wird es Frank beispielsweise etwas ausmachen, was John Coffin über ihn denkt, obwohl Frank seit fast 40 Jahren bewiesen hat, dass Coffin in so wichtigen Fragen wie der Existenz humaner Retroviren unrecht hatte. (Ja, HIV-AIDS ist ein Retrovirus und hat mehr als 39 Millionen Menschen umgebracht!) Wenn ich mir John Coffin ansehe, erkenne ich einfach einen arroganten Frauenhasser.

Obwohl Jefferson und Hamilton oft unterschiedliche Ansichten über eine Sache hatten, respektierte Jefferson Hamilton. In Monticello [Jeffersons Landgut] stellte Jefferson zwei Büsten von sich und Hamilton auf, die einander ansehen, als ob sie erkennen würden, dass ihre zwei Standpunkte den wesentlichen Dialog dieses neuen Landes für die nächsten Jahrhunderte begründen würden. Jefferson sprach später von Hamilton als einem „außergewöhnlichen Charakter", der einen „scharfen Verstand" besaß und „uneigennützig, ehrlich und ehrenwert" war. All das und noch mehr könnte ich über Frank sagen.

Es ist wahrscheinlich nicht überraschend, dass Franks Lieblingsmusical *Hamilton* ist und er gerne die Liedtexte zitiert: „Wer lebt? Wer stirbt? Wer erzählt deine Geschichte?“

Ich komme mehr nach Jefferson, und das liegt nicht nur daran, dass ich mein Grundstudium an der University of Virginia absolviert habe, die von Jefferson gegründet wurde. Die drei Leistungen, für die Jefferson in Erinnerung bleiben wollte und die auf seinem Grabstein aufgezählt werden sollten, waren „Verfasser der Unabhängigkeitserklärung der Vereinigten Staaten, des Gesetzes zur Religionsfreiheit von Virginia & Gründungsvater der University of Virginia“. Unabhängigkeit, Freiheit und das Streben nach Wissen. Das beschreibt mich in etwa.

Ich glaube, es wäre richtig, mich mehr als eine Revolutionärin und Frank mehr als einen Konservativen zu beschreiben. Aber die Wirklichkeit ist komplexer als diese Bezeichnungen. Auch wenn ich revolutionär sein mag, so erkenne ich doch die Notwendigkeit von Stabilität. Und während Frank mehr konservativ sein mag, erkennt er die Notwendigkeit von Veränderung. Wir mögen oft von verschiedenen Standpunkten ausgehen, aber nach einer ordentlichen Debatte können wir uns normalerweise auf eine vernünftige Vorgehensweise einigen.

Aber im derzeitigen dunklen Zeitalter der Wissenschaft werden sowohl der Revolutionär als auch der Konservative verbannt. Der Revolutionär wird für seine neuen Ideen niedergeschrien, und wenn der Konservative nach den Beweisen fragt, die eine bestehende Vorgehensweise stützen, dann wird beiden gesagt, dass das Thema bereits erledigt ist. Hört auf, Fragen zu stellen! Anstelle der Revolutionäre und der Konservativen haben wir jetzt in der Wissenschaft Lügner, Söldner und Feiglinge.

Die Wissenschaft kann ehrliche Streitigkeiten zwischen Forschern mit Integrität und Intelligenz überstehen, aber diese gegenwärtige Pest der Korruption kann sie nicht überleben.

* * *

Keiner meiner früheren Kollegen ruft mich an und fragt mich, ob ich bei seiner Forschung mitarbeiten möchte. Keine Hochschule oder Universität bietet mir eine Lehrtätigkeit an. Stattdessen bin ich damit gesegnet, mit meinem langjährigen Kollegen Frank in einer kleinen Beratungspraxis zu arbeiten und oft über diese Probleme zu streiten. Wir machen dort das, was wir in den vergangenen fünfunddreißig Jahren getan haben: Wir versuchen, Krankheitsprozesse zu verstehen und herauszufinden, wie man das unnötige Leiden von so vielen Menschen beenden könnte.

In Bernard Malamuds klassischer Baseball-Novelle *The Natural* wird dem Helden gesagt: „Wir haben zwei Leben, Roy, das Leben, mit dem wir lernen, und das Leben, das wir danach leben." Man kann sagen, das Leben, mit dem ich gelernt habe, ist die Geschichte, die Kent und ich in *Die Pest* erzählt haben. Das Buch, das Sie jetzt lesen, handelt von dem Leben, das ich danach lebte, als wir entdeckten, dass die Korruption in vielen Bereichen der Wissenschaft weit verbreitet ist, aber auch realisierten, dass es Anlass zu großer Hoffnung gibt.

Was wie ein Ende aussieht, ist beinahe immer in irgendeiner Weise ein neuer Anfang.

Ich bin als Proteinchemikerin am 10. Juni 1980 in den Wissenschaftsbetrieb eingestiegen, habe am National Cancer Institute gearbeitet, um Interferon zu purifizieren, was zu dieser Zeit ein revolutionäres Mittel zur Krebsbehandlung war. Frank, mein späterer Mentor am National Cancer Institute, war Teil des Teams, welches das erste humane Retrovirus HTLV-1 (Humanes T-Zell-Leukämie-Virus 1) entdeckte. Wir waren gut darauf vorbereitet, die HIV-AIDS-Epidemie zu bekämpfen, die sich anbahnte. Ich erinnere mich, dass ich Mitte der 1980er-Jahre am National Cancer Institute arbeitete und durch Massen von zornigen AIDS-Aktivisten lief, die laut schrien, wir würden nicht genug tun, um ihre Krankheit zu heilen.

Im Jahr 1991 verteidigte ich meine Doktorarbeit über das Thema, wie HIV sich wie ein Trojanisches Pferd vor dem Immunsystem verbirgt und wie man mit gezielten Medikamenten diese tödliche Krankheit in eine behandelbare verwandeln könnte. Eine Woche vor meiner Disputation wurde der Profi-Basketballer Magic Johnson positiv auf HIV getestet.

Mein Promotionsausschuss fragte mich, ob Magic Johnson an AIDS sterben würde. Meine ausführliche molekularbiologische Antwort war einfach die folgende: Da er sich erst kürzlich infiziert hatte und die neuen Medikamente die Aktivität des Virus in Schach halten und damit eine Schädigung seines Immunsystems verhindern würden, würde er nicht nur nicht an AIDS sterben, sondern erst gar kein AIDS entwickeln. Das widersprach diametral dem damaligen Dogma, dass diese Medikamente zu gefährlich seien und erst in den späteren Stadien der Krankheit verabreicht werden sollten. Bis dahin, so argumentierte ich, würde Magic Johnson kein Immunsystem mehr haben, mit dem er auf die Medikamente ansprechen könnte.

Mehr als fünfundzwanzig Jahre später ist Magic Johnson nicht an AIDS erkrankt und es geht ihm gut. Genauso wie Millionen andere, die andernfalls gestorben wären. Und wir tun sogar noch mehr. Wir haben nicht nur herausgefunden, wie man das Virus ausschalten kann, sondern entdecken gerade, wie man es aus seinen Verstecken herausspülen und ausmerzen kann, sodass es zu einer tatsächlichen Heilung kommt.

Unter optimalen Bedingungen ist es das, was die Wissenschaft macht.

Sie sagt die Wahrheit und findet Antworten.

Selbst wenn diese Wahrheit finster ist, müssen wir einen Weg finden, sie ans Licht zu bringen.

Ich bin gefragt worden, warum ich dieses Buch schreibe. Ist meine Geschichte denn nicht schon erzählt worden? Unsere Arbeit wurde für einen Moment gefeiert, dann wurde sie zerstört. Ende der Geschichte.

Aber nur weil die Wissenschaft mir und Frank keine Beachtung schenkt, heißt das nicht, dass wir unsererseits der Wissenschaft keine Beachtung schenken. Wir verstehen heute so viel besser den inflammatorischen Sturm, der in den Körpern von Millionen tobt, und wie wir Dinge wie Cannabis, Suramin, Energietherapien, Diät und andere natürliche Produkte einsetzen könnten, um diesen Sturm zu besänftigen.

Wir können die Geister der Vergangenheit beruhigen und vorwärtsgehen in eine unvorstellbar strahlende Zukunft der Gesundheit für alle.

KAPITEL 1

Eine Wissenschaftlerin auf See

Es war im späten Oktober 2011, nach meinem Rauswurf aus dem neuroimmunologischen Institut, das ich mitgegründet hatte, und bevor ich mich im Gefängnis wiederfand. Ich fuhr gerade mit meinem Fahrrad den Harbor Boulevard herunter durch die Sanddünen des McGrath State Park in Oxnard, Kalifornien.

Stellen Sie sich eine Szene in Südkalifornien vor – den blauen Ozean mit den weißen Schaumkronen, eine spätherbstliche Brise, den Strand, Parks, in denen Eltern mit ihren Kindern Drachen steigen lassen. Sie können sicher verstehen, warum ich gerne diese Strecke entlangfuhr. An diesem Tag fuhr ich von unserem Zuhause am Bootsdock, das an einem schmalen Kanal lag, zum Pierpont Bay Yacht Club. Dort gehörte ich zu einer Gruppe, die den jährlich stattfindenden Segelwettbewerb vorbereitete, der zugunsten einer Organisation namens Caregivers stattfand, die älteren Menschen dabei hilft, in ihrem Zuhause wohnen zu bleiben.

Und wie sah ich wohl aus, als ich durch einige der wenig befahrenen Gegenden nahe des McGrath State Park fuhr? Ich war Mitte 50, 1,63 Meter groß und wog 64 Kilo. Ich nahm an, dass ich wahrscheinlich von vielen anderen Menschen nicht zu unterscheiden war, als ich dort auf meinem blauen Fahrrad mit einem orangefarbenen Helm und leuchtenden Fahrradklamotten entlangfuhr.

Obwohl ich kürzlich meinen Job verloren hatte und mich inmitten einer hitzigen wissenschaftlichen Kontroverse wiederfand, war ich nicht übermäßig besorgt. Ich war die Projektleiterin von Forschungsprojekten der

US-Regierung, die für jede Universität, die mich einstellte, etwa 1,5 bis 2 Millionen Dollar im Jahr wert waren. Ich hatte diverse Einstellungsgespräche, so etwa an der University of California in Los Angeles (UCLA), der University of California in Santa Barbara, der California State University auf den Kanalinseln sowie eine Möglichkeit, am Mount Sinai Medical Center in New York City mit Dr. Derek Enlander zusammenzuarbeiten. Wir hatten drei Wohnhäuser, mehrere Autos, ein Boot und Geld auf der Bank, und mein Mann bezog eine großzügige Pension aus den Jahren, in denen er an einem großen Krankenhaus als Leiter der Personalabteilung gearbeitet hatte.

Das Forschungsinstitut, das ich mitgegründet hatte, war an der University of Nevada in Reno untergebracht. Harvey Whittemore, der Mann, der mich eingestellt hatte, wurde allgemein als der mächtigste Mann im Staat Nevada betrachtet. Später würde er achtzehn Monate in einem Bundesgefängnis einsitzen wegen illegaler Wahlkampfspenden für Senator Harry Reid, der damals der Mehrheitsführer im US-Senat war. Diese Leute, die einmal meine engen Freunde waren, haben mich und Millionen anderer Menschen verraten. Ich hatte mich ihrer Anweisung widersetzt, an Aktionen teilzunehmen, die ich als unmoralisch und illegal betrachtete. Und ich habe nicht einfach schweigend aufgegeben und mich in die Nacht davongestohlen. Ich habe voller Zorn gegen das Verlöschen des Lichts der Hoffnung gekämpft, das durch unsere Arbeit im Interesse einer vergessenen Gruppe von schrecklich kranken Menschen für einen kurzen Moment entzündet worden war.

Ein weißer Kleinlaster mit Nevada-Nummernschild zog an mir vorbei und stellte sich auf den Fahrradweg. Als ich an dem parkenden Wagen vorbeiradelte, sah ich, dass der Fahrer sein Mobiltelefon hochhielt, als ob er Fotos von mir machen würde. Es war ein großer, braungebrannter Mann mit Bart, braunem Haar unter einer Baseballkappe und Sonnenbrille – er hatte eindeutig eine unheimliche Ausstrahlung. Es entging mir nicht, dass er an seinem Rückfenster ein Gewehr angebracht hatte. Dieses Spiel aus Verfolgen, Überholen und Parken, um mich vorbeifahren zu lassen, um dann wieder auf die Straße zu fahren, wiederholte sich mehrere Male, bevor ich die Straße überquerte, gegen den Verkehr radelte und er wegfuhr.

Als ich im Yachtclub ankam, erzählte ich einer Freundin diese Geschichte. „Das war wirklich ziemlich merkwürdig“, sagte ich. „Er ist mir einfach immer wieder gefolgt.“

„Du Dummkopf“, sagte meine Freundin. „Du könntest einfach verschwinden. Alles, was er tun muss, ist sichergehen, dass du es bist, dich dann schnappen, dein Fahrrad in die Dünen schmeißen und dein Mobiltelefon ins Wasser werfen. Und wenn sie eines Tages deine Leiche finden, werden die Leute sagen, du hättest dich wohl umgebracht, weil die Sache mit deiner XMRV-Studie keinen Erfolg hatte. Gott helfe mir, aber wenn du noch einmal mit diesem Fahrrad fährst, werde ich dich persönlich umbringen. Ich fahre dich nach Hause. Und von jetzt an wirst du dich niemals allein an einem Ort aufhalten, an dem Leute wie der dich finden können.“

Sie war unerbittlich und ich willigte ein, weil mir klar wurde, dass einer meiner blinden Flecken darin bestand, nicht wahrzunehmen, wenn jemand beabsichtigte, mir etwas zuleide zu tun. Man hat mich oft eine „Laborratte“ genannt. Diese Bezeichnung verpasst man Wissenschaftlern, die ihre Zeit lieber am Labortisch verbringen und Experimente machen als Politikern und Geldgebern freundlich die Hände zu schütteln oder vor Doktoranden lange Reden zu halten über die Arbeit, für die der leitende Wissenschaftler dann den Ruhm einheimst. Ich war lieber bei der praktischen Arbeit im Labor, Schulter an Schulter mit Frank, mit Forschungsassistenten und Studenten. Ich bevorzugte es, sie anzuleiten und herauszufordern und mich zu vergewissern, dass die Erklärungen, die ich ihnen gab, und die Schlussfolgerungen, die wir zogen, korrekt waren, während sie das Gleiche taten.

Dort habe ich die meiste Zeit meines Berufslebens mit Frank verbracht, um immer dann ein herrschendes Dogma herauszufordern, wenn das, was wir durch die Linse eines Mikroskops sahen, etwas anderes besagte.

Ich stand jedoch kurz davor, über die dunklen Künste der Menschheit, über das Land der Furcht und der Lügen eine Lehre erteilt zu bekommen. Ich habe die Macht derer, die diese Künste ausüben, nicht richtig eingeschätzt. Ich bin mir nicht sicher, ob ich den Weg zurück ins Licht wiedergefunden habe.

Ich glaube, dass mehr von uns unter diesem Fluch stehen, als wir begreifen.

* * *

Wie begeht man in der Wissenschaft das perfekte Verbrechen?

Wir sind von Anfang an benachteiligt, weil das eine Frage ist, die wir uns niemals stellen. Mehr als dreißig Jahre lang hat Frank mir und anderen beigebracht, unsere Daten exakt aufzuzeichnen, sie mit denen anderer Forscher auf der ganzen Welt zu vergleichen, die Extremwerte zu verwerfen und zu einem Konsens zu kommen. Wir wissen, dass es Abweichungen gibt. Aber wenn die Masse der Belege in eine bestimmte Richtung zeigt, sind wir überzeugt, dass wir ein besseres Verständnis der biologischen Prozesse im Menschen gewonnen haben.

Wenn es nur das wäre, was in der realen Welt geschieht.

In der realen Welt gibt es Konzerne, seien es Pharma-, Agrar-, Öl- oder Chemiekonzerne, die Milliarden von Dollar in die Arbeit von Wissenschaftlern stecken. Wenn jemand Milliarden von Dollar hat, kann er die dunklen Künste der Beeinflussung nutzen, um Werbefirmen anzuheuern, die dann die entsprechenden Produkte anpreisen, kann die Saat des Zweifels über denjenigen ausstreuen, die diese Produkte infrage stellen. Er kann Werbung auf Nachrichtensendern kaufen, sodass diese keine negativen Meldungen über die Produkte verbreiten, es sei denn, sie haben keine andere Wahl. Außerdem kann er an Politiker aller Couleur Spenden verteilen. Dann, wenn diese Politiker gewählt wurden, können sie Gesetze zum Nutzen ihrer großzügigen Spender verabschieden. Wie es im 17. Jahrhundert so wortgewandt von einem prominenten Mitglied an Königin Elisabeths Hof ausgedrückt wurde: „If it prospers, none dare call it treason." [„Wenn etwas erfolgreich ist, wagt niemand, es als Hochverrat zu bezeichnen."]

Dieser Maschinerie von Geld und Konzernen steht der naive und wissbegierige Wissenschaftler gegenüber. Uns wird nicht beigebracht, kämpferisch zu sein. Wir belegen keine Hochschulseminare in Mut. Wir werden ermutigt, an die Rohdaten zu glauben, sofern alle experimentellen Kontrollen durchgeführt wurden, und wir berichten ALLE Daten, auch dann, wenn wir sie nicht verstehen.

Ich habe oft gedacht, in der Wissenschaft seien wir gut beraten, wenn wir dem Beispiel der Juristen folgen würden. Wenn ich mit Anwälten spreche, ist es eindeutig, dass sie das intellektuelle Gefecht genießen. Sie stellen sich hin und verteidigen das verhassteste Individuum einer Gesellschaft, weil sie glauben, dass diese Person aufrichtig unschuldig ist oder dass ein bestimmtes Verfahren befolgt werden muss, bevor ein Urteil gefällt werden kann. Frank hat mir beigebracht, solche intellektuellen Gefechte zu lieben. Aus Franks Sicht hat man die Pflicht, die Daten leidenschaftlich zu verteidigen, wenn man der wissenschaftlichen Methode gefolgt ist. Und mit Frank musste man die Daten überprüfen und noch ein zweites und drittes Mal überprüfen, bevor er einem erlaubte, sie vorzuzeigen.

Ein Kollege sagte uns einmal: „Die wichtigsten Daten in einer wissenschaftlichen Veröffentlichung sind die Daten, die man nicht vorzeigt." Diese Aussage machte Frank wütend. Er sagte oft: „Die besten Artikel sind diejenigen, die beim Leser mehr Fragen als Antworten hinterlassen." In unserer Publikation in *Science* vom 8. Oktober 2009 ließen wir alle Daten drin, auch diejenigen, die wir damals noch nicht verstanden. Auch wenn diese Publikation meinen beruflichen Werdegang beendete, entspricht sie bis zum heutigen Tag der Wahrheit.

Denjenigen, die als Juristen tätig sind, wird beigebracht, kämpferisch zu sein. Ich bin dankbar, dass Frank mir beigebracht hat, so kämpferisch wie jeder Jurist zu sein.

Die besten Wissenschaftler in der Geschichte waren diejenigen, die auf ähnliche Weise gegen den Strom der traditionellen Denkweisen geschwommen sind. Man denke an Galileo, der verkündete, dass die Sonne nicht um die Erde kreist. Oder an Darwin, der die biblische Vorstellung infrage stellte, die gesamte Schöpfung, alle Pflanzen und Tiere, das Land und das Meer seien in sechs Tagen erschaffen worden und Gott habe dann am siebten Tag geruht.

Eines Tages, als ich über die negativen Artikel jammerte, die angeblich den Zusammenhang zwischen XMRV und ME/CFS widerlegten, nahm Frank mich in sein Büro mit und zeigte auf einen Aktenschrank in der Ecke. In den Schubladen lagen Publikationen, in denen behauptet wurde, seine Aussagen über den T-Zell-Wachstumsfaktor (Interleukin-2) oder HTLV-1, das adulte T-Zell-Leukämie verursacht, seien falsch. Eine dieser Veröffentlichungen war gerade erst erschienen! Er sagte: „Wenn du die Hitze nicht verträgst, geh nicht in die Küche. Jetzt lass uns weiterarbeiten."

Ich ermutige Sie, die wissenschaftlichen Fragen, die in diesem Buch gestellt werden, auf die gleiche Weise zu betrachten, wie Sie einen der Kriminalfälle betrachten würden, die von Zeit zu Zeit die Aufmerksamkeit der Nation auf sich ziehen. Sie bekommen mit, dass eine Behauptung aufgestellt wird. Diese Person wird beschuldigt, eine andere Person umgebracht zu haben. Sie hören sich die Beweise an, die vorgebracht werden, und sehen, wie sie von der Gegenseite in Zweifel gezogen werden. Und dann treffen Sie eine eigene Entscheidung, welche Beweise glaubwürdig sind und welche nicht. Das ist ein methodisches Vorgehen. Nachdem jede Seite ihre Beweise vorgelegt und sich mit den von der Gegenseite vorgebrachten Zweifeln auseinandergesetzt hat, kommen Sie zu einer eigenen Schlussfolgerung.

Lassen Sie mich die Behauptung aufstellen, die allem zugrunde liegt, was ich im Folgenden darlege.

Die Wissenschaft ist durch den Einfluss des Geldes der Konzerne korrumpiert. Diese Korruption führt unmittelbar zu unserem schlechten Gesundheitszustand, sei es die Epidemie der Fettleibigkeit, seien es neurologische Krankheiten wie Autismus, Alzheimer, Parkinson und Multiple Sklerose, das explosionsartige Ansteigen von Krebserkrankungen oder psychische Erkrankungen unter jungen Menschen wie denen, die Schulmassaker verüben. Es gibt Leute, die behaupten, dies führe zu einem Abschlachten, wenn nicht gar einem Massenaussterben der Menschheit.

Wenn ich mir anschaue, was wir alles erlebt haben, finde ich es schwierig, dieser beunruhigenden Schilderung etwas entgegenzusetzen.

Ich bin in all das so naiv hineingeraten wie ein Student im ersten Semester.

Ich habe nicht gedacht, dass die Wissenschaft im Hinblick auf unsere Gesundheit so fundamental korrupt ist, wie ich das jetzt glaube. Betrachten Sie mich bitte einmal wie den kleinen Jungen in Hans Christian Andersens Märchen *Des Kaisers neue Kleider*. In dieser Geschichte wird dem Kaiser von Gaunern erzählt, sie würden für ihn Kleider nähen, die nur von den besten Menschen gesehen werden könnten. Alle Leute um den Kaiser herum behaupteten, sie würden die wunderbaren Kleider sehen, weil sie wollten, dass alle glaubten, sie seien die besten Menschen. Nur ein kleiner Junge, dem es gleichgültig war, was andere über ihn dachten, wies darauf hin, dass der Kaiser nackt war.

Wenn Sie dieses Buch weiterlesen, dann sind Sie praktisch als Geschworene in einer Jury eingesetzt, die über die Behauptung urteilen soll, dass die Wissenschaft auf Abwege gekommen ist. Sie haben damit implizit das Gelöbnis abgelegt, unvoreingenommen dem zuzuhören, was wir und andere sagen. Es war nicht einfach, zu unseren Schlussfolgerungen zu kommen.

Ich denke, es wird auch für Sie nicht einfach sein.

Lassen Sie uns diesen Weg gemeinsam beginnen.

Ich wusste nicht, ob ich dieses Buch würde schreiben können. Es ist so quälend, mir viele der Geschehnisse wieder ins Gedächtnis zu rufen, dass ich befürchte, eine posttraumatische Belastungsstörung zu bekommen, eine Erkrankung, die man oft bei Soldaten, Polizisten und Feuerwehrmännern findet, die an vorderster Front kämpfen. Dies ist die Geschichte eines Kampfes von einigen tapferen Wissenschaftlern gegen einen Feind mit beinahe unbegrenzten Ressourcen.

Die Wissenschaft mag in diesem Kampf agnostisch sein, aber ich bin es nicht.

Ich bin jemand, der gläubig ist, und ich glaube, Gott möchte, dass die Menschheit bei guter Gesundheit ist und nicht leidet.

Manchmal fragen mich die Leute, wie ich es anstelle, dass ich immer noch lebe, und dann antworte ich: „Gott hat einen Sinn für Humor." Ich kenne mein endgültiges Schicksal nicht und weiß nicht, wie mich diese Welt einmal beurteilen wird. Das ist auch gleichgültig.

Ich werde jedoch eines Tages vor Gott stehen, der fragt, ob ich gehorsam war und ihm gedient habe, so wie er es will. Der Bericht auf den folgenden Seiten ist derselbe wie jener, den ich dem Allmächtigen am Tag des Jüngsten Gerichts geben würde.

* * *

Das Hämmern an der Tür unseres Hauses am Bootsdock im Jamestown Way in Oxnard begann am 9. November 2011 um 5 Uhr morgens. Ich stand unter der Dusche. Mein Mann David, der aufwachte und mich nicht mehr neben sich fand, dachte, ich sei bereits auf dem Weg zur Arbeit, wie das meistens um diese Uhrzeit der Fall war. Ich fange gerne früh am Morgen an.

Das habe ich immer getan. Obwohl David Hörgeräte trägt, legt er sie nachts natürlich ab. Und so stolperte er aus dem Bett, um nach unten zu gehen, und bemerkte nicht, dass ich im Bad war.

Ein Mann mit einer Dienstmarke war an der Tür und sagte, er habe ein rechtskräftiges Dokument, das er Judy Mikovits überstellen müsse.

„Sie ist nicht da", antwortete David müde, der nur Boxershorts und ein T-Shirt anhatte. „Sie ist schon lange weggegangen. Sie wird so gegen acht Uhr wieder da sein. Sie können gerne morgen wiederkommen oder warten."

Der Mann lehnte das Angebot ab, wiederzukommen und wartete draußen vor seinem Auto.

An diesem Morgen sollte ich zu einem Treffen an der University of California in Los Angeles (UCLA) kommen. Ich wurde begleitet von meinem guten Freund Ken, mit dem ich früher bei EpiGenX Pharmaceuticals in Santa Barbara zusammengearbeitet hatte. UCLA war 60 Meilen entfernt, und diese Strecke morgens im Berufsverkehr zurückzulegen ist kein Spaß. Es gab auch die Möglichkeit, dass Ken und ich uns später am Tag mit Patrick Soon-Shiong, dem chinesischen Milliardär, treffen würden, der später die *Los Angeles Times* kaufen sollte. Wir wollten eine mögliche Anstellung für eine Arbeit in einem seiner Unternehmen besprechen. Bevor er zu großem Reichtum gekommen war, hatte Soon-Shiong als Transplantationschirurg gearbeitet und ein erfolgreiches Biotechnologieunternehmen gegründet. Ken dachte, wir drei würden eine ähnliche Sprache sprechen.

David ging die Treppe hoch, als ich aus dem Bad kam, gerade bereit aufzubrechen. Ich fragte: „Was war das? Worum ging es?"

David hat sich furchtbar erschrocken. Ich könnte sagen, dass so etwas vorkam, weil mein Mann zwanzig Jahre älter ist als ich. Aber ich habe genügend Ehepaare kennengelernt, um zu verstehen, dass so etwas relativ häufig passiert.

Nachdem er sich beruhigt hatte, erklärte er mir, was passiert war.

„Das ist merkwürdig", sagte ich und erinnerte mich daran, dass mir mein früherer Arbeitgeber am 2. November mit einem Prozess gedroht hatte. Der Brief hatte mir nur eine Frist von achtundvierzig Stunden für eine Antwort gestattet. Mithilfe meiner Freundin Louis, einer Anwältin, die an ME/CFS leidet, war es mir möglich, innerhalb der Frist zu antworten. Wir haben die Antwort am 4. November aus dem Haus meiner Freundin Lilly gefaxt und lagen gut in der Zeit.

Nach dem Vorfall mit dem unheimlichen Mann in dem weißen Kleinlaster mit dem Nevada-Nummernschild wurde ich misstrauisch gegenüber anderen Vorkommnissen. Unser Haus am Bootsdock war das letzte in einer Reihe anderer Häuser. Genau gegenüber befand sich ein schmaler Grüngürtel und daneben ein anderes Reihenendhaus, das lange Zeit unbewohnt gewesen war. Im Oktober war es plötzlich bewohnt und die neuen Bewohner hatten helle Lampen installiert, die auf unser Haus gerichtet waren. Die Anwohner montieren oft solche Lampen an ihren

Häusern, um das Wasser des Hafens zu beleuchten, aber diese Leuchten schienen in einem merkwürdigen Winkel angebracht. Ich habe das natürliche Sonnenlicht immer genossen, weshalb ich keine Jalousien oder Vorhänge an meinen Fenstern angebracht hatte, und so war es, als ob wir unter einem Scheinwerfer leben würden.

Mike Hugo, mein Anwalt, konnte später durch einen Ausforschungsbeweis in Erfahrung bringen, dass ich in dieser Zeit von der Polizei von Nevada und Kalifornien sowie der lokalen Polizei überwacht wurde.

Ich rief Ken schnell an, erzählte ihm, was geschehen war, und erklärte, dass ich an diesem Tag wahrscheinlich nicht zu diesem Einstellungsgespräch mit der UCLA kommen könne.

Ken war sofort hochgradig alarmiert. Wenn irgendjemand das hohe Risiko einschätzen konnte, das meine Forschung mit sich brachte, dann war es Ken. Er kannte sich mit Finanzen aus und wusste, dass unsere Entdeckung Milliarden wert war, und es war ihm klar, worum es bei dieser Vertuschung ging. Um das geistige Eigentum! Wir hatten nicht nur eine neue Familie von Retroviren entdeckt, sondern unsere Kollegen sagten auch, dass es sich möglicherweise über Impfstoffe in der Humanpopulation verbreitet und wahrscheinlich mehr als zehn Millionen Amerikaner infiziert hatte.

Könnte ich in größeren Schwierigkeiten stecken?

„Wirf Dein Mobiltelefon weg", sagte er. „Nimm den Akku raus und wirf es ins Wasser. Benutze das Telefon nicht noch einmal. Sie können dich über das Telefon ausfindig machen."

Weder Ken noch ich waren Geheimagenten. Ich war eine Wissenschaftlerin und er war ein Finanzmensch mit Hintergrundwissen im Gesundheitswesen.

„Okay", sagte ich.

„Ich werde dich entschuldigen. Aber du musst jetzt abhauen."

Wir sprachen noch ein paar Sekunden, dann legte ich schnell auf und nahm den Akku aus dem Telefon.

Ich erinnerte mich sofort an einen gefütterten großen Umschlag, den mir eine ME/CFS-Patientin und Mutter eines autistischen Kindes aus einer der von uns untersuchten Familien im Sommer 2011 geschickt hatte.

Wir konzentrierten uns damals auf den Zusammenhang von ME/CFS und Autismus, aber in Wahrheit warf unsere Arbeit ein viel größeres Netz aus.

Eine Infektion mit einem Retrovirus kann eine Unzahl von Krankheiten verursachen, abhängig von der jeweils spezifischen genetischen Anfälligkeit einer Person.

Den Großteil der zwanzig Jahre, die ich für die Regierung in der Wissenschaft arbeitete, habe ich am National Cancer Institute verbracht. Es war ein Muster von ungewöhnlichen Krebsarten unter den ME/CFS-Erkrankten, das zuerst mein Interesse an der Krankheit geweckt hatte. Wie bei HIV-AIDS könnten Mütter mit XMRV das Virus direkt an ihre Kinder weitergeben. Eine Übertragung auf die Ehemänner war zwar möglich, aber weniger wahrscheinlich.

In dem gefütterten großen Umschlag hatte mir die Mutter mehrere Hundertdollarnoten geschickt sowie ein tragbares Campingtöpfchen, eine Kugelschreiberattrappe mit einer Kamera und einem Aufzeichnungsgerät, ein Prepaid-Handy mit einem Guthaben auf einer Karte und einem Zettel, auf dem stand: „Du verstehst das wahrscheinlich nicht, aber du wirst diese Sachen eines Tages brauchen."

Als wir diesen Umschlag erhielten, haben David und ich uns darüber Sorgen gemacht. „Wir haben genug Geld auf der Bank. Warum brauchen wir zehn Hundertdollarscheine? Wir müssen das Geld dieser liebenswerten Mutter wieder zurückschicken." Ich rief die Frau an und machte ihr das Angebot, alles zurückzuschicken, aber sie lehnte dies ab. Mein Mann muss bei längeren Reisen häufig auf die Toilette, und so dachte ich, wir behalten zumindest einmal das tragbare Campingtöpfchen. Praktisch denkende Judy.

Ich steckte die Guthabenkarte in das Prepaid-Handy, brachte es zum Laufen und rief dann Frank an, von dem ich wusste, dass er zu dieser Zeit am frühen Morgen an seinem Schreibtisch in Frederick, Maryland, sein würde. Bevor er 2013 gezwungen wurde, in den Ruhestand zu gehen, hatte Frank insgesamt neununddreißig Jahre am National Cancer Institute verbracht. Ich erklärte ihm schnell, was passiert war, und fragte ihn um Rat.

„Du Dummkopf", sagte er. „Du hast ein Boot und lebst am Wasser. Sie können jemanden nicht aus dem Wasser herausholen. So kannst du aus deinem Haus entwischen."

Das war eine großartige Idee, und ich setzte diesen Plan schnell um.

Meine Stieftochter Elizabeth war zurzeit zu Besuch und schlief in unserem zweiten Schlafzimmer.

Abhängig von der Jahreszeit war sie entweder sechs oder sieben Jahre jünger als ich und wir sind ähnlich groß und haben eine ähnliche Haarfarbe. Es war ihr Geburtstag und wir wollten sie an dem Tag zum Mittagessen einladen. David ging in ihr Zimmer, weckte sie auf und bat sie, nach unten zu kommen.

Ich erklärte David und Elizabeth den Plan. „Ihr beide geht aus dem Haus und macht einen Spaziergang in der Nachbarschaft. Lasst uns herausfinden, was da vor sich geht."

„Ich will aber nicht spazieren gehen!", beklagte sich David.

„Ich auch nicht", fiel Elizabeth ein.

„Passt auf, es wird alles gut. Sie wollen mir nur irgendein Rechtsdokument übergeben. Lasst uns herausfinden, was los ist."

Die beiden machten sich fertig und verließen das Haus. Nachdem sie ein kurzes Stück gegangen waren, gingen drei Männer auf sie zu, darunter der eine, der an unsere Tür gehämmert hatte. „Judy Mikovits, wir überreichen Ihnen hiermit eine Anklage", sagte er und zog ein Papier heraus.

„Ich bin nicht Judy Mikovits", sagte Elizabeth und zog ihren Führerschein heraus, um ihn den Männern zu zeigen. „Das ist mein Vater und ich habe heute Geburtstag", sagte sie lachend und machte ihnen einen Strich durch die Rechnung. Nachdem sie kurz ihren Führerschein kontrolliert hatten, ließen sie sie gehen.

Als sie wieder nach Hause kamen, war mir klar, dass ich eingekesselt war. Das Wasser war der einzige Weg zu entkommen. „Elizabeth, ich möchte, dass du raus auf Deck gehst. Zeig dich ihnen. David, ich möchte, dass du die Baby Jonah für eine Bootsfahrt fertig machst."

David protestierte: „Ich möchte aber keine Bootsfahrt machen!"

„Du wirst deine Tochter zu einer Bootsfahrt mitnehmen, weil sie Geburtstag hat und wir versprochen haben, sie zum Essen einzuladen." Er willigte ein und ich wartete drinnen und achtete darauf, mich von den Fenstern fernzuhalten, durch die ich beobachtet werden konnte. Ich ging nach oben und packte einen kleinen Rucksack. Es war mittlerweile etwa elf Uhr vormittags. (Am Mittag würde Ebbe sein.)

Als David zurückkam und sagte, das Boot sei bereit, fragte ich ihn, was Elizabeth anhatte.

„Weiß ich nicht", antwortete er.

Das machte mich fertig. Angesichts dessen, was ich in den letzten Wochen erlebt hatte, dachte ich, die Situation müsste ihnen klarer sein.

David ging hinaus, kam zurück und sagte, sie hätte schwarze Yogahosen und ein dunkles T-Shirt an. Ich fand ein paar Kleidungsstücke, die ihren in etwa glichen, zusammen mit einem dunkelblauen T-Shirt, das mir von einer der Patientinnen geschenkt worden war und auf dem stand: „CSI. Can't Stand Idiots." [„CSI. Ich ertrage keine Idioten" – CSI ist die Abkürzung für „Crime Scene Investigation", eine US-amerikanische Fernsehserie, die die Arbeit der Tatortgruppe der Kriminalpolizei bei der Beweis- und Spurensicherung schildert.] Ein bisschen Humor muss sein, wenn man belagert wird, nicht wahr?

Ich hatte zwei identische Baseballkappen mit der Segelnummer des Bootes meiner Freundin und gab eine davon David, damit Elizabeth sie aufsetzen sollte, denn es war ein windiger Tag. „Pass auf, ich möchte, dass du Folgendes tust: Gib ihr die Kappe, geh für ein paar Minuten auf das Boot und lass den Motor an. Ruf Elizabeth und sag ihr, dass du mit ihr zum Mittagessen fahren willst. Sie wird sagen, es sei kalt und sie wolle nicht gehen. Dann musst du ihr sagen, sie soll reingehen und sich eine Jacke holen und dann zurückkommen. Das ist der Moment, in dem wir dann tauschen."

David schien zu begreifen, auch wenn er es für idiotisch hielt. Innerhalb von fünf Minuten war das dann alles passiert, und Elizabeth ging ins Haus. Ich sah mir an, was sie trug, und mit der Jacke, die ich anhatte, sahen wir uns ziemlich ähnlich. Ich wartete einige Momente, schnappte dann den Rucksack, ging aus der Hintertür hinaus ans Dock. Ich sprang auf das Boot, David machte die Leine los, und wir fuhren langsam den Kanal hinunter, am linken Uferdamm entlang.

Als wir zum Hauptkanal kamen, drückte David das Gaspedal runter. Er liebte es, mit diesem dreizehn Fuß langen Boston Whaler schnell über das Wasser zu fahren. Er sah mich an und sagte in diesem vorgetäuschten russischen Akzent, den er oft annahm: „Katarina, wir sind entkommen! Aber wir wissen nicht, wohin. Was sollen wir machen?"

„Ich habe eine Idee."

Ich rief meine liebe Freundin Robin an, die ein achtunddreißig Fuß großes Segelboot besitzt, das im Channel Island Harbor angedockt war. In dem Boot sind Schlafplätze für fünf Personen, und David und ich sind oft mit Robin und ihrem Mann Steve damit gesegelt. Ich sagte ihr, wir hätten ein Problem, und fragte sie, ob ich ein paar Tage auf dem Boot bleiben könne. Sie sagte „ja, natürlich“, und ich bat sie, ob sie uns ein paar Lebensmittel mitbringen könne.

„Und noch eins. Gibt es Wodka an Bord?“

„Es gibt immer Wodka an Bord“, antwortete sie.

Obwohl es immer noch Morgen war, wusste ich, dass ich in der kommenden Nacht schlecht schlafen würde.

David kannte den Weg zum Channel Islands Harbor (an der Küste Kaliforniens) und zu Robins Boot. Innerhalb von einer Viertelstunde war er an ihr Boot herangefahren. Ich gab ihm ein paar der Hundertdollarnoten aus meinem Umschlag, sodass er keine Kreditkarte benutzen musste. Zu diesem Zeitpunkt dachte ich, ich hätte es nur mit ein paar von Harvey Whittemores Wachposten aus der University of Nevada in Reno und privaten Sicherheitskräften zu tun, die entschlossen waren, mich einzuschüchtern. Wir mussten nur einen Anwalt finden, der sowohl in Kalifornien als auch in Nevada praktizieren durfte. Dann wäre ich sicher. Ich sagte David, er müsse Robins Boot meiden, bis er einen Anwalt gefunden hätte.

Nachdem wir auf das Boot gegangen waren, ging ich in eine der Kabinen hinunter und zog mein Prepaid-Handy heraus. Ich rief meine Freundin Jeanette, eine ME/CFS-Patientin, an. Sie und ihr Mann Ed sind beide Anwälte in San Francisco. Nachdem ich ihr erklärt hatte, was geschehen war, sagte sie, sie würde nach einem Anwalt vor Ort suchen, der meinen Fall übernehmen konnte.

Nachdem ich meinen Anruf mit Jeanette beendet hatte, machte ich einen Moment Pause, um Luft zu holen. Es war ein sehr windiger Tag, die Takelage am Mast schepperte, das Boot schaukelte langsam und ich hatte furchtbare Angst. Das ist nicht unbedingt eine Lage, in der sich eine Wissenschaftlerin mit mehr als fünfzig Veröffentlichungen wiederzufinden erwartet, insbesondere dann, wenn sie noch kürzlich ein Team geleitet hat, das eine bahnbrechende Publikation in der namhaftesten Fachzeitschrift der Welt herausgebracht hatte.

Während ich meine aufsteigende Panik zu bekämpfen versuchte, rief ich Frank an, um ihm zu sagen, dass ich sicher sei. Er war glücklich, das zu hören, aber er war mit einem weiteren dringenden Problem beschäftigt. Die Fachzeitschrift *Science* hatte ihn am Telefon unter Druck gesetzt, unseren gesamten Artikel, der im Oktober 2009 veröffentlicht worden war, zurückzuziehen, in dem die Isolation einer neuen Familie von humanen Retroviren und ihr Zusammenhang mit ME/CFS bewiesen wurde. Wir hatten gewusst, dass diese Schlacht kommen würde, und zwar aus vielen der Gründe, die ich zuvor erwähnt habe.

Wenn man es erlauben würde, dass unsere Daten weiter Bestand hätten, dann wäre das unvermeidliche Ergebnis eine gewaltige finanzielle Katastrophe für die Pharmaunternehmen der ganzen Welt wegen ihres nachlässigen Einsatzes von tierischen Zellkulturen in der Produktion von Impfstoffen und anderen biologischen Produkten. Wie jeder Anwalt für Strafrecht Ihnen bestätigen wird, dreht sich alles um Motiv und Gelegenheit.

Ich habe Ihnen gerade das Motiv genannt.

Lassen Sie mich etwas über die einzigartige Gelegenheit berichten, die durch XMRV geschaffen wurde.

Im März 2006 gaben Dr. Robert Silverman und sein Team von der sehr angesehenen Cleveland Clinic die Entdeckung von Nukleinsäuresequenzen in Gewebeproben von Männern mit Prostatakrebs bekannt, die mit denen von Mäuseleukämieviren verwandt waren. Sie nannten das Virus XMRV. Das Konzept, dass Viren zu Krebs prädisponieren, wird weithin unterstützt und begründet eines der aktivsten Forschungsgebiete in der Medizin.

Es gab nur ein Problem mit Silvermans Bericht über ein neues humanes Retrovirus, das aggressiven Prostatakrebs verursacht. Sie hatten das Virus niemals isoliert und gezeigt, dass es infektiös und übertragbar ist. Sie hatten nur ein paar Hundert Basenpaare des XMRV entdeckt, und aus diesen klonten sie dann im Labor die verbleibenden achttausend Basenpaare. Sie verwendeten dafür nur diese wenigen Hundert Basenpaaren der DNA, die sie aus den Biopsien gewonnen hatten.

Weil die Gewebeproben nur eine winzige Menge DNA enthielten, mussten Silverman und seine Kollegen das Virus aus verschiedenen Biopsien von verschiedenen Patienten zusammenstückeln, damit sie genügend DNA erhielten, um daraus eine vollständige Sequenz zusammenzubauen und einen infektiösen molekularen Klon zu erschaffen.

Eine weitere Ebene der Komplexität ist das, was wir als genetische Stabilität betrachten.

So gibt es beispielsweise zwischen Menschen und Schimpansen eine 99-prozentige Ähnlichkeit der Gene, aber die beiden Geschöpfe unterscheiden sich dramatisch. Das Reverse-Transkriptase-Enzym von Retroviren ist jedoch sehr fehleranfällig. Das führt zu großen genetischen Unterschieden bei dem Virus.

Retroviren mit bis zu 10 Prozent Variation in ihrem genetischen Code werden immer noch in die gleiche Familie von Retroviren eingeordnet, vielleicht ist es einfach nur ein anderer Stamm oder eine andere Klade (monophyletische Gruppe), genauso wie bei den Virusfamilien von HIV und HTLV.

Silverman und Kollegen nahmen also DNA von drei verschiedenen Biopsien und klebten sie auf Frankenstein-Art zusammen, um einen infektiösen molekularen Klon zu erhalten, den sie als XMRV bezeichneten. Tatsächlich waren wir aber die ersten, die ein natürliches XMRV von Menschen isolierten, was wir dann in *Science* berichteten. Silvermans zusammengeflicktes Frankenstein-Monsterklon-XMRV, das niemals in der Natur vorgekommen war, bekam die Bezeichnung VP62.

Silverman hatte uns bis zum Juni 2011 nicht erzählt, dass er diesen infektiösen molekularen Klon aus drei verschiedenen Biopsien erzeugt hatte. Er gab sein Geständnis gegenüber Frank erst ab, als die unausweichliche Schlussfolgerung aus all den Daten, die wir zwar noch nicht verstanden, die wir aber partout nicht aus dem *Science*-Artikel herausnehmen wollten, schließlich seinen Betrug offenlegte.

Ich betrachte Silvermans Weigerung, der Welt die Wahrheit darüber zu sagen, was er 2006 getan hatte, als Verbrechen größten Ausmaßes, und es hätte zu seinem Ausschluss aus der Wissenschaft führen sollen.

Das war kein Fehler.

Er hat einen wesentlichen Sachverhalt verheimlicht.

Sequenz und Wachstumseigenschaften des VP62 unterschieden sich dramatisch von unseren natürlich vorkommenden XMRV-Isolaten, die wir von ME/CFS-Patienten, von Krebspatienten und Kindern mit Autismus gewonnen hatten. Der Betrug war klar, da der Serologietest auf VP62, den Abbott entwickelt hatte und für den Millionen von Dollar in Silvermans Labor geflossen waren, keine einzige positive Probe entdeckte. Der serologische Test, den wir in *Science* publiziert hatten, hatte hingegen die meisten der unterschiedlichen Stämme aufgespürt.

Ein weiteres Beispiel war, dass VP62 sich mindestens fünfundzwanzig Mal so schnell replizierte wie natürliche Isolate von XMRV, von denen viele fehlerhaft waren, so wie bei den meisten Retroviren einschließlich HIV. Wenn VP62 also irgendwo in die Nähe eines Vertreters einer natürlichen XMRV-Infektion kam, würde es diesen wie eine invasive Art überwuchern.

Im Jahr 2011 entdeckten wir, dass sowohl VP62 als auch XMRV die Fähigkeit hatten zu aerosolisieren. Das heißt, sie konnten einfach durch die Luft treiben und sich überall niederlassen, wo der leichteste Luftzug sie auch hinwehen mochte. Den Hütern der korrupten Wissenschaft wurde klar, dass sie VP62 wie einen Mörder freigelassen hatten und dass der Klon die Beweise für natürliches XMRV zerstören konnte, wenn die beiden Proben am gleichen Standort untergebracht wurden.

Meine größte Sorge war, dass wohlmeinende Bemühungen, abgeschwächte Viren für Impfstoffe herzustellen, neue Probleme geschaffen hatten. Hatte die Wissenschaft die Frage gebührend in Betracht gezogen, ob eine Vermischung von menschlichem und tierischem Gewebe das unvermeidbare Risiko mit sich brachte, tierische Viren auf den Menschen zu übertragen? Oder dass diese tierischen Viren sich mit menschlichen Viren verbinden könnten, um neue Pathogene zu erzeugen?

Frank war sich dieser einfachen Tatsache sehr wohl bewusst, als wir im Sommer 2011 fieberhaft arbeiteten und unsere Proben überprüften, um zu zeigen, dass sie XMRVs enthielten und nicht Silvermans molekularen VP62-Klon. Wir haben das wiederholt bewiesen. Ich hatte am 22. September 2011 in Ottawa in Kanada eine wissenschaftliche Auseinandersetzung über dieses Thema mit John Coffin, der sich vom zuverlässigen Unterstützer zum erbittertsten Gegner gewandelt hat, und ging aus dieser Auseinandersetzung als klare Siegerin hervor. In meiner abschließenden Zusammenfassung fragte ich ihn: „Wie viele XMRVs haben wir erzeugt, John? Wie viele?" In dieser Debatte in einer Sitzung auf der zweijährlichen IACFS-Konferenz [International Association for Chronic Fatigue Syndrom/Myalgic Encephalomyelitis] sollte es eigentlich darum gehen, ob die wissenschaftliche Gemeinde einen diagnostischen Test zur Überprüfung der Blutkonserven hatte. Warum hatte *Science* darauf gedrängt, diesen betrügerischen Artikel schnell zu veröffentlichen, der sich gegen die Patienten richtete? Es war KEINE Studie über den Zusammenhang [von XMRV und ME/CFS]. Es gab nur fünfzehn Patienten in dieser Studie. Und abgesehen davon: Wie konnte man eine Assoziationsstudie mit einem Frankenstein-Virus durchführen, das in einem Labor zusammengebaut worden war und das nichts mit dem natürlichen Stamm des XMRV zu tun hatte, das wir isoliert hatten?

Wenn diese Befürchtungen sich bewahrheiteten, würde die Wissenschaft dann aufstehen und den Fehler zugeben? Ich befürchtete, Forscher wie Coffin wären nicht willens, für Aufruhr zu sorgen. Sie wollten nicht diejenigen sein, die aufstanden und sagten, die Wissenschaft habe einen schrecklichen Fehler gemacht und möglicherweise Millionen von Menschen geschädigt.

Es konnte doch nicht zugelassen werden, dass diese Ungerechtigkeit weiterging.

Wer war ich denn, eine Wissenschaftlerin mittleren Alters an einem neu gegründeten Institut in Nevada, um dem „Old-Boys"-Netzwerk in der Wissenschaft zu erzählen, dass ihre Vorgänger einen fürchterlichen Fehler gemacht hatten?

Und ich forderte auch noch, dass dies nun ein Ende haben müsse. Ich lehnte es ab, die Veröffentlichung zurückzuziehen, weil die Daten alles bewiesen, was ich sagte. Bis zum heutigen Tag bleiben sie richtig und wahr.

Bis zum Sonntag, dem 13. November, hatte David einen Anwalt gefunden, und ich fühlte mich sicher genug, aus meinem Versteck herauszukommen, in mein Haus zurückzukehren und am Nachmittag zum Gottesdienst zu gehen.

Am folgenden Freitagnachmittag, als wir von einem Spaziergang am Strand zurückkamen, fielen drei Polizeiwagen über mein Zuhause her. Ich wurde verhaftet, ins Gefängnis gebracht und dort ohne die Möglichkeit, auf Kaution freizukommen, fünf Tage festgehalten. Die Polizei durchsuchte mein Haus von oben bis unten, hinterließ überall verstreute Papiere und behauptete, ich hätte die Notizbücher entwendet, die aufzubewahren meine Pflicht als Leiterin von zwei von der Regierung finanzierten Forschungsprojekten war.

Sie fanden die Notizbücher bei dieser Durchsuchung nicht.

Am gleichen Tag überfiel die Polizei das Haus meiner Freundin Lilly und zwang sie, für mehrere Stunden auf einem Stuhl sitzen zu bleiben während sie ihr Haus durchsuchten. Die einzige Erklärung, die ich für diese Aktion habe, ist die, dass ich meine Antwort auf die Zivilklage der Whittemores von ihrem Haus aus gefaxt hatte. Es wurden keine Notizbücher gefunden. Sie waren nicht dort. Sie waren es auch niemals gewesen. Ich hatte sie am 29. September 2011 in meinem Büro gelassen. Ich glaube, die

Whittemores wussten das und hatten die Ereignisse dieses Tages inszeniert, um ihre Verbrechen zu verdecken. Den in meiner wissenschaftlichen Debatte mit John Coffin beschriebenen Verbrechen wurde in einem Artikel ein Denkmal gesetzt, der von *Science* am 30. September 2011 veröffentlicht wurde – dem Tag nach meiner Entlassung. Der Artikel, geschrieben von Jon Cohen, endete mit „sie hofft, die vollständigen Sequenzen ihrer neuen Viren in einigen Wochen zu haben".[1] Deshalb musste ich gefeuert werden, und als ich mit meinen Nachforschungen nicht aufhören wollte, setzten sie ihre Drohung, meine berufliche Laufbahn zu zerstören, in die Tat um.

In der Zeit, als ich im Gefängnis saß, brachte die mächtige Familie Whittemore aus Nevada, die meine Inhaftierung und Bedrohung geschickt in die Wege geleitet hatte, David dazu, überall herumzurennen in dem Versuch, meine Kautionssperre aufzuheben. Trotz der gründlichen Durchsuchung meines Wohnsitzes tauchten die fraglichen Notizbücher am Montagabend plötzlich in meinem Haus auf, in einer Tasche aus meiner Bleibe in Reno, wo ich im späten September 2011 gefeuert worden war. Erst jetzt kann ich wohl das tatsächliche Ausmaß der Verzweiflung meiner früheren Arbeitgeber, der Whittemores, richtig einschätzen. Sie feuerten mich am 29. September und verschlossen sofort mein Labor und meine beiden Büros. Ich hatte Harvey Whittemore im späten August 2011 gezeigt, was meiner Meinung nach die korrekten Sequenzen des XMRV waren. Frank hatte diese Informationen auch. Mir den Zugang zu meinen Notizbüchern zu nehmen, wie es seit meiner Entlassung geschah, verhindert, dass ich an die Informationen herankomme, die ich brauche, um mich zu verteidigen.

Es gibt nur zwei Möglichkeiten.

Die erste Möglichkeit ist, dass ich lüge und dass die Polizei unfähig war, als sie mein Haus während meiner Inhaftierung durchsuchte.

Die zweite Möglichkeit ist, dass ich die Wahrheit sage.

Hier ein paar Fakten, die Sie in Betracht ziehen mögen.

Gegen mich sind niemals irgendwelche Anklagen vor irgendeinem Gericht erhoben worden, noch gab es je irgendeine Gerichtsverhandlung. Ich gehöre nicht zu jenen Gangstern, die sagen, sie seien nie verurteilt worden, die aber etliche Prozesse durchlaufen haben, in denen Staatsanwälte ihr Bestes gaben, um den Angeklagten zu überführen. Tatsächlich hat kein Staatsanwalt sich jemals mit den Fakten dieses Falls befasst. David wurde von Harvey Whittemore am Telefon gesagt, wenn er die Notizbücher nicht finden würde, dann würde ich über die Feiertage von Thanksgiving im Gefängnis bleiben. Als David sie fein säuberlich verpackt in dieser leinenen Strandtasche fand und verzweifelt weit nach Mitternacht ins Gefängnis brachte, verstand keiner, wovon er sprach. Sie haben ihn zu den Polizisten zurückgeschickt, die mich verhaftet hatten.

Die Kette dieser Ereignisse wurde in der Klage gegen Harvey Whittemore und andere beschrieben, die ich entsprechend dem Racketeer Influenced and Corrupt Organizations Act (RICO) [Gesetz gegen Schutzgelderpressung und korrupte Organisationen] und dem False Claims Act [Gesetz gegen unberechtigte Ansprüche] am 27. Juli 2015 (ursprünglich am 17. November 2014) eingereicht habe:

> Am 21. November 2011 erhielt der Ehemann der Klägerin einen Anruf von einem Vertreter von HW [Harvey Whittemore], AW [Annette Whittemore], Kinne [Carli West Kinne], Lombardi [Vince Lombardi] und Hillerby [Mike Hillerby], um die Tatsache zu besprechen, dass die Klägerin wahrscheinlich über den Feiertag Thanksgiving im Gefängnis bleiben würde, der in zwei Tagen sein würde, es sei denn, David würde die Notizbücher zurückgeben.
>
> Da er die gesamte Arbeit des Aufräumens aller Materialien, Kleidung, Bücher, Papiere und anderer Besitztümer, die im Haus von den Polizisten der UNRPD [Polizei der University of Reno] in der illegal und ohne Durchsuchungsbefehl durchgeführten Durchsuchung herumgestreut worden waren, bereits fast vollständig erledigt hatte, versicherte der Ehemann der Klägerin dem Vertreter von HW, AW, Kinne, Lombardi und Hillerby, dass er durch das ganze Haus gegangen sei und dass die Notizbücher nicht da waren. Er versicherte dem Vertreter, dass wenn die Klägerin die Notizbücher hätte, dann weder sie noch er Kenntnis davon hätten und dass sie nicht im Haus seien.
>
> Darauf erwiderte der Vertreter von HW, AW, Kinne, Lombardi und Hillerby dem Ehemann der Klägerin: „David, hör mir genau zu. Du HAST sie. Das sage ich dir. Jetzt geh und finde sie und bringe sie zurück, um Judy aus dem Gefängnis zu kriegen.“
>
> Die Männer legten auf und der Ehemann saß in völliger Ratlosigkeit über das gesamte Gespräch da, denn er wusste, dass er das ganze Haus durchkämmt hatte, als er die Dinge wieder in Schubladen, Schränke, Regale und auf Tische zurücksortiert hatte.
>
> Am darauffolgenden Morgen wachte der Ehemann der Klägerin auf und nahm seine Suche wieder auf und suchte nach Orten, an denen die Klägerin die Notizbücher verborgen haben könnte. Währenddessen spielte er in

> Gedanken das Gespräch mit dem Vertreter von HW, AW, Kinne, Lombardi und Hillerby im Geiste immer wieder durch.
>
> Als der Ehemann der Klägerin begann, die Schränke, Bücherregale und Schubladen nach den Notizbüchern zu durchsuchen, von denen der Vertreter von HW, AW, Kinne, Lombardi und Hillerby behauptete, sie wären im Haus, fand er nichts. Als er immer wieder an seinem Verstand zweifelte, während er die gleiche Suche, die er und auch die Polizei zuvor durchgeführt hatten, fortsetzte und irgendwie ein anderes Ergebnis erwartete oder erhoffte, war er bald niedergeschlagen. Er fürchtete, dass Thanksgiving der einsamste Tag in seinem Leben werden würde.
>
> Während er in einem Schrank in einem der Gästezimmer suchte, entdeckte der Ehemann der Klägerin eine Leinenstrandtasche mit der seitlich eingestickten Inschrift JAM [für Judy Anne Mikovits?], die er zuvor nicht gesehen hatte und die nicht als Teil der Durchsuchung inventarisiert worden war. Noch verdächtiger war die Tatsache, dass die Tasche ganz vorne in der Mitte des Schranks lag, als ob sie der letzte Gegenstand sei, den man in den Schrank gelegt hatte. In der Tasche befanden sich die Notizbücher der Klägerin.
>
> Die Notizbücher waren entweder von dem Vertreter von HW, AW, Kinne, Lombardi und Hillerby oder von anderen Repräsentanten von HW, AW, Kinne, Lombardi und Hillerby in den Schrank hineingeschmuggelt worden.[2]

Ich hatte diese Notizbücher nicht, und auch nicht diese Leinenstrandtasche. Diese Notizbücher waren am 29. September 2011 von meinem Forschungsassistenten Max Pfost in Sicherheit gebracht worden, da er den Verdacht hatte, dass die Whittemores versuchen würden, einen nicht validierten Test zu verkaufen. Und dann tauchte diese Leinenstrandtasche in meiner Bleibe in Reno, Nevada, auf. Ich glaube, dass Max gezwungen wurde, die Notizbücher an Harvey Whittemore zu übergeben. Der entschied dann, sie als Versuch zu nutzen, mich hereinzulegen und mir etwas in die Schuhe zu schieben, indem er behauptete, ich hätte sie gestohlen. Ich glaube, dass er sie in meinem Haus deponierte, während ich im Gefängnis saß und mein Ehemann auf der Suche nach einem Anwalt überall herumrannte. Harvey oder irgendjemand, der mit ihm in Verbindung stand, musste in meine Bleibe in Reno gegangen sein und diese Tasche genommen haben, um die Notizbücher in diesen Schrank zu schmuggeln.

Ich erschien am späten Dienstagnachmittag vor dem Richter von Ventura County, als Jon Cohen von *Science* dort wartete und beim Gericht beantragte, ein Foto von mir in meiner orangefarbenen Gefängniskleidung mit gefesselten Händen und Füßen zu machen. Dankenswerterweise lehnte der Richter das ab. Aber das hielt Jon Cohen nicht davon ab, allen Wissenschaftlern eine Botschaft zu übermitteln, was für ein Schicksal auf sie wartete, würden sie den gleichen Weg gehen und Retroviren und ME/CFS untersuchen.

Ich wurde unter Androhung einer Inhaftierung gezwungen, nach Nevada zurückzukehren, wo ein Polizeifoto von mir gemacht wurde. Jon Cohen veröffentlichte dieses in einem skandalösen Artikel in *Science*, um mich in den Augen der wissenschaftlichen Gemeinde und der ganzen Welt zu diskreditieren. *Science* hat sein Ziel erreicht und hatte die Mittel, um das Zurückziehen unserer Publikation zu erzwingen. Meine wissenschaftliche Laufbahn war zerstört.

Die Ersparnisse meines ganzen Lebens auf der Bank?

Verloren.

Unsere Häuser?

Verloren.

Wir haben alles für Anwälte ausgegeben, die versuchten, gegen die Verletzung meiner Grundrechte und die Falschbehauptungen vorzugehen, und um diese Pest zu beenden, die in jedes Dorf und in jede Stadt dieses Landes eingedrungen ist.

Obwohl wir all das Geld ausgegeben haben, ohne Gerechtigkeit zu erfahren, war ich gezwungen, Privatinsolvenz anzumelden. Nicht weil ich das Geld nicht gehabt hätte. Meine Anwälte glaubten, dass „neue" Beweise gegen mich gefunden würden, wenn ich in Nevada bei einem Prozess aufgetaucht wäre. Und dass ich dann in einem Gefängnis in Nevada enden und möglicherweise unter mysteriösen Umständen zu Tode kommen würde.

„Ich muss keine Privatinsolvenz anmelden", sagte ich. „Ich habe eine einwandfreie Kreditwürdigkeit. Ich werde meine Häuser verkaufen und meine siebenundneunzig Zeugen nach Reno zu der Schadensersatzverhandlung mitnehmen. Ich werde nicht nur beweisen, dass meine Forschung korrekt war, sondern auch, dass gegen diese Patientenpopulation Verbrechen begangen wurden."

Dennis Jones, mein Anwalt für diesen Zivilprozess, blieb hart. „Ich werde dir sagen, was passiert, wenn du das machst. Sobald du das Gerichtsgebäude in Reno betrittst, wirst du sofort vom Bezirksstaatsanwalt verhaftet, der behaupten wird, es gebe neue Beweise gegen dich."

„Das ist lächerlich", antwortete ich. „Es gibt keine Beweise."

Dennis beugte sich vor und sagte kühl: „Es gab doch von Anfang an keine Beweise, nicht wahr?"

Tränen schossen mir in die Augen. Es war das einzige Mal, dass ich während dieses ganzen Martyriums geweint habe. Ich wusste, es hatte meinen Mann beinahe umgebracht, als ich das erste Mal ins Gefängnis geworfen wurde. Dieses Mal würde es ihn sicher ganz umbringen.

Ich erklärte Privatinsolvenz. Ich glaube, ich habe durch diese Maßnahme das Leben meines Mannes gerettet. Es war eine strategische Niederlage. Ich wollte das nicht tun. Man muss jedoch manchmal eine Schlacht verlieren, um den Krieg zu gewinnen.

Ich habe meinen Kampf fortgesetzt.

Ich habe viele Stunden mit FBI-Agenten verbracht und ihnen über die Korruption in der Wissenschaft berichtet, die meiner Meinung nach an der University of Nevada, Reno, den NIH [National Institutes of Health], den CDC [Centers for Disease Control and Prevention], der FDA [Food and Drug Administration] und unter den Funktionären unserer National Academy of Science herrschte. Im Herbst 2018 bekam ich die Nachricht, dass der Whistleblower-Prozess nach dem Racketeer Influenced and Corrupt Organizations Act (RICO) und dem False Claims Act, der drei Jahre unter Verschluss gewesen war, nicht länger unter Verschluss sei und ich die Zustellung an den Beklagten vornehmen könne.

Ich stellte einen Antrag auf Klarstellung. Welchem Beklagten sollte ich etwas zustellen? Am 11. April 2019 reichte ich eine schriftliche, beeidete Aussage zu strafrechtlich relevanter Erpressung und Behinderung der Justiz ein.

Bis zum heutigen Zeitpunkt habe ich auf keines dieser Schreiben eine Antwort bekommen. Ich bezweifle, ob es auf dieser Erde jemals Gerechtigkeit geben wird. Die Vereinigten Staaten haben jegliche Treuepflicht sowohl gegenüber Jeffersons als auch gegenüber Hamiltons Prinzipien preisgegeben. Ich denke oft an Clint Eastwoods Spruch in dem Film *Unforgiven*, als der Sheriff um sein Leben bittet und sagt, er habe das nicht verdient. Eastwood antwortet: „Verdienen hat damit gar nichts zu tun."

Kent sagt mir, dass die Freiheit, ein Buch zu veröffentlichen und unsere Sicht der Geschichte darzustellen, vielleicht die letzte tatsächliche Freiheit ist, die es in diesem Land noch gibt. Vielleicht hat er recht. Die Gerichte sind korrupt, die Medien, die Politiker, die Wissenschaftler und Ärzte sind gekauft oder durch Einschüchterung zum Schweigen gebracht.

Das reicht in etwa aus, um eine ehrliche Wissenschaftlerin zu einer Geächteten zu machen.

KAPITEL 2

Eine Rebellin von Anfang an

Ich war im Büro meines Chefs Russ und wir hatten eines unserer regelmäßigen Treffen. Als ich vor seinem Schreibtisch stand und mein Laborbuch fest umklammerte, sagte er etwas, das ich nie vergessen werde. „Du hast eine moralische, gesetzliche und ethische Pflicht, genau das zu tun, was ich dir sage."

Es war im Sommer 1987, ich war neunundzwanzig Jahre alt und arbeitete bei Upjohn Pharmaceuticals in Kalamazoo im Bundesstaat Michigan. Im Jahr zuvor hatte ich bei Upjohn eine Stelle als Laborantin in der Qualitätskontrolle angenommen, nachdem ich meinen Job am Fort Detrick in Maryland verlassen musste, da dort die Abteilung für Biological Response Modifiers [Biologische Immunmodulatoren] aufgelöst worden war. Als Russ diese Aussage machte, wusste ich es noch nicht, aber meine Karriere bei Upjohn würde bald beendet sein.

Wo ist der geeignete Ort für die Wissenschaft?

Diese Frage habe ich mir in den Jahrzehnten meiner Arbeit in der Forschung immer wieder gestellt. War ein solcher Ort die staatlich geförderte Wissenschaft, die eigentlich frei von Einseitigkeit oder politischer Einflussnahme sein sollte? Oder gab es einen solchen Ort in der Industrie, die, gestützt vom Gewinnstreben, beträchtliche Gelder in Fortschritte steckt, die das Potenzial haben, das Leben der Menschen zu verändern? Ich bin zu der Ansicht gekommen, dass beide, staatlich geförderte und von der Industrie finanzierte Wissenschaft, das Potenzial haben, etwas außerordentlich Gutes zu erreichen. Aber beide können auch leicht auf die schiefe

Bahn geraten, wenn es denjenigen, die Verantwortung tragen, an Integrität mangelt. Integrität ist eine Eigenschaft, die in dem Maße seltener zu werden scheint, wie jemand die Karriereleiter aufsteigt – ob in der Industrie oder in der staatlich geförderten Wissenschaft.

Ich schreibe dieses Buch in der Hoffnung, dass die Wissenschaft auf ihre ursprünglichen Prinzipien zurückgeführt werden kann.

Seitdem ich als Zehnjährige hilflos zusehen musste, wie mein geliebter Großvater langsam an Lungenkrebs dahinsiechte, wollte ich Ärztin werden. Wir hörten uns immer gemeinsam Baseballspiele an, und er entfachte meine lebenslange Begeisterung für Sport. Als ich 1980 kurz vor meinem Abschluss an der University of Virginia stand, las ich eine Titelgeschichte in *Time* über Interferon, das zu dieser Zeit als möglicher Durchbruch in der Krebsbehandlung propagiert wurde. Später in diesem Jahr bekam ich einen Job als Laborantin am National Cancer Institute in Frederick in Maryland, und damit begann meine berufliche Laufbahn in der Wissenschaft. Und was war meine Aufgabe dort? Interferon-alpha purifizieren.

Das Programm, das ich am National Cancer Institute am meisten mochte, war das Biological Response Modifiers Program am Fort Detrick, bei dem ein interdisziplinäres Team von Wissenschaftlern, Pflegekräften mit akademischer Weiterbildung und Laboranten wie mir zusammenarbeitete. In dieser Zeit arbeiteten wir an adoptiven Zelltransfers für AIDS-Patienten und versuchten zu verstehen, wie Interferon-alpha helfen könnte oder ob Immunmarker wie IL-2 und andere Zytokine die Hinweise liefern könnten, die wir brauchten, um ihr Leben zu retten.

Es war auch eine turbulente Zeit, da eine Kontroverse darüber hochkochte, ob Dr. Robert Gallo, der meistzitierte Wissenschaftler der 1980er- und 1990er-Jahre, versucht hatte, die Lorbeeren für die Entdeckung des HIV für sich zu reklamieren, oder ob dieses Verdienst dem französischen Wissenschaftler Luc Montagnier anzurechnen sei.

War es ein versuchter Diebstahl oder einfach nur ein ehrlicher Fehler?

Montagnier würde schließlich 2008 den Nobelpreis für die Entdeckung des HIV erhalten, und Gallos Name würde auffallend fehlen. Ich entwickelte eine geharnischte Meinung über Gallo und darüber, was Wissenschaftler wie er dem Berufsstand antaten.

Im Jahr 1986 entschied die Regierung in ihrer unendlichen Weisheit, das Biological Response Modifiers Program zu streichen. Ich musste mir im

Institut eine neue Arbeitsstelle suchen. Zu dieser Zeit beobachtete ich auch, wie ein leitender Forscher einen jungen japanischen Postdoc anwies, bei einem Experiment die Daten zu verändern. Der Postdoc war von dieser Anweisung sichtlich aufgewühlt. Kurz nach dieser Unterredung beging er Selbstmord, indem er Natriumazid trank, ein weißes Salz, das die Elektronentransportkette ausschaltet, was dann zum Ersticken und zum Tod führt. Ich ging zum Leiter des Programms (Franks Boss) und berichtete ihm, was ich beobachtet hatte. „Ich weiß, warum er sich umgebracht hat", sagte ich. Meinen Boss interessierte das nicht. Der leitende Forscher bekam seine Ergebnisse. Der junge japanische Postdoc wurde als jemand abgeschrieben, der unter psychischen Problemen litt. Er hinterließ seine Frau und zwei kleine Kinder.

Später an diesem Tag erhielt ich noch einen Anruf von einem meiner früheren Kollegen, der bei Upjohn arbeitete. „Judy, wir haben hier einen Job für dich, du wirst ihn wirklich mögen." Ich war in Michigan geboren und war damit aufgewachsen, unser Baseball-Team Detroit Tigers anzufeuern. Michigan war Heimat. Und die Bezahlung war um einiges besser als bei der Regierung.

„Ich bin schon da", sagte ich.

* * *

Bei Upjohn war ich so etwas wie ein komischer Kauz, aber nicht aus den Gründen, die Sie vielleicht vermuten würden.

Die meiste Zeit, in der ich am National Cancer Institute war, arbeitete ich für Frank und wir beide hatten eine natürliche Zuneigung und einen gemeinsamen Zugang zur Wissenschaft. Frank und mir machte es nichts aus, um vier oder fünf Uhr morgens zur Arbeit zu kommen und unsere Experimente aufzubauen, um dann bis sechs Uhr abends zu arbeiten.

Die Wissenschaft war das, was wir liebten.

In der Industrie wird so nicht gearbeitet. Bei Upjohn kamen die Forscher morgens so gegen halb neun, arbeiteten bis viertel vor zehn, machten eine Viertelstunde Pause und arbeiteten bis kurz vor Mittag, machten sich dann zu einem etwa halbstündigen Mittagessen auf, legten um zwei Uhr eine weitere Pause ein und gingen dann für den Rest des Tages wieder an die Arbeit. Im Sommer machten wir um halb vier Feierabend. Die Firma hatte einige interne Sportteams, ich spielte bei den Softballteams, beim Fußball und im

Winter beim Eishockey mit. Ich muss über meine Behauptung lachen, ich hätte Fußball gespielt, denn ich habe den Ball fast nie berührt.

Unser Fußballtrainer war ein großer, gut aussehender dunkelhäutiger Mann namens Wayne, der die Personalabteilung leitete. Ich bin damals viel gelaufen und Fahrrad gefahren, und ich hatte eine ziemliche Ausdauer. Ich hatte nie Fußball gespielt und hatte keine gute Koordination, aber ich war zäh. Wayne erkannte das und setzte mich zur Deckung der besten Offensivspieler ein. Ich klebte an ihnen wie Superkleber, und sie schrien dann frustriert: „Geh weg von mir! Geh weg von mir!"

Wir haben die Spiele einfach nur deshalb gewonnen, weil ich ihre besten Spieler daran hinderte, an den Ball zu gelangen.

Es war Wayne, der mich als Erster darauf hinwies, dass meine Arbeitsethik ein Problem bei der Belegschaft auslösen würde. Ich kam immer drei bis vier Stunden vor meinem Boss Russ, der um neun Uhr auftauchte. Neun Uhr morgens war für mich wie mitten am Tag. Wir untersuchten ein kürzlich auf den Markt gekommenes Wachstumshormon für Rinder. Viele andere Pharmaunternehmen vermarkteten ein ähnliches Produkt. Der Anspruch war, dass das Hormon die Milchproduktion ohne Nebenwirkungen für die Rinder erhöhte. Ich dachte, das sei eine großartige Idee, aber Upjohn hatte keine biologische Abteilung, in der die Auswirkungen des Produkts auf Zelllinien hätten untersucht werden können. Sie hatten eine Reihe ausgezeichneter Chemiker und machten hervorragende Arbeit mit ihrer Hochleistungsflüssigkeitschromatografie sowie ihrem Massenspektrometer, aber sie hatten eigentlich keine Forscher, die über viel Erfahrung in Biologie verfügten. Das war einer der Gründe, warum ich für Upjohn so attraktiv war. Ein Teil meiner Arbeit, die ich bereits so früh am Morgen erledigte, war es, die gleiche Art biologischer Assays zu entwerfen wie am National Cancer Institute.

„Warum ist das ein Problem?" fragte ich Wayne, als er mir sagte, es gebe Unruhe, weil ich so früh morgens kam.

„Die Leute wissen nicht, was du da machst", antwortete er.

„Ich arbeite."

„Du musst den Leuten sagen, was du machst", sagte Wayne. Er dachte einen Moment nach. „Wie wär's, wenn du regelmäßig zu Russ gehst?"

„Mr. Persönlichkeit?" Russ war ein kleiner Kerl, und ich glaube nicht, dass ich ihn jemals habe lächeln oder lachen sehen. Er redete auch nicht viel.

Er war nur ein paar Jahre älter als ich und hatte kürzlich seinen Doktortitel erhalten. Er hatte einen rötlichen Bart und Schnauzer, trug eine Brille und seine Lippen schienen oft zusammengekniffen. Wenn man mit ihm sprach, neigte er dazu, wegzuschauen. Jawohl, er war wirklich ein geselliger Mensch.

Ich ging und fragte Russ, ob es in Ordnung für ihn sei, wenn ich so früh zur Arbeit käme. Er sagte, das sei in Ordnung. Ich fragte ihn auch, ob wir uns ein paar Mal in der Woche treffen könnten, sodass ich ihn über meine Arbeit auf dem Laufenden halten könnte. Er war damit einverstanden, zeigte aber keine sichtbare emotionale Regung.

Jedoch kam ein anderes Problem bei Upjohn auf, das mich aus meiner Arbeit für Russ herauszog und unsere unvermeidliche Konfrontation über das Rinderwachstumshormon hinauszögerte.

* * *

Das Produkt wurde als ATGAM bezeichnet, ein Medikament für Transplantierte. Es wurde aus menschlichem Blut gewonnen. Aber wir schrieben das Jahr 1986 und die AIDS-Epidemie war in vollem Gange. Jedes Jahr infizierten sich Hunderttausende Amerikaner, und es kam zu einer Seuche von langsamem Dahinsiechen, wie man sie in den Vereinigten Staaten seit Jahrzehnten nicht gesehen hatte. HIV war ein durch Blut übertragener Krankheitserreger, und es war bestätigt worden, dass das Virus von einem Menschen auf den anderen durch ungeschützten Sex, die gemeinsame Nutzung von Injektionsnadeln sowie durch Bluttransfusionen übertragen werden konnte. Niemand wusste, ob es den Herstellungsprozess für ein Produkt wie ATGAM überleben würde, das aus menschlichem Blut gewonnen wurde.

Die „offizielle“ Linie der Regierung besagte, dass HIV es noch nicht bis Michigan geschafft hatte und auf Orte wie New York City und San Francisco begrenzt war.

Es gereicht Upjohn zur Ehre, dass sie diese Ansicht nicht teilten.

Hier war man besorgt über die Möglichkeit, dass das Blut zur Herstellung ihres Produkts, das sie von den Einwohnern Michigans bekamen, HIV enthalten könnte. Der Friseur, den ich mir suchte, als ich in Michigan ankam, erzählte mir, er sei HIV-positiv und würde am Ende an AIDS sterben.

Da ich vom National Cancer Institute kam, hatte ich das entsprechende Hintergrundwissen zur Beantwortung der Frage, ob der Herstellungsprozess jegliches HIV abtöten würde, sodass es nicht in das Endprodukt gelangen würde. Ich habe mich schnell mit einem Wissenschaftler namens Bob ausgetauscht, ein großartiger Mann, der eine andere Abteilung bei Upjohn leitete. Er hatte einen genialen Verstand, war Opernsänger und es war einfach eine wahre Freude, mit ihm zusammenzuarbeiten.

Ich sagte ihm, dass wir, um herauszufinden, ob unser Produkt sicher war, nur das rohe Blutprodukt mit HIV-Proben versetzen mussten, die wir vom National Cancer Institute bekommen könnten. Dann würden wir nach jeder Stufe des Produktionsprozesses überprüfen, ob es zumindest eine Verminderung des Virusvorkommens um den Faktor 10^6 gab. Er war der Meinung, dies sei eine großartige Idee, und stimmte schnell zu.

Ich bekam Schwierigkeiten, als ich mit dem National Cancer Institute Kontakt aufnahm und fragte, ob man uns ein paar HIV-Proben an das Upjohn-Werk in Kalamazoo schicken könnte. Da offiziell noch nicht anerkannt war, dass es HIV in Michigan gab, konnte ich keinerlei Proben in den Bundesstaat liefern lassen. Wollte ich etwa für immer als die Frau bekannt sein, die HIV nach Michigan brachte?

Bob dachte sich eine geniale, wenn auch unkonventionelle Lösung aus. Upjohn hatte einen Learjet, den sie oft einsetzten, um ihre Führungskräfte und Wissenschaftler nach Washington, D. C., und zurück zu fliegen, um dort ihre Produkte mit Beamten der Food and Drug Administration zu besprechen.

Da könne ich doch mitfliegen, um meine Experimente direkt am National Cancer Institute durchzuführen.

Frank würde mich bei der Arbeit unterstützen, denn ich war ja immer noch nur eine kleine Laborantin. (Armer Frank! Wie ein falscher Fünfziger tauchte ich ständig wieder auf!) Am Montagmorgen stieg ich dann oft mit einem Rucksack über der Schulter in den Learjet von Upjohn, flog zum Washington (Reagan) National Airport, um dann mit meinem Mietauto zum National Cancer Institute in Frederick, Maryland, zu fahren. Dort führte ich Experimente durch oder nahm an Besprechungen teil. Manchmal flog ich am selben Tag nach Kalamazoo zurück, manchmal blieb ich bis zum Ende der Woche und flog erst Freitagnacht zurück. Wenn ich länger bleiben konnte, hatte ich Zeit, etwas mit meinen früheren Kollegen zu unternehmen oder meine Mutter und meinen Stiefvater Ken zu besuchen.

Ich muss auch den etwas heimlichen Charakter meiner Flüge nach Washington ansprechen.

Da war ich, eine achtundzwanzigjährige junge Frau, die mit den obersten Führungskräften von Upjohn in einen Learjet einstieg und die nicht wirklich in der Lage war, mit ihren Kollegen über das zu sprechen, was sie tat. Ich trage meist sportliche Kleidung und Jeans und habe oft eine Baseballkappe auf, und da saß ich dann in einem kleinen Learjet mit den Topmanagern der Firma. Selbst in dem jungen Alter war ich schon eine ziemlich gute Gesprächspartnerin, und bald hatte ich ein freundschaftliches Verhältnis mit einer ganzen Reihe der Mächtigen von Upjohn.

Es war schön, wieder mit Frank zusammenzuarbeiten. Innerhalb einiger Wochen hatten wir alle Experimente aufgebaut und waren mittendrin in unseren Untersuchungen. Es war sicher hilfreich, dass unsere Tests ergaben, dass Upjohns Herstellungsprozess HIV zuverlässig aus potenziell kontaminiertem Blut entfernte. Ich schlug ein paar geringfügige Veränderungen vor wie etwa die Erhöhung der Temperatur bei einigen Prozessen, um eine weitere Sicherheitsebene hinzuzufügen, aber der Herstellungsprozess war bereits sicher.

Bereits innerhalb der ersten Monate bei Upjohn hatte ich mich als kreative Forscherin profiliert, mich unter die Topmanager gemischt und eine lebenslange Freundschaft mit Bob begonnen. (Jahre später, 1992, luden Frank und ich Bob dazu ein, einen Vortrag bei einer von Frank geleiteten Konferenz in Genua in Italien zu halten, da Upjohn einiges an hervorragender Arbeit auf dem Gebiet der HIV-Forschung geleistet hatte.) Außerdem hatte ich viel Spaß, in den firmeneigenen Sportteams mitzuspielen. Und das alles noch ohne einen Doktortitel.

Aber es wurde Zeit, zu der Arbeit zurückzukehren, für die sie mich eingestellt hatten: Die Qualitätskontrolle und den Aufbau einer Abteilung für biologische Qualitätskontrolle mit Zelllinien, um ihre genveränderten biologischen Produkte zu testen und die Sicherheitsanforderungen für ihr Rinderwachstumshormon zu untersuchen.

* * *

Zu dieser Zeit dachte ich, es sei eine großartige Idee, ein Rinderwachstumshormon einzusetzen, um die Milchproduktion zu erhöhen und den Rindern zu schnellerem Wachstum zu verhelfen.

Mein Job bestand darin nachzuprüfen, ob dies sicher war.

Die Behauptung lautete, das Rinderwachstumshormon habe keine Auswirkungen auf menschliche Zellen. Meine Arbeit als Qualitätskontrolleurin bestand darin nachzuprüfen, ob das stimmte oder nicht.

Ich baute die Experimente auf, benutzte etliche verschiedene Zelllinien, fügte das Rinderwachstumshormon hinzu und wartete ab, um zu sehen, was passierte.

Die Behauptung, das Rinderwachstumshormon hätte keine Auswirkungen auf die Zellen, stellte sich als falsch heraus.

Eine der ersten Beobachtungen, die ich bei den Zellkulturen machte, war, dass das Rinderwachstumshormon die Morphologie (das Erscheinungsbild) der Adipozyten – allgemein als Fettzellen bekannt – veränderte. Einfach ausgedrückt veränderten die Fettzellen ihr Aussehen und sahen nicht mehr wie gesunde Fettzellen aus. Als ich überprüfte, ob die Fettzellen die typischen Moleküle einer gesunden Fettzelle produzierten, was unter anderem Auswirkungen auf die Kommunikation mit anderen Zellen hat, fand ich außerdem heraus, dass es erhebliche Unterschiede gab. Die Fettzellen, die mit dem Rinderwachstumshormon behandelt worden waren, produzierten andere Moleküle. Aller Wahrscheinlichkeit nach hatten diese anderen Moleküle Auswirkungen auf die Funktion anderer Zelltypen.

Ich sah etliche Beispiele von Zellen, die eine Beschaffenheit hatten, die als *blebbing* bezeichnet wird, ein Zustand, in dem eine Zelle ihr Zellskelett von der Zellmembran ablöst und die Membran zu kugelförmigen Blasen anschwillt. Das einwandfreie Funktionieren der Zellmembran ist entscheidend für die Kommunikation mit anderen Zellen, sodass das, was ich beobachtete, wahrscheinlich einen Zusammenbruch der zellulären Kommunikation bedeutete. Ich beobachtete auch einige große vom Zellkörper ausgehende faserartige Ausläufer, strähnig aussehende Zellen, die abnormal waren.

Meine Forschung führte mich zu einer einfachen, aber gefährlichen Schlussfolgerung.

Das Rinderwachstumshormon führte zu einer schwerwiegenden Schädigung der humanen Zellkulturen.

Ein Großteil meiner Arbeit am National Cancer Institute drehte sich um die Immundysfunktion, die von einer Retrovirusinfektion verursacht wird. Ich hatte gelernt, wie man diese bestimmen konnte und unter welchen Bedingungen sie wahrscheinlich persistieren, was wiederum die Wahrscheinlichkeit stark erhöht, dass die Immundysfunktion zu Krebs führt. Viele Retroviren, die in der Vergangenheit verschiedene Arten infiziert haben, sind in unser Erbgut integriert worden.

Diese sind als endogene Retroviren (ERVs) bekannt, was bedeutet, dass sie im Wesentlichen entwaffnet sind und wir jetzt friedlich mit ihnen zusammenleben können. Wenn jedoch die Verhältnisse im Körper anormal werden, dann können diese Viren reaktiviert werden und Krankheiten verursachen.

Ich erinnere mich daran, Frank irgendwann einmal gefragt zu haben, ob die Anomalien, die ich in den Zellkulturen beobachtete, dazu führen könnten, dass ein lange inaktives Rinderleukämievirus (Bovine Leukemia Virus – BLV) in Kühen wieder zu einem Problem werden. Frank kannte sich auf dem Gebiet sehr gut aus, da er und Bernie Poiesz das erste pathogene humane Retrovirus entdeckt hatten, das Leukämievirus HTLV-1. Frank hatte etliche Artikel über BLV veröffentlicht und ich hatte die technischen Untersuchungen gemacht. Robert Gallo würde im Wesentlichen die Lorbeeren für die Entdeckung des HTLV-1 ernten, während Frank und Bernie nicht nur wenig Anerkennung bekamen, sondern auch noch gefeuert wurden, weil ihnen „zu viel Ehre" zuteilgeworden sei. Frank war der Meinung, dass meine Sorge darüber, ob immunologische Anomalien schlafende Retroviren wiederaufwecken könnten, durchaus berechtigt war.

Ich verbrachte eine Menge Zeit mit der Untersuchung der Auswirkungen des Rinderwachstumshormons auf unterschiedliche Zellkulturen. Es war nicht einfach nur ein einziges Experiment.

Ich machte Fotos von den Zellen, auf denen zu sehen war, dass sie geschwollen und anormal waren, dass einige mehrkernig geworden waren oder die faserartigen, strähnigen Auswüchse ausbildeten und wie viele von ihnen abstarben.

Ich hatte die Werte der anormalen Moleküle, und gerade so, wie ich herausgefunden hatte, dass der Herstellungsprozess eines der Upjohn-Produkte das HIV vernichtete, führte mich meine Forschung über das Rinderwachstumshormon nun zu einer gegenteiligen Schlussfolgerung. Ich hatte immer die Vorstellung, ein Wissenschaftler sei wie ein Schiedsrichter in einem Baseballspiel, der über Balls und Strikes entscheidet, wie er sie sieht.

Und das war es, was mich in Russ' Büro führte, mit den entsprechenden Daten, die ergaben, dass das Rinderwachstumshormon die biologische Qualitätskontrolle nicht bestehen würde. Ich konnte geradezu fühlen, wie er wütend wurde, innerlich darüber kochte, dass ich sein Leben noch schwieriger machen würde, weil ich ihm sagte, er müsse die Herstellung des Produkts stoppen, bis wir herausgefunden hätten, ob es sicher sei. Es gab andere Unternehmen wie Monsanto, die vergleichbare Produkte verkauften, und wenn wir Alarm gaben, dann würden sie letztendlich ebenfalls unserem Beispiel folgen.

Ich wusste, dass das zu Problemen führen konnte, aber als Laborantin war das nicht meine Sorge.

Die Daten waren eben die Daten.

Nach einer erregten Auseinandersetzung stand ich auf und wollte gehen. In dem Moment forderte Russ mich auf, ihm mein Notizbuch zu geben und sprach die Worte, die noch dreißig Jahre später in mein Gedächtnis eingebrannt sind: „Du hast eine moralische, gesetzliche und ethische Pflicht, genau das zu tun, was ich dir sage."

Russ wollte mein Notizbuch, und ich wusste, dass er in gewisser Weise das Recht dazu hatte. Upjohn bezahlte mein Gehalt. Die Arbeit, die ich gemacht hatte, gehörte dem Unternehmen. Aber ich wollte dazu Stellung nehmen.

„Du willst mein Notizbuch? Bitte, hier hast du es!"

Ein alter Freund von mir, Don Kent, war ein Frisbee-Champion. Und anstatt das Notizbuch einfach nach ihm zu werfen, verwandelte ich es in eine Frisbeescheibe und ließ es genau über seinen Kopf segeln. Russ duckte sich, bewegte sich schneller, als ich es jemals bei ihm gesehen hatte. Das Notizbuch traf eine Pinnwand direkt hinter ihm und riss ein paar Zettel herunter, bevor es auf den Boden fiel.

Ich stürmte aus seinem Büro und ging zu Wayne, dem Leiter der Personalabteilung, dessen Büro in der Nähe war, und konfrontierte ihn mit dem Krawall.

Seine Augen stellten stumm die Frage: „Was ist passiert?"

„Er ist ein Idiot!", entfuhr es mir.

Wayne lachte. Niemand im Labor konnte Russ leiden. „Geht's ein bisschen genauer?"

Ich erzählte ihm von den Experimenten zum Rinderwachstumshormon, davon, was meiner Meinung nach getan werden sollte und dass ich davon ausging, Russ würde überhaupt nichts unternehmen. Und schließlich erzählte ich ihm von meinem Frisbeewurf auf Russ.

„Das kannst du nicht machen, Judy“, antwortete Wayne auf meinen Versuch, Upjohn zu sagen, was sie zu tun hätten. „Und du kannst deinen Boss nicht mit Sachen bewerfen.“

„Er hat es verdient.“

„Kann schon sein.“ Wayne schwieg für eine Minute, und ich hatte ein schlechtes Gewissen, ihn in eine solche Lage gebracht zu haben.

„Es ist okay. Es ist nicht dein Problem, Wayne“, sagte ich. „Ich muss sowieso nach Hause gehen. Lass mich Frank anrufen.“

Am Tag zuvor hatte ich einen Anruf meiner Mutter erhalten, die mir sagte, dass mein Stiefvater Ken an einem aggressiven Prostatakrebs erkrankt war, und das im Alter von fünfundfünfzig Jahren. Sie wollte wissen, ob es irgendeine Möglichkeit gebe, dass ich nach Hause kommen und ihr helfen würde, diese voraussichtlich schwierige Zeit durchzustehen. Das Problem war, meine Stiefgeschwister hatten bereits ihre Mutter wegen Brustkrebs verloren und Ken wollte ihnen nichts von seiner Krebserkrankung erzählen. Wenn ich nach Washington, D. C., zurückkehren würde, könnte ich in der Nachbarschaft des National Cancer Institute in Bethesda, Maryland, sein, eine Entfernung von weniger als fünfzehn Kilometern.

Als ich Frank erreichte, erklärte ich ihm, was passiert war, und schnitt ein Thema an, das wir vor langer Zeit zum Tabuthema erklärt hatten. Am Anfang meiner Zeit mit Frank hatte er mir über seine missbräuchliche Ausnutzung durch Robert Gallo berichtet. Meinerseits erzählte ich ihm von einem Chemieprofessor an der University of Virginia, der darauf beharrte, dass Frauen niemals Ärzte werden sollten. Er gab allen Frauen in seinem Kurs schlechte Noten, und das zerstörte meinen Traum, Medizin zu studieren.

Nachdem wir uns unsere jeweiligen Traumata berichtet hatten, sagte ich, wir hätten beide unsere verbotenen „G“-Wörter.

Ich würde nicht Gallo sagen und er würde die Graduate School [Hochschule für Aufbaustudien] nicht erwähnen. Aber jetzt lagen die Dinge anders.

„Ich bin bereit, über die Graduate School zu reden“, sagte ich zu Frank. Es gab etliche Laboranten, die am National Cancer Institute arbeiteten und ihre Abschlüsse an der George Washington University machten.

„Kannst du mich an die George Washington University bringen?“, fragte ich.

„Ich denke schon“, sagte Frank.

„Und kann ich meinen alten Job wiederbekommen?“

„Wahrscheinlich nicht. Aber ich kann dir hier einen Arbeitsvertrag beschaffen. Wir werden das mal herausfinden.“

Frank war immer gut zu mir. Das ist der Grund, warum wir jetzt, mehr als fünfunddreißig Jahre, nachdem wir uns kennengelernt haben, eine gemeinsame Beratungsfirma haben. Upjohn hat mich auch gut behandelt. Als die nächste Unternehmenszeitschrift herauskam, verkündeten sie mit großem Trara, dass ich an der George Washington University angenommen worden sei und dass sie hofften, ich würde zu einem späteren Zeitpunkt wieder zu Upjohn zurückkehren.

Was Russ betrifft, so wurde er wegen seiner Rolle in unserer Auseinandersetzung angewiesen, an einem Sensibilitätstraining teilzunehmen.

* * *

Im September 2015 veröffentlichten Forscher von der University of California in Berkeley die Ergebnisse ihrer Untersuchungen über das Vorliegen des Rinderleukämievirus (BLV) im Brustkrebsgewebe von 239 Frauen. 59 Prozent der Brustkrebsgewebeproben zeigten Hinweise auf eine Exposition gegenüber BLV, während nur 29 Prozent der Gewebeproben von Frauen, die niemals Brustkrebs hatten, auf eine Exposition gegenüber dem Virus hinwiesen.

In einer Presseerklärung der UC Berkeley schrieb die Erstautorin Gertrude Behring:

> Studien, die in den 1970erJahren durchgeführt worden waren, fanden keine Belege für eine Infektion des Menschen mit dem Rinderleukämievirus. Die Tests, die wir heute haben, sind empfindlicher, aber es war immer noch schwierig, das etablierte Dogma umzustoßen, dass das Rinderleukämievirus nicht auf den Menschen übertragbar sei. Folglich gab es für die Viehwirtschaft wenig Anreiz, Verfahren zu entwickeln, um die Verbreitung des Virus

einzudämmen. Dieses Risiko ist höher als irgendeines der häufig publizierten Risikofaktoren für Brustkrebs wie etwa Fettleibigkeit, Alkoholkonsum und die Einnahme von Hormonen nach der Menopause.[1]

Es gibt eine Menge, was man an dieser Aussage in Betracht ziehen sollte. Vielleicht waren die Tests in den 1970er-Jahren nicht empfindlich genug, um das Vorliegen des Virus im Brustkrebsgewebe zu entdecken. Eine weitere Möglichkeit ist, dass die Rinder in dieser Zeit nicht in so großer Zahl vom Rinderleukämievirus befallen waren wie sie es heute sind.

Könnte der Einsatz des Rinderwachstumshormons, mit dem man in den 1980er-Jahren begonnen hatte, die Expression von latenten Rinderleukämieviren verändert haben, die latent im Erbgut der Rinder vorhanden waren?

Nochmals – ich weiß es nicht.

Aber es ist eine berechtigte Frage, deren Beantwortung man mit großem Nachdruck verfolgen sollte.

Und was lehrt uns das darüber, was jemand tun sollte, wenn ein Vorgesetzter sagt: „Das kannst du nicht sagen!" Also, mir scheint es vollkommen klar zu sein, dass das Problem in den meisten Fällen nicht von alleine verschwindet. In den 1980ern habe ich eindeutige Beweise dafür gefunden, dass das Rinderwachstumshormon Zellkulturen schädigt, und das führt mich zu der Frage, welche Auswirkungen das auf die Expression des Rinderleukämievirus in der Milch von diesen hormonbehandelten Kühen hat.

Heute stellt man sich die Frage, ob BLV mit Brustkrebs zusammenhängt.

Welche Frau macht sich nicht irgendwann in ihrem Leben Sorgen über Brustkrebs?

Mir ist klar, dass zwischen meiner eigenen Forschung und der an der UC Berkeley eine große Lücke klafft, aber eine solche Lücke sollte es nicht geben. Wir sollten die gesamte Kette von Ursache und Wirkung verstehen, von der Einführung eines neuen Produkts in der Öffentlichkeit bis zu seinen Auswirkungen auf die menschliche Gesundheit. Ich weiß, dieser Prozess kann schwierig und zeitraubend sein, aber wir sprechen hier über Menschenleben.

Wissenschaft sollte dafür da sein, schwierige, sogar missliebige Fragen zu beantworten. Bei meinem ersten Bewerbungsgespräch mit Frank wollte er mich direkt einstellen, aber die Abteilungsleiterin lehnte das ab. Auf die

Frage warum antwortete die Frau: „Sie stellt zu viele Fragen.“ Frank dachte, dass genau diese Eigenschaft in der Wissenschaft gebraucht wird. Also stellte er mich gegen ihren Willen trotzdem ein.

Wenn man weiterspricht, obwohl man gesagt bekommt, man habe den Mund zu halten, dann gibt es meist gute Menschen wie Wayne oder Frank, die ihre schützende Hand über einen halten, selbst wenn man ein oder zwei Grenzen überschritten hat. Ich habe erlebt, dass es, in welcher Lage auch immer man sich befindet, meistens Menschen gibt, die Ehrlichkeit respektieren und etwas tun, um diejenigen zu unterstützen, die die Wahrheit aussprechen.

Es gibt jedoch immer noch Zeiten, in denen man alleine ist. Dann gibt es kein Sicherheitsnetz. Und man muss selbst entscheiden, ob man die Wahrheit sagt, ganz unabhängig davon, ob es irgendjemanden gibt, der einen unterstützen wird. Solche Situationen kommen im Leben aber nicht oft vor.

Sie sind selten.

Aber sie lassen den Charakter erkennen.

Wie ein Feuerwehrmann, der entscheidet, in ein brennendes Gebäude zu rennen, um ein Kind zu retten. Oder Menschen, die dem Geräusch von Gewehrfeuer entgegenlaufen statt wegzurennen. Diejenigen, die entscheiden, Menschen mit tödlichen Krankheiten zu helfen. Oder jemand, der Missbrauch durch seinen Boss oder Unternehmensbetrug meldet.

Das sind die Entscheidungen, die eine Person definieren.

Wenn Sie über ein wichtiges Thema Ihre Meinung äußern, während andere Ihnen sagen, dass Sie still zu sein haben, und Sie nicht wissen, ob irgendein Mensch auf dieser Erde Sie unterstützen wird, erfordert auch das, mein Freund, großes Vertrauen.

Treffen Sie eine weise Entscheidung.

Und wenn Sie es vermeiden können, werfen Sie keine Notizbücher nach Ihrem Boss, selbst wenn es auf Frisbee-Art geschieht.

KAPITEL 3

Die toten Ärzte – was ist wahr?

Als ich an der University of Virginia studierte, hatte eine meiner Freundinnen, Jenny, ein T-Shirt mit der Aufschrift „What is real?" [„Was ist wahr?"] Das schien für diese junge Collegestudentin eine coole, intellektuelle Zeile zu sein. Aber sie bekam für mich im Laufe der Jahre eine tiefere Bedeutung. Ich ertappe mich ständig dabei, mich zu fragen, was ich wirklich weiß. Ich weiß, was die Leute mir erzählen und was ich im Fernsehen sehe oder in den Zeitungen lese. Diesen Informationen entnehme ich ein vorläufiges Verständnis der Welt, aber ich habe gelernt, an diesen Ansichten nicht zu sehr festzuhalten.

Nehmen wir zum Beispiel Teri, meine Zimmergenossin am College. Sie erzählte mir, ihre Eltern Thomas und Lucille seien Berufsdiplomaten. In unserem Abschlussjahr habe ich sogar ein Zimmer in dem Haus gemietet, das sie in Charlottesville gekauft hatten. Im Vergleich zu Thomas und Lucille, die weltgewandt waren und Geschichten von ihren Reisen zu exotischen Orten erzählten, fand ich mich langweilig. Ich liebte diese Berichte und unsere breit gefächerten Gespräche. Ich habe wie wild Ernährungsbiologie und Chemie gelernt, stand morgens um vier auf und ging zum Mannschaftsrudern. Ich verbrachte meine Tage im Labor und hielt mich von Marihuana fern, weil ich wusste, dass es fettlöslich ist, was bedeutet, dass es für Jahrzehnte im Körper bleibt.

Dreißig Jahre später erfuhr ich, dass Thomas und Lucille keine Diplomaten waren, sondern Agenten der Central Intelligence Agency (CIA). Thomas war von 1980 bis 1982 der Verbindungsbeamte der CIA in

Warschau in Polen, genau nachdem Teri und ich unseren Abschluss machten. Im November 1981 schmuggelten Thomas und Lucille den polnischen Oberst Ryszard Kuklinski, ein Mitglied des polnischen Generalstabs, über eine abgelegene Straßenecke in die Botschaft der Vereinigten Staaten, von wo aus ein weiteres CIA-Team ihn schnell außer Landes schaffte. Kuklinski war neun Jahre lang US-Spion gewesen und hatte die sowjetischen Pläne für eine mögliche Invasion in Westeuropa über polnisches Gebiet bei sich. Er hatte auch geheime Dokumente dabei, wie die Gewerkschaft Solidarność unterdrückt werden konnte, falls sie zu mächtig werden würde. Es war einer der größten Geheimdienstcoups im Kalten Krieg.

Wenn Sie glauben, ich würde hier Staatsgeheimnisse ausplaudern, dann irren Sie sich, denn die Heldentaten von Thomas und Lucille Ryan spielten eine wichtige Rolle in dem 2004 erschienenen Buch *A Secret Life: The Polish Officer, His Covert Mission, and the Price He Paid to Save His Country*[I], das den begehrten „Best Book Award" der *Washington Post* erhielt. Der berühmte Watergate-Reporter Bob Woodward nannte es „die unglaubliche Agentenstory des Kalten Krieges".

Danach, was wahr ist, fragte ich mich auch im Jahr 1993, als mein Stiefbruder Kevin, Polizist bei der United States Park Police, der Erste war, der die Leiche von Vince Foster fand, dem stellvertretenden White House Counsel [Rechtsberater des Weißen Hauses] unter Präsident Bill Clinton. Er lag im Fort Marcy Park, an einer Schusswunde verstorben, die er sich angeblich selbst zugefügt hatte. Mein Stiefbruder hat nie eine Waffe in Fosters Hand gesehen, so wie das von späteren Augenzeugen berichtet wurde, und vieles an der Szene am Tatort fand er verstörend.

Die Körper von Selbstmordopfern, die an Schusswunden sterben, sind normalerweise gekrümmt, aber Foster lag da relativ lässig auf dem Hang einer kleinen Anhöhe, so als ob er nur beschlossen hätte, sich hinzulegen und ein Nickerchen zu machen. Auf dem Absatz der Böschung wurden keine Stücke seines weggepusteten Schädels und kaum Blut gefunden. Außerdem gab es keine Verbrennungen durch die Stichflamme des Schusses, der angeblich aus kürzester Entfernung auf den weichen Gaumen in seinem Mund abgefeuert worden war. Es gab andere Merkwürdigkeiten, wie etwa den fehlenden Schmutz an seinen Schuhen, Schmauchspuren auf anderen Teilen seiner Kleidung, ein blondes Haar von einer Person, die nicht seine Frau war, nicht identifizierte Teppichfasern und Samenflecken in seinen Shorts, die auf kurz zuvor erfolgte sexuelle Aktivität schließen ließen.[2]

Nach allem, was man hört, war Vince Foster ein anständiger Kerl, aber er hatte eine lange Bekanntschaft mit den Clintons. Er kannte Bill Clinton, seit sie zusammen im Kindergarten waren, und er hatte mit Hillary Clinton zusammengearbeitet, als sie beide Teilhaber der Rose Law Firm in Little Rock in Arkansas waren. In seiner Aktentasche fand man nach seinem Tod einigen Behauptungen zufolge den zerrissenen Entwurf einer Kündigung, in der er angeblich geschrieben hatte: „Ich war für den Job oder das Rampenlicht des öffentlichen Lebens in Washington nicht geschaffen. Hier wird es als Sport betrachtet, das Leben von Menschen zu ruinieren."[3] Die Ungereimtheiten und Indizien haben zu vielen Theorien geführt, darunter auch der, Foster habe eine Affäre mit der First Lady gehabt. Er sei angesichts der zunehmenden Skandale verzweifelt gewesen und habe sich in einem geheimen Appartement, in dem sie sich regelmäßig getroffen hätten, das Leben genommen. Oder er sei zu einer Belastung für die Clintons geworden und sie hätten ihn umbringen lassen.

Mein Stiefbruder konnte keine Beweise für irgendeine dieser Behauptungen finden.

Aber er war unerschütterlich in seiner Überzeugung, dass der Tatort, wie er ihn zuerst gesehen hat, sich sehr stark von dem unterschied, was dann in dem offiziellen Bericht stand. Ich sah in der Erfahrung meines Stiefbruders, wie leicht es jemandem, der einfach nur versucht, seine Arbeit zu machen, passieren kann, in einen Sturm hineingezogen zu werden, den er nicht selbst verursacht hat.

* * *

Ich war beinahe sprachlos, als ich im Mai 2018 auf der Hauptbühne der Autism One Conference in Chicago, Illinois, vor mehr als tausend Menschen stand und den Dr. Jeff Bradstreet Courage in Medicine Award [Dr. Jeff Bradstreet Medaille für Mut in der Medizin] überreicht bekam.

Es war ein weiter Weg gewesen bis zu diesem Tag. Er führte von unserer bahnbrechenden Publikation 2009 in der renommierten Fachzeitschrift *Science* über meine Entlassung und Inhaftierung 2011 zur erzwungenen Rücknahme der Publikation. Es folgten die Jahre meiner erzwungenen

Privatinsolvenz und der Versuche, einen einzigen Verhandlungstag vor einem Gericht zu bekommen, um für meine gesetzlichen Ansprüche einzutreten. Nachdem ich in der Wissenschaft angeblich in Ungnade gefallen war, habe ich das Glück gehabt, viele andere wunderbare Abtrünnige und Rebellen kennenzulernen, die mir ihre Zuneigung und Unterstützung geschenkt haben. Es gibt dieser Tage den verbreiteten Ausdruck, *red-pilled* zu sein, die rote Pille geschluckt zu haben. Er stammt aus dem Science-Fiction-Film *The Matrix*, in dem man dem Helden die Wahl gibt, die blaue Pille zu schlucken und weiterzuschlafen oder sich für die rote Pille zu entscheiden, die seine Augen öffnet für die Realität dessen, was wirklich in der Welt geschieht.

Ich war seit vielleicht acht Jahren *red-pilled* – was für ein Ritt das war. Ich hatte die Reise überlebt, wenn auch mit erheblich reduziertem Bankkonto und ebenso reduzierter wissenschaftlicher Reputation.

Dr. Jeff Bradstreet und viele andere hatten jedoch nicht überlebt.

* * *

Ich meine Jeff Bradstreet zum ersten Mal 2012 bei einer Konferenz in Frankfurt in Deutschland getroffen zu haben.

Jeff war in den Vereinigten Staaten einer der führenden Ärzte in der Behandlung von Impfschäden. Von Anfang an verstand er unseren Ansatz, Autismus als eine erworbene Immunschwäche zu betrachten, die mit einer Retrovirus-Infektion im Zusammenhang steht, in vielem ähnlich wie bei HIV-AIDS. Jeff wurde von Dr. Marco Ruggiero, einem italienischen Forscher, und Dr. Paul Cheney begleitet, den ich seit dem Beginn meiner Forschung über ME/CFS kannte. Cheney war einer der beiden ersten Forscher, die das identifizierten, was später als ME/CFS-Ausbruch am Lake Tahoe/Incline Village bekannt wurde und was in vielem der AIDS-Epidemie glich.

Die drei arbeiteten an einer Therapie mit dem Namen GcMAF (Gc-protein-derived macrophage activating factor), einem Protein, das durch eine Modifikation des Vitamin-D-bindenden Proteins hergestellt wird. Es aktiviert die Makrophagen des Körpers, um Infektionen zu bekämpfen. Es wurde zuerst in der Krebs- und HIV-Therapie eingesetzt. Makrophagen sind die Orchestratoren der Reaktion des Immunsystems. Wir haben über Retroviren herausgefunden, dass ein Teil ihrer Überlebensstrategie darin besteht, die Immunreaktion durcheinanderzubringen. Wenn man die Makrophagen dazu bringt, ordnungsgemäß zu arbeiten, dann attackieren sie die Viren und der Heilungsprozess kann beginnen. Das ist die Verteidigungsstrategie, die die Natur für uns Menschen vorgesehen hat.

Neben Bradstreet, Ruggiero und Cheney arbeitete außerdem ein Mann namens David aus England mit GcMAF, dem ich vom ersten Moment an misstraute. Er trank bei der Konferenz eine Menge und prahlte damit, wie viel Geld er damit machen würde, GcMAF zu verkaufen. Da schellten bei mir sofort die Alarmglocken. Ich bin eine Wissenschaftlerin, die menschliches Leiden beenden möchte. Ich verstehe, dass Menschen Geld verdienen müssen, aber das sollte nichts sein, womit man prahlt.

Ich war dabei zu versuchen, meine wissenschaftliche Karriere zurückzugewinnen. Man hatte mir versprochen, mich an zukünftigen Studien von Ian Lipkin und John Coffin zu beteiligen. Sie hatten mir beide gesagt, dass es reichlich Beweise für weitere Retroviren bei ME/CFS gäbe. Wir müssten einfach die Validierungsstudie aus dem Weg räumen, um das Problem mit dem Klon VP62 loszuwerden. Was die Privatinsolvenz betraf, meinte mein Zivilrechtsanwalt Dennis Jones, ich könne einfach sagen, ich hätte alle meine Fördergelder verloren. Dann stünde es mir frei, zu meiner Forschung über XMRV und andere mit ME/CFS und Krebs zusammenhängende Retroviren zurückzukehren. Wie Sie bereits erahnen werden – all diese Versprechen führten zu nichts.

Dann lud mich David ein, einen Vortrag bei einer Konferenz in Dubai in den Vereinigten Arabischen Emiraten zu halten. Bradstreet und Ruggiero würden ebenfalls dort sein. „Ich werde deine Karriere retten“, sagte mir David am Telefon und bot an, meine Flugtickets und das Hotel zu bezahlen. Das war großzügig und begrüßenswert, da wir überzeugt waren, dass GcMAF für die Patienten von therapeutischem Nutzen sein könnte. Einige meiner Freunde im Vereinigten Königreich hatten mir dazu ermutigende Berichte gemailt.

Kurz nachdem ich bekanntgegeben hatte, dass ich an einer Konferenz in Dubai teilnehmen würde, bekam ich Anrufe und E-Mails von mehreren Leuten, die Bedenken hatten. Sie sagten: „Geh nicht nach Dubai. Da wird etwas passieren.“ Eine Anruferin, eine Freundin, die ich schon lange kannte, sagte: „Du bist nicht die Einzige, die bedroht wird. Sie wollen auch Bradstreet und Ruggiero ausschalten.“

Ich war besorgt, weil ich auch von Cheney gehört hatte, wie im vergangenen Jahr jemand ein Loch in die Wand seines Büros geschlagen und seinen Computer gestohlen hatte. Gibt es wirklich einen Schwarzmarkt für Computer von Ärzten? Das klang verdächtig nach einer Korruption im Watergate-Stil.

Ich habe nicht sofort abgesagt.

Ich rief David an und versuchte, mehr über die Vorbereitungen herauszubekommen, und erkannte sofort einige Sicherheitslücken. Ich würde zum Flughafen in Dubai fliegen, dann von jemandem, den ich nicht kannte, abgeholt werden und etwa eine Stunde lang zum Veranstaltungsort gefahren werden. Ich fragte David, ob mich nicht jemand vom Flughafen abholen könne, den ich kannte. Er antwortete nicht, aber ein Mitarbeiter sagte mir, das sei nicht möglich. Ich rief in dem Hotel an und fragte, ob sie einen Fahrer stellen könnten, um mich abzuholen, aber auch das wurde abgewiesen.

Ich nahm Kontakt zu meinem Anwalt David Follin auf und konfrontierte ihn mit meinem Dilemma. „Du kannst nicht an gesetzlose Orte fahren", warnte er. „Du kannst nicht nach Dubai fahren. Du kannst nicht nach Mexiko fahren. Du kannst nicht nach Nevada fahren. Du kannst nicht nach Indien fahren. Du würdest verschwinden."

Das reichte mir.

Ich rief das Hotel an, stornierte die Reservierung und schickte eine E-Mail an David. Zufälligerweise war Lucille Ryan schwer an einem Blutgerinnsel erkrankt. Es gab gerade nichts Wichtigeres, als an Lucilles Seite zu sein, wenn sie Hilfe brauchte.

Ja, ich habe mich davor gedrückt, an einen gefährlichen Ort im Mittleren Osten zu fliegen, und zwar mit der Entschuldigung, ich müsse einer kranken CIA-Agentin helfen, die bei der Organisation eines der größten Geheimdienstdiebstähle aus der Sowjetunion geholfen hatte. Das sind die Absurditäten eines Lebens, im Umkreis von Washington, D. C., und in der staatlichen Wissenschaft. Wenn es so etwas wie den Tiefen Staat (*Deep State*) gibt, dann kenne ich wahrscheinlich eine Menge seiner Mitglieder.

Wenn sie mich um irgendetwas bitten würden, würde ich ihnen helfen.

Hier geht es um uns alle.

* * *

Im Jahr 2014 war ich wieder auf der Autism One Conference.

Zum ersten Mal hatte ich 2010 teilgenommen, kurz nach der *Science*-Publikation. Damals traf ich zum ersten Mal meinen Co-Autor Kent Heckenlively.

Bei der Autism One Conference 2014 gab es ein spezielles Round-Table-Treffen für Ärzte, das von Claire Dwoskin vom Children's Medical Safety Research Institute und von Barry Segal von Focus for Health finanziert worden war. Wir versuchten, nicht von der Pest der Korruption zu reden, von der wir wissen, dass sie die vielfältigen chronischen Krankheiten betrifft, sondern uns auf die besten Möglichkeiten zu konzentrieren, den Patienten zu helfen.

Das Treffen sollte in wenigen Minuten beginnen, als Bradstreet und Ruggiero mich im Flur auf die Seite zogen. Ruggiero fragte: „In fünf oder weniger Worten – warum bist du nicht nach Dubai gekommen?"

„Glaubwürdige Bedrohung für unser Leben", sagte ich und machte eine kurze Pause, bevor ich hinzufügte: „Unser aller Leben."

Das schien ihnen einen Schauer über den Rücken zu jagen.

Bradstreet umarmte mich herzlich und dankte mir. Sie wussten, dass ich kein persönliches Interesse in diesem Kampf verfolgte. Ich hatte kein geschädigtes Kind so wie Bradstreet.

Bradstreet fragte: „Gibt es irgendetwas, womit wir dir helfen können?"

„Ja", antwortete ich. „Ich bin irgendwie total raus aus der neueren wissenschaftlichen Literatur, bekomme zu keiner der Fachzeitschriften Zugang und wurde aus den Medizinbibliotheken ausgeschlossen. Könnt ihr mir helfen, irgendwie Zugang zu bekommen, sodass ich das Versäumte aufholen kann?"

Bradstreet hatte gerade eine Rede bei der Autism One Conference gehalten, die ich versäumt hatte. Er hatte einen USB-Speicherstick mit allen dabei verwendeten Daten aus kürzlich veröffentlichten Artikeln und seiner eigenen Arbeit dabei. Er zog den Stick hervor. „Hier, damit bist du wieder auf dem Laufenden."

Ich lud das Material auf meinen Computer herunter und gab ihm den Stick zurück.

Im Laufe des nächsten Jahres traf ich mich ein paar Mal mit Claire, Marco und Jeff in Jeffs Klinik in Südkalifornien. Ich besuchte mehrere Familien, überprüfte ihre Behandlungsprotokolle mit GcMAF, kaltem Laserlicht, antiretroviralen Therapien und Cannabis – Ansätze, die das geschädigte neurologische System heilen sollten. Ich meine, wir hätten uns auch mindestens einmal in Washington, D. C., getroffen, und wir telefonierten oft, um unsere Aufzeichnungen zu vergleichen.

Das Gefühl der Begeisterung bei der Autism One Conference von 2015 war deutlich spürbar. Dr. Andrew Wakefield war mit seiner Dokumentarfilmcrew da, darunter Del Bigtree und Polly Tommey. Ihr Film *VAXXED: From Cover-up to Catastrophe* [*VAXXED – die schockierende Wahrheit*] beruhte auf den niederschmetternden Enthüllungen von Dr. William Thompson, einem leitenden Wissenschaftler an den Centers for Disease Control (CDC). Thompson deckte auf, dass die Bundesregierung die in den Jahren 2001 bis 2004 in ihrer Studie ermittelten Zusammenhänge zwischen der MMR-Impfung (Masern-Mumps-Röteln-Impfung) und Autismus, insbesondere unter afroamerikanischen Jungen, verheimlicht hatte. Er hatte 2014 einen Whistleblower-Status beantragt und gewährt bekommen, aber nicht vor dem Kongress ausgesagt. (Während das hier im Jahr 2019 geschrieben wird, hat Thompson noch immer nicht ausgesagt.)

Bradstreet war sehr enthusiastisch. Er hielt den Einführungsvortrag und wir hatten alle den Eindruck, dass wir endlich einen Durchbruch beim Verständnis der zugrundeliegenden Mechanismen, dem Zusammenspiel zwischen verschiedenen Systemen, erzielt hatten. Die Möglichkeiten, wie wir bei den Hunderttausenden von impfstoffgeschädigten Kindern wirksam intervenieren könnten, schienen gegeben. Ich erinnere mich, Jeff im Flur begegnet zu sein, als er auf dem Weg zu einem seiner Vorträge war und ich auf dem Weg zu meinem. Wir grüßten uns mit einem High Five. Wir hatten es. Niemand würde uns jetzt noch stoppen.

Ich erwartete, dass wir in den kommenden Wochen wieder miteinander sprechen würden.

Das war das letzte Mal, dass ich meinen Freund Jeff Bradstreet lebend gesehen habe.

* * *

Am 17. Juni 2015 wurde im Büro von Dr. Bradstreet in Buford, Georgia, von Bundesbeamten der Food and Drug Administration (FDA) und der Drug Enforcement Agency (DEA) eine Razzia durchgeführt. Sie durchsuchten sein Büro für mehrere Stunden.

Kent führte später ein langes Interview mit Jeffs Bruder Thomas über diese Razzia. Thomas sagte: „Ich finde den Begriff ‚Razzia' heikel, weil er mit so viel Schuld und einer bestimmten Bedeutung verbunden ist. Das ist wie die Beschlagnahmung von Drogen. Sie kommen rein, mit M-16-Gewehren bewaffnet, sie schnappen das Geld, sie schnappen die Drogen, und ab geht's ins Gefängnis. Das ist nicht das, was passiert ist. Sie kamen in sein Büro. Sie sahen sich die Buchhaltung an. Sie nahmen ein paar USB-Sticks mit. Sie entnahmen seinen Computern einige Informationen. Sie haben ihn nicht eingeschlossen. Sie haben ihm nicht den Pass abgenommen … Sie haben ihn nicht festgenommen. Sie haben seine Bankkonten nicht beschlagnahmt oder eingefroren. Es war einfach Schikane. Es war keine schreckliche Sache nach dem Motto: Mein Leben ist vorbei."[4] Laut Thomas hatte sein Bruder einige Anwälte kontaktiert, die ihm gesagt hätten, das Schlimmste, was ihn erwarten würde, sei ein Bußgeld.

Am späten Nachmittag des 19. Juni 2015 meldete ein Fischer einen schwimmenden Leichnam in einem kleinen Fluss, der in den Lake Lure mündet, ein bei Touristen beliebtes Ausflugsziel in North Carolina. Es war Jeff Bradstreet, gestorben an einer einzigen Schusswunde in der Brust. Wenn den Berichten Glauben geschenkt werden kann, war Jeff zu einem Gasthaus am Lake Lure gefahren, um seine Frau zu treffen. Sie wollte ihn später dort treffen, nachdem sie ihren autistischen Sohn bei ihrem Ex-Mann abgesetzt hatte. Auf dem Weg zu dem See hielt Jeff an und machte einige Besorgungen, aber als er in dem Gasthaus ankam, sagte man ihm, sein Zimmer sei noch nicht fertig. Er erwiderte, er würde in ein paar Stunden zurückkommen, und gab dem Angestellten seine Mobilfunknummer, sodass er ihm Bescheid sagen konnte, wenn das Zimmer zur Verfügung stand.

Wir sollen glauben, dass Jeff dann zehn Meilen zu einem kleinen Fluss fuhr, seine Pistole auspackte, ins Wasser watete und sich dann aus einem schier unmöglich erscheinenden Winkel selbst in die Brust schoss. Darüber hinaus meinte der von der Familie beauftragte Gerichtsmediziner, es befänden sich keine Schmauchspuren an seiner Kleidung oder an seiner Haut, so wie man es erwarten würde, wenn er selbst den tödlichen Schuss abgegeben hätte. Jeff war Luftwaffenpilot und Arzt in der Notaufnahme einer Gegend von St. Louis mit hoher Kriminalitätsrate gewesen. Er hatte zehn Jahre zuvor gegen die FDA vor Gericht gekämpft und gewonnen. Er war zäh.

Das einzige kleine Problem bei alldem ist die Frage, ob Jeffs Familie bedroht wurde. Ich weiß, dass während meiner Feuertaufe diejenigen, die gegen mich kämpften, hinter meinem Mann David her waren und versuchten, ihn davon zu überzeugen, ich sei verrückt und gefährlich. Sie bringen die nächsten Angehörigen und Freunde gegen einen auf. Man hat mir gesagt, dass Jeffs Witwe sehr zögerte, Thomas Bradstreet bei der Untersuchung des Todes seines Bruders zu helfen. Ich vermute, sie hatte Angst, dass ihren Kindern etwas zustoßen könnte, wenn sie sich offen äußert.

Als ich während einer Segelregatta in Südkalifornien den Anruf auf meinem Mobiltelefon erhielt, waren die Fakten unklar. Als erstes hörte ich, es sei eine Herzattacke gewesen, dann Ertrinken und schließlich Selbstmord. Nachdem ich die Informationen erhalten hatte, versuchte ich mir einen Reim darauf zu machen, aber irgendetwas stimmte hier nicht. Ich glaube keine Minute, dass Jeff suizidal gewesen ist. Er war ein Kämpfer und ein strenggläubiger Christ. Wenn er durch eigene Hand gestorben ist, dann war es ein Opfer, um diejenigen zu schützen, die er liebte.

Es schien das Gleiche zu sein wie bei Vince Foster, aber die Wahrheit ist, dass ich keine Ahnung hatte, was wirklich geschehen war.

* * *

Man fängt an zu realisieren, dass es gefährlich ist, ein Abtrünniger vom Establishment zu sein.

Merkwürdige Männer folgen einem beim Fahrradfahren, beobachten das Haus, in dem man wohnt, es gibt Todesfälle unter verdächtigen Umständen. Ich würde nachts viel besser schlafen, wenn ich nicht diese Möglichkeiten in Betracht ziehen müsste. Aber man denkt sich, vielleicht haben Leute wie ich ja etwas von einem Abtrünnigen. An einem Tag haben wir ein Phantomvirus entdeckt, das eine mysteriöse Epidemie verursacht, und am nächsten Tag führt die Bundesregierung bei uns eine Razzia durch. Vielleicht ist etwas dran an dem, was Leute wie ich sagen, und wir werden in zehn oder zwanzig Jahren herausfinden, was es ist.

Aber einiges davon ist vielleicht auch Unsinn.

Wie auch immer, ich glaube, es ist genauso gefährlich, ein Mitglied des Establishments zu sein und ein Gewissen zu besitzen. Denn sehen Sie, ich habe mehr als zwanzig Jahre als Wissenschaftlerin für die Regierung gearbeitet, angefangen am Fort Detrick, Maryland, und dann am National Cancer Institute.

Ich weiß um die genuine Tugendhaftigkeit der meisten staatlichen Wissenschaftler, die versuchen, die Gesundheit der Menschheit zu verbessern. Ich habe lange gebraucht, um zu realisieren, dass die ganz oben an der Spitze wahrscheinlich die Finsternis begreifen und um die Geschichten wissen, von denen sie nicht wollen, dass die Öffentlichkeit davon erfährt. Aber ich glaube, es arbeiten auch viele ziemlich weit oben an der Spitze, die die Finsternis nicht sehen.

* * *

Im Verlauf der Kontroverse über XMRV und seinen Zusammenhang mit Krankheiten wie ME/CFS und Autismus hatten wir keinen heftigeren Kritiker als Kuan Teh-Jeang, den Chefredakteur der Fachzeitschrift *Retrovirology* und gleich hinter Tony Fauci der zweitmächtigste Mann am National Institute for Allergy and Infectious Diseases.

Am Anfang waren wir verblüfft über Teh-Jeangs heftige Reaktion auf unsere Arbeit.

Frank Ruscetti und ich hatten in den Anfangszeiten der HIV-Forschung und bei HTLV-1 (Humanes T-Zell-Leukämie-Virus 1), dem ersten humanen pathogenen Retrovirus, mit Teh-Jeang zusammengearbeitet. Teh-Jeang war ein intelligenter, charismatischer kleiner Mann, der immer nach Möglichkeiten suchte, die Teilhabe von Minoritäten in den Biowissenschaften zu verbessern, die bis zu dieser Zeit hauptsächlich in den Händen weißer Männer lag.

Teh-Jeang war ein erstklassiger Wissenschaftler.

Am 22. Dezember 2010 jedoch machte er einen ungewöhnlichen Schritt und genehmigte als Chefredakteur von *Retrovirology* die gleichzeitige Publikation von sechs Artikeln, sie sich ablehnend über unsere XMRV-Forschung äußerten. Ich sage, dass das ungewöhnlich war, weil Frank mit mehreren der Gutachter der Artikel gesprochen hatte. Diese hatten empfohlen, die Artikel wegen beträchtlicher Fehler nicht zu veröffentlichen. Keiner hatte die Peer-Review-Begutachtung bestanden. Einer der Gutachter sagte Frank, dass Teh-Jeang als Reaktion auf diese Kritik zugegeben habe, die Artikel entsprächen an und für sich nicht dem ordentlichen wissenschaftlichen Standard für eine Veröffentlichung, aber „zusammen weisen sie auf etwas hin und haben Bestand“. In einem späteren Leitartikel vom August 2012 schien Teh-Jeang ein beinahe makabres Vergnügen an den Angriffen auf XMRV zu haben, die er in Gang gesetzt hatte.

> In dieser Hinsicht kann eine wichtige Lehre aus den sechs *Retrovirology*-Artikeln gezogen werden, die im Dezember 2010 die ersten waren, die entscheidend die damals herrschende Überzeugung korrigierten, XMRV sei eine ätiologischer Ursache des Chronischen Erschöpfungssyndroms (CFS). In diesem Fall war *Retrovirology's* Open-Access-Format besonders dienlich, indem es interessierten Personen, die keine Berufswissenschaftler waren, einen freien, schnellen und vollständigen Zugang zu diesen begutachteten und wegweisenden Publikationen ermöglichte.[5]

Man würde meinen, er sei einem Mörder auf den Fersen angesichts der Schadenfreude, mit der er Forschungsergebnisse angriff, die kaum ein Jahr alt waren, die aber im Juli 2009 auf den höchsten Ebenen des Establishments des öffentlichen Gesundheitswesens eingehend überprüft worden waren. Als ich diesen Abschnitt des Leitartikels las, ergab sich für mich daraus folgende Aussage: „Ich kann andere Fachleute im Gesundheitswesen, die mit Viren nicht vertraut sind, täuschen und dazu bringen, diesen Unsinn zu glauben, weil sie es nicht besser wissen.“

Es wird sehr schwierig sein, jemanden zu finden, der sagen würde, Teh-Jeang hätte die Angewohnheit, sich unangemessen zu benehmen. Aber das ist genau das, was er 2011 tat, als er bei einer wissenschaftlichen Tagung in Leuven in Belgien in dem Moment aufstand, als Frank Ruscetti sich für seine Rede bereit machte, und anfing zu schreien: „Hör' auf, das zu untersuchen! Untersuche ein reales Virus! Hör' auf, dafür Geld zu verschwenden! Geldverschwendung! Geldverschwendung!“

Ich war am Montagmorgen des 28. Januar 2013 in Franks Büro am National Cancer Institute, als Kathy mit der Neuigkeit hereinkam, dass Kuan Teh-Jeang tot war.

Anfangs wurde gesagt, er sei sonntagnachts in seinem Büro an einer Herzattacke gestorben.

Dann hörten wir, dass er sich an seinem Schreibtisch selbst erschossen habe.

Die letzte Geschichte, die ich hörte, war, dass er sich umgebracht hat, indem er vom vierstöckigen Parkhaus am National Institute for Allergy and Infectious Diseases sprang.

Ernsthaft?

Jemand bringt sich um, indem er zehn Meter hinunter aufs Pflaster springt? Das bringt einen vielleicht um, aber es wird auch fürchterlich wehtun.

Bis heute habe ich keine Ahnung, wie er gestorben ist.

* * *

Ich möchte hier einen Abschnitt aus Kuan Teh-Jeangs Nachruf wiedergeben, der in *Retrovirology* erschien.

Von seinen Freunden wurde Jeang immer Teh genannt.

> Teh verfügte sowohl bei der Arbeit als auch beim Spiel über eine ansteckende Begeisterung und die Mentalität eines Gewinners. Er war ein geschickter Tennis- und Schachspieler, ein begabter Autor und ein großartiger Diskussionspartner mit festen Überzeugungen auf allen Gebieten der Wissenschaft und des Lebens ganz allgemein. Außerdem hatte er eine Leidenschaft für das aktuelle Zeitgeschehen und er liebte Reisen, Kinofilme, Essen und Musik.
>
> Tehs Tod ist ein Schlag für die Gemeinde der Retrovirusforscher, und wir werden seine wissenschaftliche Federführung schmerzlich vermissen. Er war zentral für so vieles, was wir gemeinsam erreicht haben, und gleichermaßen auf der persönlichen Ebene ein Freund, der großzügig viele von uns unterstützt hat.
>
> Teh war für viele, die heute bei BioMed Central arbeiten oder früher dort gearbeitet haben, ein Freund und Kollege. Sein Tod in so jungen Jahren löst Erschütterung und große Trauer aus. Er war gleichzeitig einer unserer besten Freunde und Unterstützer wie auch eine unermüdliche Kraft, die Veränderung und Fortschritt vorantrieb. Er ermahnte uns dazu, uns nicht auf unseren Lorbeeren auszuruhen, und war immer bereit, unverblümte, aber

> konstruktive Kritik zu üben, wenn er der Meinung war, dass wir etwas besser machen könnten.[6]

Wir pflichten allem bei, was in diesem Nachruf über Teh-Jeang gesagt wird. Das stimmte mit dem Wissenschaftler überein, den wir jahrzehntelang gekannt hatten. Es stimmte jedoch nicht mit dem Mann überein, der uns in der XMRV-Debatte bekämpfte. Diese Person war verstört.

Die einzige Erklärung für Teh-Jeangs Tod, die mir logisch erscheint, ist folgende.

Ich glaube, es ist durchaus möglich, dass Teh-Jeang in der XMRV-Debatte geglaubt hat, was Leute wie Tony Fauci und John Coffin sagten, dass nämlich XMRV einfach nur eine Laborkontamination sei, die die Bevölkerung nicht in großer Zahl infiziert. Diese Debatten finden in einem Spezialgebiet der Wissenschaft statt. Wenn hier eine gut ausgebildete Person eine Behauptung aufstellt und dafür vernünftige Beweise zu haben scheint, ist es leicht, ihr zu glauben.

In Teh-Jeangs Nachruf wird gesagt, er sei eine „unermüdliche Kraft" gewesen, die „Veränderung und Fortschritt vorantrieb", und er habe andere immer gedrängt, „etwas besser [zu] machen". Obwohl er die XMRV-Forschung wild angegriffen hatte, war er als Herausgeber von *Retrovirology* in der Lage, die neuesten Forschungsergebnisse vor einer Veröffentlichung zu sichten. Er bekam alle Artikel zu sehen. Sein Job bestand darin, Dinge zu wissen, BEVOR andere sie erfuhren. Andere Wissenschaftler entdeckten unterschiedliche Stämme von XMRV und wie das Virus mit Krankheit in Verbindung stand, also genau das, was man bei einer neu entdeckten Retrovirusfamilie erwarten kann.

Es ist wahrscheinlich, dass sich XMRV ähnlich wie das Spleen Focus Forming Virus verhält, das andere Helferviren braucht, um Schaden zu verursachen. Viren kombinieren und rekombinieren sich mit anderen Viren in der Nähe, weshalb es schwierig ist herauszufinden, welches Virus die Probleme verursacht. Selbst bei HIV sind die meisten Viren fehlerhaft. Sie sind nicht infektiös und nicht übertragbar. Sie schädigen das Immunsystem durch andere Mechanismen.

Ich glaube, Teh-Jeang war klug genug, diese exotische Biologie zu verstehen, insbesondere wenn Kritiker wie Coffin herausfanden, dass XMRVs nur zehn Tage brauchten, um sich mit anderen Viren zu rekombinieren und neue, replikationsfähige Retroviren zu erzeugen.[7] Diese Viren können Stückchen von anderen Viren sein, weshalb man sie übersehen kann, wenn man seine Suche danach zu eng eingrenzt. Diejenigen, die Viren wirklich verstehen, wissen, dass sich ein Virus wahrscheinlich am besten mit einem Teil eines Computercodes vergleichen lässt. Ja, wenn man ein ganzes Computerprogramm hat – so wie ein komplettes Virus –, dann ist das wahrscheinlich ein stabileres System. Aber man kann auch Zeichenfolgen eines Computercodes haben, die einen Computer durcheinanderbringen. Ich glaube, in ähnlicher Weise braucht es oft kein vollständiges Virus, sondern vielleicht nur ein paar Hundert Basenpaare aus der Virushülle, um die Immunfunktion zu beeinträchtigen. Wir bezeichnen sie als Viruspartikel und tun so, als ob sie unschädlich seien, aber ich glaube, dass diese Ansicht wahrscheinlich falsch ist.

Ich glaube, Teh-Jeang war darüber beunruhigt. Er fing an das zu verstehen. Am Anfang behielt er seine Zweifel wahrscheinlich für sich. Dann wird er angefangen haben, seine Bedenken mit ein paar engen Freunden zu besprechen, mit Leuten, die in der Lage waren, die Wissenschaft und die Politik zu begreifen – wie beispielsweise sein Boss Tony Fauci. Es gibt drei Menschen, die ich mit dem zusammenfassen würde, was Frank Ruscetti die „Unheilige Dreieinigkeit der Wissenschaft“ nennt, und das sind Harold Varmus, Francis Collins und Tony Fauci. Wann immer man sich fragt, warum die Wahrheit auf einem entscheidenden Gebiet der öffentlichen Gesundheit nicht berichtet wurde, wird man wahrscheinlich die Fingerabdrücke dieser drei Herren am Tatort finden.

Wie wird Fauci geantwortet haben? Vielleicht versuchte er Teh-Jeang davon zu überzeugen, dass seine Ängste unbegründet waren. Aber Teh-Jeang würde darauf beharren. Er würde Fakten haben wollen. Fauci hatte keine anzubieten, und wenn er gelogen hätte, hätte Teh-Jeang diese Lügen durchschaut. Das System ist auf kluge Leute angewiesen.

Aber um solche Leute ins Spiel zu bringen, muss man sie auch dazu bringen, an das zu glauben, was sie tun. Es entsteht eine Schieflage, wenn man etwas Unethisches vorhat.

Jeder Wissenschaftler möchte davon ausgehen, dass die eigene Arbeit integer ist. Einen Wissenschaftler als Lügner zu bezeichnen, ist das schlimmste Schimpfwort, das man äußern kann. Ich bin fest davon überzeugt, dass Fauci und sein Stellvertreter Teh-Jeang in einer Sackgasse gelandet sind. Was passierte, nachdem dieser Punkt erreicht war? Ich kann es Ihnen nicht sagen. War Teh-Jeang beschämt über das, was er getan hatte? Als Chinese war die Ehre etwas sehr Wichtiges für ihn.

Hatte er etwas getan, wofür er sich schämte?

Oder hat Fauci, nachdem ihm klar geworden war, dass Teh-Jeang nicht umgedreht werden konnte, jemanden angerufen und einen Befehl gegeben? Drohte Teh-Jeang abtrünnig zu werden? Fauci mochte vielleicht nicht wissen, was genau, wohl aber, dass etwas passieren würde.

Es gibt ein Gerücht, Teh-Jeang habe einen Abschiedsbrief hinterlassen, der von der Polizei der National Institutes of Health konfisziert worden sei.

Ich frage mich, ob er der zerrissenen Mitteilung ähnelt, die man in Vince Fosters Aktentasche gefunden hat.

* * *

Wie lange hat es schon verdächtige Todesfälle in der staatlichen Wissenschaft gegeben? Ich wünschte, ich könnte sagen, das sei neues Phänomen. Ich vermute, das ist es nicht.

Wie ich bereits erwähnte, habe ich von 1983 bis 1986 mit Frank Ruscetti im Biological Response Modifiers Program am Fort Detrick in Maryland gearbeitet. Es war in der Anfangszeit der HIV-Forschung, und ich war eine Laborantin, die die meiste Zeit in einer Einrichtung der biologischen Sicherheitsstufe 3 arbeitete. Das war wahrscheinlich eine gute Sache, als ans Licht kam, welche Chemie- und Biowaffen hier benutzt und in der Basis gelagert wurden. Das Gebäude, in dem ich arbeitete, ist früher einmal benutzt worden, um waffenfähiges Anthrax zu testen. Es war ein anheimelnder Ort.

Ich erwischte einen leitenden Wissenschaftler dabei, wie er seine Daten fälschte, und meldete ihn dem Leiter des Programms. Ich war dann diejenige, die zusammengestaucht wurde. Dieser Vorfall veranlasste mich dazu, meine Arbeit für die Bundesregierung einzustellen und eine kurze Zeit in der Welt der Wirtschaft bei Upjohn zu verbringen.

Wenn ich auf meine Zeit in Fort Detrick zurückblicke, werden mir etliche Dinge klar.

1985 waren wir inmitten der hitzigen HIV-AIDS-Forschung und jeder wusste, da waren Nobelpreise zu gewinnen. Es gab Milliarden an Dollar für Behandlungen und Millionen von Menschen, die wütend von uns forderten, eine Antwort auf ihre tödliche Krankheit zu finden. Ich erinnere mich, mehrmals auf Tagungen gewesen und durch ACT-UP-Proteste gelaufen zu sein, in denen Leute uns anschrien, wir würden uns nicht um sie kümmern und über das lügen, was sie wirklich krank machte. Ich war Mitte zwanzig, und in meiner Naivität glaubte ich, dass wir alles taten, was möglich war.

Natriumazid ist eine üble Chemikalie, die die Atmungskette ausschaltet, sodass man keinen Sauerstoff mehr bekommt. Man ertrinkt buchstäblich in den eigenen Sekreten. Eine Laborantin nahm sich etwas von diesem Natriumazid aus dem Labor, ging in den nahegelegenen Park, setzte sich auf einen Stein und trank das Zeug und brachte sich auf diese Weise um. Und ich habe schon von dem Postdoc berichtet, einem Japaner mit Frau und zwei Kindern, der angewiesen wurde, Daten zu fälschen. Auch er starb, nachdem er Natriumazid getrunken hatte.

Sie haben das Natriumazid schließlich aus dem Labor entfernt.

Ich habe den größten Respekt vor den Absichten von Menschen, die ein Leben in der Wissenschaft führen wollen. Ich bin wütend über diejenigen, die Verrat begehen an der Suche nach der Wahrheit. Ich glaube, es ist recht einleuchtend, dass ehrliche Menschen, die über die Korruption stolpern, so in Verzweiflung geraten können, dass sie sich selbst umbringen.

Aber ich denke, es ist wahrscheinlich, dass es Methoden gibt, um mit denen umzugehen, die nicht bereit sind, dem offiziellen Plan zu folgen. Ich sage nicht, dass es keine Zeiten in meinem Martyrium gegeben hätte, in denen ich nicht absolut verzweifelt gewesen wäre. Aber um das hier festzuhalten: Ich werde mich niemals umbringen.

* * *

Setzen sich diese verdächtigen Todesfälle von führenden Ärzten und Wissenschaftlern bis zum heutigen Tage fort?

Ja, das tun sie.

Im Januar 2018 veröffentlichte ein Autor namens Baxter Dmitry einen Artikel, in dem er behauptete, ein leitender Wissenschaftler an den Centers for Disease Control habe ihm Folgendes gesagt: „Einige der Patienten, denen ich die diesjährige Grippeimpfung gegeben habe, sind gestorben. Es ist mir egal, wer Sie sind, das macht mir unglaubliche Angst. Wir haben überall im Land beobachtet, dass Leute an der Grippe gestorben sind, und das Einzige, was sie alle gemeinsam hatten, war, dass sie die Grippeimpfung erhalten hatten."[8]

Am 12. Februar 2018 verließ Dr. Timothy Cunningham früh seine Arbeitsstelle bei den Centers for Disease Control und behauptete, es ginge ihm nicht gut. Wenn wir den Nachrichten glauben können, zog er, nachdem er zu Hause ankam, seine schwarzen Joggingschuhe an, ging laufen und verschwand.

Dmitry deckte dann auf, dass dieser anonyme Arzt von den CDC kein anderer war als Dr. Timothy Cunningham. Als die *NBC*-Nachrichten eine Woche später von dem mysteriösen Verschwinden berichteten, bekamen sie von Joe Carlos, einem Freund Cunninghams aus den Zeiten am Morehouse College, das Folgende erzählt. Die beiden wollten zu einer Gala am Morehouse College gehen. Carlos erinnerte sich:

> „Unser letztes Gespräch in der Woche davor drehte sich darum, vorher auszugehen und uns dann beim Empfang der Prominenten zu amüsieren", sagte Carlos. „Ich kann für mich selbst sagen und auch für so viele meiner Kommilitonen, das ist sehr, sehr schockierend."
>
> Cunninghams Freunde beschrieben ihn als eigensinnig, optimistisch und glücklich, und sie betonten seine Zuverlässigkeit.
>
> „Er hat diese makellosen Berichte über seinen beruflichen Werdegang und diesen beruflichen Hintergrund, und dann ist er auch der Typ, den man fragen kann, ob er einem beim Umzug hilft oder am Ende eines langen Arbeitstages mit einem essen geht", sagte Calloway, der Cunningham auch aus dem College kannte und mit ihm über die Jahre hinweg eine enge Freundschaft gepflegt hatte.[9]

Im Oktober 2017 wurde Dr. Cunningham vom *Atlanta Business Chronicle* als einer der „40 unter 40-jährigen Preisträger" bezeichnet und gab dort ein Interview.

Als er über seine Arbeit befragt wurde, sagte er:

> Ich habe das große Glück, das, was ich tue, gern zu machen. Das heißt nicht, dass es immer leicht ist, aber meine Begeisterung für die Arbeit hilft mir durchzuhalten, wenn es einmal schwierig wird. Mein Rat ist, tun Sie das, was Sie gerne machen. Und machen Sie gerne, was sie tun. Geben Sie nicht auf. Machen Sie weiter. Stehen Sie in schwierigen Zeiten alleine wieder auf und

> lernen Sie daraus. Und schließlich und endlich, nehmen Sie sich in den guten Zeiten Zeit zum Feiern.[10]

Cunningham wurde auch gefragt, welche Fähigkeiten und Eigenschaften eine Person unter vierzig in ihre Arbeit einbringen kann, um die Zusammenarbeit zu bereichern. Er antwortete: „Seien Sie flexibel. Gehen Sie über Ihre bisherigen Denkmuster hinaus. Seien Sie sich Ihrer eigenen Vorurteile bewusst. Seien Sie aufgeschlossen und bereit zu lernen. Öffnen Sie sich, um Menschen kennenzulernen, die anders sind als Sie, und machen Sie sich ihnen ebenfalls bekannt." Hört sich sehr stark nach meinem Vorgehen in der Wissenschaft an.

Am 3. April 2018, mehr als sieben Wochen nach seinem Verschwinden, entdeckte ein Fischer am Chatahoochee River einen Leichnam, der sich im Schutt verfangen hatte. Es war Dr. Timothy Cunningham.

In seinem letzten Gespräch mit seiner Schwester Tiana hatte Cunningham ihr gesagt: „Du musst die Dinge selbst herausfinden."[11] Tiana erinnerte sich später daran, dass ihr Bruder paranoid geklungen habe.

In einem ausführlichen Artikel des *Atlanta Journal-Constitution* vom 4. Juni 2018 begann eine neue Schilderung von Timothy Cunningham aufzutauchen:

> Für diejenigen, die ihn am besten kannten, war Timothy Cunningham ein gebildeter, motivierter Karrieremensch, der glaubte, das Ziel seines Lebens bestünde darin, das Leben anderer zu verändern. Aber in seinem Privatleben kämpfte Cunningham mit seiner Sexualität, war verärgert, dass er nicht befördert wurde und hatte eine chronische Erkrankung. Das berichteten Familie und Freunde der Polizei in Atlanta.
>
> Es ist jetzt kein Mysterium mehr, wie der Epidemiologe der Centers for Disease Control and Prevention starb. Cunningham beging laut dem Büro des Gerichtsmediziners von Foulton County Selbstmord, indem er sich ertränkte.[12]

Kann sein.

Aber ich glaube das einfach nicht. Insbesondere nach all dem, was ich 2011 durchgemacht habe. Die Ereignisse waren so ähnlich, dass mir die Haare zu Berge standen. Ich schaudere, wenn ich daran denke, was hätte passieren können, wenn wir nicht Baby Jonah, diesen 13-Fuß-Boston-Whaler gehabt hätten. Und was ist mit Bradstreet, den man ebenfalls tot in einem Fluss gefunden hatte? Cunningham war beliebt, kultiviert, hatte zwei Abschlüsse von Harvard und eine leitende Position im US Public Health Service, hatte sich um die Ebola- und Zika-Ausbrüche gekümmert und um den Supersturm Sandy. Ich fordere Sie auf, sich ein Foto von diesem gut gebauten, fünfunddreißigjährigen Afroamerikaner in seiner Kapitänsuniform anzusehen, wie er vor einer amerikanischen Flagge und der des US Public Health Service steht. Versuchen Sie einmal, darauf eine zerbrechliche Seele zu sehen.

Sehen Sie, wie der Artikel im *Atlanta Journal-Constitution* Verwirrung stiftet?

Das ist wie eines dieser Horoskope, in denen Sie so viele Dinge über sich gesagt bekommen, das Sie bei einer Sache bestimmt das Gefühl haben, das könnte passen.

Er wusste nicht, ob er homosexuell ist oder nicht! Deshalb hat er sich umgebracht?

Er hat diese Beförderung nicht bekommen! Deshalb hat er sich umgebracht?

Er hatte eine mysteriöse, nicht näher bestimmte „chronische Erkrankung", wegen der er Medikamente nahm. Deshalb hat er sich umgebracht? Nun gut, was war das für eine chronische Erkrankung? Schuppenflechte?

Ich neige dazu zu glauben, dass die Antwort eher in etwas zu finden ist, was in einem Artikel der *Washington Post* einige Wochen nach Cunninghams Verschwinden angedeutet wurde:

> Die Ermittlungsbeamten sind verwundert, als sie die „extrem ungewöhnlichen" Umstände um den Vermisstenfall Timothy Cunningham herum durcharbeiten, einen Forscher, der am 12. Februar verschwand, kurz nachdem er gehört hatte, dass er bei einer Beförderung in den Centers for Disease Control and Prevention (CDC) nicht berücksichtigt worden war.
>
> Cunningham, 35, sagte seinen Kollegen, es ginge ihm nicht gut und verließ seinen Arbeitsplatz bei den CDC in Atlanta, kurz nachdem er mit seinem Dienstvorgesetzten darüber gesprochen hatte, warum er nicht befördert wurde, so der Polizeimajor Michael O'Connor von der Polizei in Atlanta gegenüber den Reportern.[13]

Ich würde gerne den Grund dafür wissen, warum Cunningham bei der Beförderung übergangen wurde.

War es deshalb, weil er sagte, dass die Grippeimpfung Leute umbrachte?

Es könnte durchaus dazu führen, bei einer Beförderung im öffentlichen Gesundheitswesen übergangen zu werden, wenn sich herausstellt, dass man Bürger umbringt und darüber mit neugierigen Reportern spricht.

* * *

Wie weit wird unsere Regierung gehen, um Angehörige von Gruppen zu attackieren, die sie als ihre innerstaatliche Opposition wahrnimmt? Mit anderen Worten, welche Mittel wird die Regierung der Vereinigten Staaten gegen ihre eigenen Bürger einsetzen? Das ist keine Frage einer Auseinandersetzung zwischen verschiedenen Parteien. Es ist eine Frage von Macht.

Ich neige dazu zu glauben, dass ein Blick in die Vergangenheit uns helfen kann, solche Fragen zu beantworten.

Wenn jemand eine Grenze überschritten hat, erwarten wir, dass diese Person bestraft wird.

Wenn wie üblich vorgegangen wird, können wir erwarten, dass die Identität dieser Personen nicht preisgegeben wird, selbst wenn die Taten aufgedeckt werden.

Am 21. November 1964 schickte das Federal Bureau of Investigation (FBI) einen Brief an den Sprecher der Bürgerrechtsbewegung Martin Luther King Jr. und drängte ihn, Selbstmord zu begehen. Beigelegt war eine Tonaufnahme von seinen angeblichen sexuellen Abenteuern mit Frauen. King sollte in wenigen Wochen nach Schweden reisen, um dort den Friedensnobelpreis für seine Arbeit zur Beendigung der Rassentrennung zu erhalten.

Im Jahr 2014 druckte die *New York Times* eine fast unredigierte Kopie dieses Briefes ab. Die Führungsriege des FBI wollte King offensichtlich glauben machen, dass dieser Brief von einem Menschen kam, der ebenfalls Afroamerikaner war.

> Angesichts deines minderwertigen, abnormen persönlichen Verhaltens werde ich deinen Namen weder mit einem Herrn noch einem Reverend oder einem Dr. würdigen. Und dein Nachname erinnert nur an die Art von König

> wie Heinrich VIII. mit seinen unzähligen Ehebrüchen und unmoralischen Handlungen, die niederträchtiger waren als die eines Tieres.
>
> King, schau in dein Herz. Du weißt, dass du ein kompletter Schwindler und eine Bürde für uns alle, für alle Neger bist. Die Weißen in diesem Land haben selbst genug Freunde, aber ich bin sicher, dass sie derzeit keinen haben, der dir in irgendeiner Weise gleichkommt. Du bist kein Geistlicher und du weißt das. Ich wiederhole, du bist ein kolossaler Betrüger und noch dazu ein böser und voller Laster. Du kannst nicht an Gott glauben und dich so verhalten wie du es tust. Du glaubst eindeutig nicht an irgendwelche moralischen Prinzipien.

Die nächsten drei Abschnitte sprühen vor Hass und greifen Dr. Kings Charakter und seine christlichen Werte an und machen sich über seine Diplome und Ehrungen lustig. Noch einmal, diese Art des Dialogs ist auf gespenstische Weise dem ähnlich, was über mich geschrieben wird. Mein Doktortitel wurde aus meinem Namen entfernt und es sieht so aus, dass die Arbeit meines gesamten Lebens gestohlen wurde, während andere wie Coffin und Lipkin aus unseren Entdeckungen Profit zu schlagen scheinen, indem sie unsere Daten und Patente als ihre eigenen veröffentlichen. Das FBI und andere Funktionäre auf Bundesebene haben anscheinend bei alldem mitgemacht in dem Versuch, mich davon zu überzeugen, Selbstmord zu begehen, andernfalls aber meine Familie und meinen achtbaren Namen zu zerstören. Ob ich überrascht bin darüber, wie der Brief endet? Entscheiden Sie selbst.

> King, zu tun bleibt dir nur eins. Du weißt, was das ist. Du hast nur noch 34 Tage Zeit dafür (genau diese Zahl ist aus einem speziellen Grund gewählt worden, sie hat eine eindeutige praktische Bedeutung). Du bist erledigt. Es gibt für dich nur einen Ausweg. Du entscheidest dich besser dafür, bevor dein dreckiges, abnormes, betrügerisches Selbst vor der Nation entblößt wird.[14]

Klingt dieser Brief für Sie genauso psychotisch wie für mich? Das ist unser Federal Bureau of Investigation, wie es den prominentesten Führer der Bürgerrechtsbewegung unseres Landes dazu drängt, sich umzubringen, bevor er den Friedensnobelpreis erhält.

Fairerweise muss man festhalten, dass Dr. King kein vorbildliches Privatleben führte.

Genauso wenig wie Präsident John F. Kennedy oder Präsident Lyndon B. Johnson, die nach ihm kamen.

Aber das FBI hat niemals Briefe an Kennedy oder Johnson geschickt, in denen sie gedrängt wurden, Selbstmord zu begehen.

Ich weiß, dass viele diesen Brief des FBI an Dr. King nur durch das Prisma der Rassenbeziehungen in den 1960er-Jahren betrachten werden. Ich glaube aber, es geht um etwas Umfassenderes. Wenn der Einsatz einer solchen Taktik ein Fehltritt war, dann würde ich erwarten, dass die Person, die diesen Brief geschrieben hat, identifiziert und ihres Amtes enthoben wird, sie ihre Pension entzogen bekommt und strafrechtlich verfolgt wird.

Nichts dergleichen ist auch nur annähernd geschehen.

Dem Autor dieses abscheulichen Briefes wurde gestattet, ohne Bestrafung in der Versenkung zu verschwinden, genauso wie bis zum heutigen Tag niemand für die Verbrechen gezahlt hat, die gegen mich oder diese Patienten verübt wurden. Tatsächlich werden ihnen Millionen von Dollar an staatlichen Fördergeldern zugesprochen.

Es geht um eine größere Frage als nur um Rassismus oder die Korruption in der Wissenschaft. Es geht darum, wem ein Mitspracherecht zugestanden wird. Wem wird erlaubt, am Diskurs teilzunehmen?

Dr. Martin Luther King Jr. wurde am 4. April 1968 in Memphis, Tennessee, ermordet. Ich erinnere mich an den Tag, da es nur wenige Tage nach meinem zehnten Geburtstag war. Ich erinnere mich, darüber nachgedacht zu haben, wie es King in diesen letzten Monaten wohl ergangen war. Mein Großvater hatte gesagt, er habe gewusst, dass ihn diese Kugel eines Tages treffen würde. Er hatte den Schatten ihrer Flugbahn während der Demonstrationen und Kundgebungen gesehen, als Dr. King in Gefängnissen im Süden einsaß und als dann dieser Brief vom FBI zusammen mit den Tonaufzeichnungen kam.

Sie würden bald kommen, um ihn zu holen.

Es war nur eine Frage der Zeit.

Und dennoch blieb er standhaft.

Wir müssen das Gleiche tun.

KAPITEL 4

Das Schicksal der Kämpfer gegen die Finsternis

Mein Anwalt Mike Hugo hatte, so erzählt er, das erste Mal von mir gehört, als er einen Anruf von einem Anwalt in Südkalifornien bekam, mit dem er den Fall diskutierte.

Der Anwalt sagte: „Hallo Mike. Ich habe da diesen Fall. Er ist vielleicht der schwierigste, den du je gesehen hast. Und ich weiß nicht, ob der Fall so schwierig ist, weil die Klientin so emotional und so gequält ist von den Tatumständen, dass sie Schwierigkeiten hat, sich zu artikulieren oder so etwas. Sie ist wirklich brillant. Aber was ihr passiert ist, ist so bizarr, dass du der Erste bist, an den ich gedacht habe. Weil du doch solche bizarren Fälle magst."

„Okay", sagte Mike, von dieser Einführung neugierig geworden. Der andere Anwalt erzählte ihm, was er über den Fall wusste, über meinen Hintergrund: Wie ich ohne Haftbefehl verhaftet, für fünf Tage inhaftiert und dann wie von Zauberhand entlassen wurde, als mein früherer Arbeitgeber, ein reicher Mann, der im Wahlkampf für US-Senator Harry Reid gespendet hatte, der Polizei gesagt hatte, sie sollten mich freilassen.

Mike erfragte alle Sachverhalte, die er von diesem Anwalt bekommen konnte, und rief mich dann an. Wir haben viele Stunden telefoniert. Ich rede manchmal viel, tut mir leid, Mike.

Unser Buch *Die Pest* ging gerade in den Satz, und so schickte ich ihm eine PDF-Datei davon. Ich sandte ihm auch eine Kopie meiner Klageschrift nach 42 U.S.C. § 1983, die ich in eigener Sache beim Gericht eingereicht hatte. Es war mir nicht gelungen, vor dem Einreichen der Klageschrift einen Anwalt zu finden, aber einige meiner Freunde, die Anwälte sind, hatten mir allgemeine Orientierungshilfen gegeben. Das Problem bestand darin, dass sie keine Prozessanwälte waren, und die Tatbestände meines Falles waren recht ungewöhnlich.

Mike fand die Klageschrift unzureichend verfasst und verwirrend. Ich stimmte ihm zu. Ich war eine Wissenschaftlerin, keine Juristin. Wir überlegten, einen Antrag auf Ablehnung meiner Klage einzureichen, und Mike hat vor dem Richter ganze Arbeit geleistet.

Später erklärte Mike: „Eine unzureichend verfasste Klageschrift enthält üblicherweise eine Menge Fakten. Wenn man eine gute Klageschrift verfasst, dann sollte sie nicht mehr als drei Seiten haben."

Als Mike vor dem Richter erschien, sagte er ganz unverblümt: „Ich bin vollkommen verwirrt. Ich bitte das Gericht, mir heute keine Fragen zu stellen und mir Gelegenheit zu geben, die Klageschrift neu zu schreiben. Ich muss mit meiner Klientin sprechen und herausfinden, worum es bei diesem Fall wirklich geht."

Der Richter schien durch Mikes Offenheit erleichtert zu sein und gewährten ihm die Zeit, die er brauchte, um die Klageschrift abzuändern.

* * *

Es gibt auf der ganzen Welt wahrscheinlich keinen besseren Anwalt als Mike Hugo, um zu verstehen, was in meinem Fall geschah.

Mike hatte 1975 seinen Bachelorabschluss am Boston College gemacht und 1983 sein Hochschulexamen an der New England Law School mit magna cum laude bestanden. Bei seinen ersten Fällen nach Abschluss der Universität ging es um Impfstoffe, insbesondere um den alten DPT-Impfstoff (Diphtherie-Keuchhusten-Tetanus), der am Ende wegen der vielen schlimmen Reaktionen vom Markt genommen wurde. Nach dem ersten Fall hatte er innerhalb eines Jahres mehr als hundert Fälle von Impfschäden und einmal hatte er um die fünfhundert Fälle von DPT-Schadensfällen zu bearbeiten. Zu dieser Zeit baute er auch eine Praxis auf, die Fälle von Frauen bearbeitete, die angaben, durch ihre Brustimplantate aus Silikon gesundheitliche Probleme bekommen zu haben.

Ein Kollege und Freund von Mike befasste sich mit einer Umweltklage und verklagte zwei große Unternehmen, W. R. Grace und Beatrice Foods. Dieser Fall wurde als der Woburn-Fall bekannt, der schließlich zu einer der größten Geldstrafen für Umweltschäden führte, die jemals einem Unternehmen auferlegt wurde. Die Unternehmen versuchten, diesen Anwalt finanziell zu ruinieren, und Mike wurde klar, dass er die Einnahmen, die er aus seinen Impfschaden- und Brustimplantat-Fällen erzielte, nutzen konnte, um diesem Anwalt zu helfen.

Dieser Anwalt war Jan Schlichtmann, dessen Geschichte in dem Film *A Civil Action* [*Zivilprozess*] von 1998 sowie in dem bekannten Buch gleichen Namens erzählt wird. Im Film wurde er von John Travolta dargestellt und Jan kommentierte dies bekanntlich so: „John Travolta hat mehr Geld damit verdient, mich zu spielen, als ich je damit verdient habe, mich selbst zu spielen.“ [1]

Das ist eine ziemliche Untertreibung.

Irgendwann hatte Schlichtmann 114 Dollar auf seinem Bankkonto und eine Million Schulden. Nervenzusammenbrüche kommen bei Menschen häufig vor, die versuchen, die Welt zu verändern. Jan ging es da nicht anders, und nach seiner Niederlage im Woburn-Fall floh er aus Boston nach Hawaii und lebte im Krater des Haleakala, wo er anfing, energiesparende Glühbirnen zu verkaufen.[2] Erst nach Jans Niederlage im Woburn-Fall führte die Bundesregierung eine gründliche Untersuchung der Klagen durch, welche dann zu den Rekordgeldbußen führte.

In den Jahren, in denen Jan den Woburn-Fall vorbereitete, war er dazu in der Lage, weil Mike mit den Prozessen um Impfschäden und Brustimplantate Geld verdiente. Mike ist wegen des Woburn-Falls auf vielen finanziellen Verpflichtungen sitzen geblieben, von denen einige bis zum heutigen Tag andauern.

* * *

Die Impfschaden-Fälle waren für Mikes Praxis zwar lukrativ, aber anstrengend.

Das war in den Tagen vor der Verabschiedung des National Childhood Vaccine Injury Act von 1986 [dem nationalen Entschädigungsprogramm für Impfschäden], der alles verändern würde. Mike sagte, es gab acht Anwälte im ganzen Land, die diese Fälle bearbeiteten. Sie trafen sich regelmäßig, um Vorgehensweisen und Taktiken zu besprechen. Ihre wichtigsten Experten waren Dr. Kevin Geraghty, ein Arzt aus Nordkalifornien, der Forschungsstipendien in Allergologie und Immunologie an der University of Chicago und der University of California in San Francisco erhalten hatte; Dr. Arthur Zahalsky, der an der City University of New York unterrichtete und Vorsitzender des Department of Biological Sciences an der Southern Illinois University-Edwardsville war; und Dr. Mark Geier, Genforscher im Bereich Geburtshilfe an den National Institutes of Health.

Mike erinnerte sich: „Wir saßen zusammen und verglichen die Aufzeichnungen unserer Fälle und was unsere Experten sagten und bereiteten uns gegenseitig für unsere nächsten Schritte vor. Das entwickelte sich so, dass wir unsere Fälle gegenseitig analysierten und uns gegenseitig unterstützten. Einer hatte einen Experten als Zeugen, den der andere vielleicht nicht kannte. Wir zogen alle am gleichen Strang. Wir mussten alle gewinnen. Wir konnten uns keine Niederlage leisten, weil wir zeigen mussten, wie schlimm dieser Impfstoff war."

Der Prozess um den Impfstoff war brutal und zeigte Mike ein Ausmaß an Fehlverhalten, das er nicht für möglich gehalten hatte. Das Schlimmste war ein Cluster von elf Fällen von plötzlichem Kindstod in Tennessee infolge des DPT-Impfstoffs, der von Wyeth Laboratories hergestellt worden war. Die Wahrheit wurde von einem Gerichtsmediziner aufgedeckt, der zu den Krankengeschichten der elf gestorbenen Kinder die richtigen Fragen stellte.

Bei der Offenlegung von für den Rechtsstreit bedeutsamen Urkunden entdeckte Mike eine innerbetriebliche Mitteilung von Wyeth vom 27. August 1979, die vom Leiter der Impfstoffabteilung des Unternehmens, einem Dr. Alan Bernstein, abgeschickt worden war. Während schon die Anzahl der von diesem Impfstoff verursachten Todesfälle schockierend war, war die Anzahl der gehirngeschädigten Kinder noch höher. Das waren die Fälle, die Mike in den frühen 1980er-Jahren bearbeitete.

Die innerbetriebliche Mitteilung begann mit der Anerkennung der Tatsache, dass der Impfstoff zum Tod einer bestimmten Anzahl von Kindern führen könne, weshalb man entschied, nie mehr als zweitausend Dosen des Impfstoffs in ein bestimmtes großstädtisches Gebiet zu schicken. Damit sollte eine Situation vermieden werden, in der in einer begrenzten geografischen Gegend viele Kinder innerhalb einer kurzen Zeit starben.[3] Auf diese Weise würde man ein oder zwei Kinder in Boston haben, die starben, eines oder zwei in New York, ein paar in Philadelphia und ein paar in Nashville, aber in keiner einzelnen Gegend genug, um eine Panik auszulösen. Babys würden sterben oder schwer geschädigt werden, aber für ihre Eltern und die lokalen Gesundheitsbehörden würde das, was passierte, ein Rätsel bleiben.

So zumindest hat Mike Hugo das interpretiert.

Als Mike Dr. Bernstein unter Eid aussagen ließ, griff er ihn mit aller Macht an. „Ich habe diesen Kerl so unnachgiebig über Stock und Stein gejagt, wie ich nur konnte. Ich habe ihn persönlich für die Todesfälle verantwortlich gemacht. Ich sagte, das Blut klebe an seinen Händen, nicht an denen von Wyeth. Ich hätte mich nicht dümmer anstellen können. Am nächsten Morgen sagte mir sein Anwalt: ‚Dr. Bernstein war die ganze Nacht mit Brustschmerzen im Krankenhaus. Ich hoffe, Sie sind jetzt zufrieden.' Ich antwortete: ‚Ich hoffe, Dr. Bernstein ist zufrieden damit, dass eine Herzattacke weniger schmerzhaft ist als zu sehen, wie das eigene Kind, das eben noch normal war, einen Hirnschaden bekommt oder stirbt.'"

Das Tempo war aufreibend. Mike ist oft Sonntagnacht aus Boston in die verschiedensten Städte geflogen – New York, Dallas, Chicago, Los Angeles –, dann am Freitagnacht zurück nach Boston, um sich nach anderthalb Tagen Erholung fertig zu machen und das Gleiche von Neuem zu beginnen. Eines Nachts erwachte er auf dem Fußboden eines Zimmers in einem Mariott Hotel in Salt Lake City, wo er sich für eidesstattliche Aussagen eine Woche lang aufhielt, und er weinte, weil er nicht wusste, wo er war oder warum. Er musste zum Zimmertelefon krabbeln und auf die dort vermerkte Adresse schauen, um zu realisieren, wo er war.

‚Was zum Teufel mache ich in Salt Lake City?', dachte er, bevor ihm klar wurde, dass er sich bereits zwei Tage lang für eidesstattliche Aussagen dort aufgehalten hatte und er noch drei weitere Tage vor sich hatte.

Mike hatte alle diese Fälle, die quer über das Land verteilt waren, als er von einem Anwalt in Washington, D. C., einen Anruf bekam. Dessen Kind war durch den DPT-Impfstoff gehirngeschädigt. Er sagte, er sei durch das Gerichtsverfahren durch und habe gewonnen, aber es sei einfach zu schwierig gewesen.

Etwas anderes müsse getan werden.

Die Prozesse um Impfschäden benötigten von der Anklage bis zur Urteilsfindung etwa sechs Jahre und kosteten etwa 150.000 Dollar. Mike erinnerte sich: „Du kommst an einen Punkt, an dem du genug weißt, um eine Entscheidung selbst zu treffen. Du musst nicht 25.000 Dollar für einen Kinderneurologen und einen Genetiker ausgeben. Wenn das Kind gesund geboren wurde und alles sich nach Plan entwickelt hat, alle Entwicklungsstufen erreicht wurden und dann plötzlich innerhalb von 24 Stunden nach einer DPT-Impfung diese Funktionseinbußen auftreten, dann weiß ich genug, um eine Klage einzureichen. Aber wenn du die Klage eingereicht hast, dann musst du all diese eidesstattlichen Erklärungen erwirken. Du musst alle Unterlagen analysieren. Du musst wissen, dass da in einer der Unterlagen etwas Merkwürdiges ist. Du musst dich in Hotels aufhalten, wo du manchmal mitten in der Nacht schweißgebadet auf dem Fußboden aufwachst. Und es kostet Geld, all das zu tun."

Aber oft wurde die Schädigung nicht sofort innerhalb von 24 Stunden offensichtlich. Ja, es gab Todesfälle, es gab Lähmungen, bei denen ein Kind plötzlich spastisch gelähmt war. Andere Schädigungen hingegen äußerten sich subtiler. „In manchen Fällen gingen die Kinder weiter zur Schule und eines Tages wurden die Eltern von den Lehrern zum Gespräch gebeten und ihnen wurde gesagt: ‚Ihr Kind macht nicht das, was die anderen Kinder machen.' Und in 99 Prozent der Fälle brechen die Eltern in Tränen aus, weil sie es die ganze Zeit gewusst hatten, aber nicht wahrhaben wollten. Aber jetzt haben sie es von einem Lehrer gesagt bekommen und da müssen sie etwas tun. Und das ist dann der Zeitpunkt, zu dem sie einen Anwalt wie mich anrufen."

Der Anwalt in Washington, D.C., sprach mit einigen Leuten im Kongress, wie man ein effizienteres und weniger belastendes System schaffen könnte, um eine Entschädigungszahlung für die Eltern von impfstoffgeschädigten Kindern zu erreichen. Hierfür wollte er Mikes Unterstützung erhalten. Mike dachte, dass jede Veränderung dieses Systems ein Fortschritt wäre.

Mike hat Hunderte von Stunden mit dem Kongressabgeordneten Henry Waxman und seinem Rechtsberater Tim Westmoreland verbracht, um eine vernünftige Gesetzesvorlage zu erarbeiten. Er ist unzufrieden mit dem, was dann mit diesem Gesetz passierte.

„Es muss einen Ausweg geben", sagte Mike und bezog sich dabei auf den National Childhood Vaccine Injury Act von 1986. „Wenn Eltern durch das Gerichtsverfahren gehen wollen, um zu beweisen, dass das Produkt mangelhaft war, dann muss man ihnen das auch ermöglichen. Sie müssen in die Lage versetzt werden, eine Entscheidung innerhalb von 240 Tagen zu bekommen oder auszusteigen. Das Gesetz sollte den Eltern innerhalb von 240 Tagen ein Urteil ermöglichen, sodass sie sich dann wieder der Versorgung ihres geschädigten Kindes zuwenden können. Derzeit dauert es drei oder vier Jahre und wir sind wieder da angelangt, wo wir angefangen haben. Es ist ein verrücktes System. Das muss sich ändern."

* * *

Mikes Jahre als Klägeranwalt haben auch seine Augen für eine weitere beunruhigende Entwicklung geöffnet, von der ich wage zu sagen, dass der Großteil der Öffentlichkeit davon nichts weiß: die Überwachung durch Unternehmen.

In einem seiner Fälle vertrat er Klienten aus Arkansas in einem Drogenfall. Seine Klienten lebten auf einer 20 Quadratkilometer großen Farm und ihr Zuhause war an einer Straßenkreuzung. An der einen Ecke war das Haus des Klienten. Die Eltern lebten in einem Haus auf der gegenüberliegenden Straßenseite. An einer anderen Ecke war die Scheune und an einer weiteren Ecke befand sich eine große Garage, in der sie ihre Traktoren hatten.

Malen Sie sich diese kleine ländliche Gemeinde in Arkansas aus und stellen Sie sich dann einen schwarzen Ford Crown Vic vor, der auf der Kreuzung parkt und tagelang einfach dasteht. Als der Klient Mike anrief und ihm von dem Auto erzählte, wusste Mike sofort, wer das war.

Mike rief den Anwalt der anderen Seite an, um sich über die Überwachung lustig zu machen. „Sie sollten Ihren Kerl da zumindest einen Traktor mieten lassen und ihm sagen, er soll dann bei Sears ein paar Schraubenschlüssel kaufen. Er könnte vorgeben, seinen Traktor zu reparieren. Dann würde er optisch viel besser reinpassen als ein Kerl in einem Crown Vic."

„Von Rechts wegen dürfen wir jeden überwachen, den wir überwachen wollen", antwortete der Anwalt in schroffem Ton. „Wir dürften sogar Sie überwachen."

„Ja, wenn Sie mich einholen können", gab Mike zurück.

Ein paar Tage später musste Mike für eine eidesstattliche Aussage von Boston nach Portland, Maine, fahren. Einer der anderen Anwälte bearbeitete einen Fall von einem Kind, das in einem Swimmingpool in einer Ferienanlage in Maine ertrunken war. Er fragte Mike, ob es ihm etwas ausmachen würde, zu dieser Ferienanlage zu fahren und ein paar Fotos von dem Pool und den Zugängen zu machen. Mike sagte, er würde das tun.

Bevor er an diesem Tag sein Haus verließ, hatte er seinen BMW X-5 vollgetankt, einen SUV mit einem 110-Liter-Tank, mit dem er eine Reichweite von etwa 800 Kilometern hatte. Als er auf der Interstate 95, einer Hauptverbindung, war, bemerkte er einen Wagen, den er für einen Chevy Escalade hielt. Er hatte einen ungewöhnlichen Bogen vom Führerhaus zur Ladefläche, und Mike fand ihn elegant. Er bezahlte die Maut auf der Autobahn, um nach New Hampshire zu kommen, und bemerkte, dass der Wagen hinter ihm war. Das Gleiche passierte, als er die Maut bezahlte, um nach Maine zu kommen.

Mike entschied sich, schneller zu fahren, um zu sehen, ob der Escalade ihm auch dann folgen würde, wenn er auf einem einsamen Streckenabschnitt auf 160 Stundenkilometer beschleunigte.

Der Escalade folgte ihm.

Dann beschloss Mike, den Wagen auf etwa 55 Stundenkilometer zu drosseln.

Der Escalade blieb immer noch hinter ihm.

„Okay, ich weiß, was da los ist“, sagte Mike zu sich selbst. „Machen wir uns einen Spaß daraus.“

Mike fuhr auf seinem Weg zu der Ferienanlage, in der er Fotos machen sollte, schnell an Portland vorbei, und der Escalade folgte. Mike machte seine Fotos und ging dann zu seinem Auto zurück. Er war in dieser Gegend von Maine aufgewachsen und hatte noch ein paar Stunden Zeit bis zu seiner eidesstattlichen Aussage. Er kannte auch einen Streckenabschnitt von etwa 80 Kilometern Länge, auf dem es keine Tankstelle gab, und er nahm an, dem Verfolger müsse bald das Benzin ausgehen.

Mike fuhr auf dieser abgelegenen Strecke in nordwestliche Richtung, und tatsächlich hatte der Escalade kein Benzin mehr. Mike beobachtete mit Vergnügen, wie der Fahrer an den Straßenrand fuhr. Mike drehte schließlich um, sodass er an dem liegen gebliebenen Fahrer vorbeifahren konnte. Als er langsam vorbeifuhr, schenkte er dem Kerl ein dreckiges Grinsen, hupte und zeigte ihm den Mittelfinger.

Das war zu einer Zeit, als Mobiltelefone noch recht unüblich waren. Mike hatte eines, aber er wusste nicht, ob der Typ, der ihn überwachte, auch eines hatte. Mike rief den Anwalt in Kalifornien an und sagte: „Ihr Kumpel konnte nicht mit mir mithalten. Er hat kein Benzin mehr." Mike gab dem Anwalt den ungefähren Standort durch und sagte: „Sie sollten vielleicht einen Abschleppwagen schicken."

Es gab andere Vorkommnisse, die vielleicht weniger Furcht einflößend, aber genauso beunruhigend waren wie ein Auto an der Stoßstange kleben zu haben, wenn man mit 160 Stundenkilometern eine Autobahn entlang rast.

Im Land umherzureisen und eidesstattliche Erklärungen abzunehmen ist ein einsames Leben, und da Anwälte in jeder Hinsicht Kämpfer für die Sache ihrer Klienten sind, gibt es oft einen gegenseitigen Respekt zwischen den Kombattanten. Sie mögen sich tagsüber während der Zeugenaussage mit allen Mitteln bekämpfen, aber nachts sind sie nur ein paar Kerle, die in einem Hotel weitab von Familie und Freunden feststecken.

In einem Fall gegen den Hersteller von Rezulin, einem Diabetesmedikament, das Nieren- und Leberversagen verursachte, bereitete sich Mike darauf vor, eine Zeugenaussage zu machen, und der Anwalt der Gegenseite fragte ihn, wo er denn untergekommen sei. Mike antwortete, er gehe immer in ein Mariott Hotel und er würde in einem der Häuser dieser Kette vor Ort absteigen.

Der Anwalt antwortete: „Wir sind alle im Chesterbrook Embassy Suites. Warum kommen Sie nicht auch da hin? Am Abend können wir dann zusammen etwas trinken oder vielleicht zusammen essen und den Tag noch einmal durchgehen?"

Mike dachte: „Was zum Teufel, wem kann das schaden?"

Eines Nachts, mitten in einer Woche voller Zeugenaussagen, sprach er mit einem seiner Partner über eine Reihe von Studien, die er am nächsten Tag in der Zeugenvernehmung zur Sprache bringen wollte. Am nächsten Tag jedoch schien der Zeuge während seiner Aussage allzu vertraut mit den Studien, die er vorbereitet hatte.

Mike beantragte eine Pause und ging dann in sein Hotelzimmer. Er ging zum Telefon, schraubte die Sprechmuschel ab und sah, dass im Hörer ein Abhörgerät eingebaut war. Er machte Fotos, schraubte die Sprechmuschel wieder zu und checkte aus dem Hotel aus.

Ein paar Wochen später bekam Mike einen Anruf von einem seiner Anwaltskollegen, der auch einen Impfschadensprozess gegen Wyeth bearbeitete. Der Anwalt fragte Mike, ob er ein bestimmtes Dokument habe, das ihm bei diesem Prozess hilfreich sein könnte.

„In welchem Hotel bist du?", fragte Mike.

„Embassy Suites", antwortete der Anwalt.

„Lass mich raten", sagte Mike. „Du bist im Zimmer 585."

„Ja, woher weißt du das?"

„Leg das auf und ruf mich von einem Münztelefon außerhalb an und ich werde es dir erklären."

Jetzt mögen manche Leute denken, dass solche Geschichten einer schlechten Vergangenheit angehören, aber Mike behauptet, er bekomme auch heutzutage immer wieder solche Sachen von Anwälten zu hören. Einer seiner Freunde, der einen Fall gegen General Motors verfolgte, behauptet, die Anwälte von General Motors würden seine Gespräche über das On-Star-System abhören.

Kent ist tief verunsichert von all diesen Behauptungen und betrachtet diese Überwachung als vergleichbar mit der Mafia, die ungestraft die Bundesregierung abhört. Dadurch wird die Öffentlichkeit geschädigt, denn diese Unternehmen operieren außerhalb des Gesetzes in einer Art und Weise, die sich die Gestalter unseres Rechtssystems niemals hätten vorstellen können.

Mike betrachtet die Situation anders: „Ich denke, dass sie ihr Unternehmen vor Fällen wie diesem ersten Vioxx-Urteil schützen wollen, das sie 242 Millionen Dollar gekostet hat. Oder das erste Urteil zu den Brustimplantaten mit über 40 Millionen Dollar Entschädigungszahlung. Weil sie alles, was sie können, tun müssen, um ihre Kapitalanlagen zu schützen. Ich bin mir nicht sicher, ob das Ziel der Überwachung darin besteht, die öffentliche Gesundheit und Sicherheit zu untergraben. Es geht darum, den Rechtsstreit zu untergraben, den du anstrengen und mit dem du an ihr Geld willst. Wir reden hier über viel Geld. Du kannst in die Zeitung schauen und etwas über den vor Kurzem verfügten Vergleich über sechs Milliarden Dollar mit Johnson and Johnson wegen Asbest in Babypuder lesen. Das ist ein aktuelles Verfahren. Sie müssen ihr Geld verteidigen. Wenn du sie fragst, ist da nichts Falsches an dem, was sie tun. Sie schützen ihre Investoren, ihre Kapitalanlagen und ihren Vorstand und das ist alles, worum es geht."

Ich lasse Sie ihre eigenen Schlussfolgerungen ziehen, aber es scheint, dass dies zwei Seiten in einer entscheidenden Debatte sind, über die wir alle eine Meinung haben sollten.

* * *

Eines der überraschendsten Dinge bei Mike Hugo ist, wie er die Fehler seiner eigenen Seite und ebenso die der Unternehmen sehen kann, mit denen er sich oft in einem Streit wiederfindet.

Die vielleicht größte Herausforderung, vor der ein Produkthaftungsanwalt steht, wenn er einen neuen Prozess anstrengt, ist das, was als Daubert-Standard bezeichnet wird. In der Theorie ist das alles sinnvoll. Das Rechtssystem möchte gewährleisten, dass im Gerichtssaal Wissenschaft von guter Qualität vorgetragen wird. Anwälte sind keine Wissenschaftler. Jedoch wird von den Unternehmen viel mehr Geld für Forschungen zur Verfügung gestellt, die die Sicherheit ihrer Produkte aufzeigen sollen, als für diejenigen, die ihre Gefahren erforschen. Ich glaube nicht, dass irgendjemand das vernünftigerweise bestreiten kann.

Wenn man eine neue Schadenforderung in Bezug auf die Gefährlichkeit eines Produkts stellt, dann muss man sich sicher sein, solide Forschungsergebnisse auf seiner Seite zu haben. Denn wenn ein Urteil unter dem Daubert-Standard gefällt wurde, kann es mehrere Jahre dauern, bis ein Gericht eine erneute Klage zulässt. Da steht man als Anwalt nun da mit diesen Klienten, die glauben, ein bestimmtes Produkt habe sie geschädigt, und man glaubt das auf der Grundlage der Beweise, die man angesehen hat, auch selbst, aber man macht sich Sorgen, ob man das auch vor Gericht beweisen kann. Es gibt mehr Wissenschaftler, die für Geld für die Unternehmen forschen, als Wissenschaftler, die auf ihre eigenen Ressourcen zurückgreifen, um Forschung zur Sicherheit zu finanzieren.

Man muss warten, bis die wissenschaftlichen Beweise absolut zwingend sind. Wenn man das nicht tut, dann verkorkst man es für die nächsten Jahre für alle, die eine ähnliche Produkthaftungsklage einreichen wollen.

Einmal vertrat Mike 1.800 Frauen, die gesundheitliche Probleme im Zusammenhang mit ihren Silikonimplantaten hatten. Die wissenschaftlichen Beweise für die Entstehung gesundheitlicher Probleme waren sehr solide für den Fall, dass ihre Brustimplantate undicht waren. Aber Mike fand auch schwerwiegende gesundheitliche Probleme bei Frauen, deren Brustimplantate nicht geplatzt waren. Es gab Autoimmunprobleme wie das Raynaud-Syndrom, Lupus erythematodes und schwerwiegende Hautkrankheiten, bei denen das Gewebe angegriffen und hart wurde und man alle Haut des Körpers verlieren konnte.

„Mir wurde ein Videotape von einer Frau zugesandt. Sie hatten sie tatsächlich auf ein Bett mit lauter Hochdruckverneblern, wie in einem Garten, gelegt, weil sie buchstäblich keine Haut mehr auf ihrem Körper hatte", erinnerte sich Mike. „Sie hatte keine Augenlider mehr, sie hatte keine Haut auf ihrem Körper. Und sie transplantierten hundert Prozent auf ihren Körper und sie überlebte. Das war wie ein Wunder. Und das kam vom Silikon."

Es gab jedoch einen Anwalt aus Portland, der einen Prozess darüber führen wollte, dass die Silikonbrustimplantate auch dann Krankheiten verursachten, wenn sie nicht undicht waren. Leider waren aber die entsprechenden wissenschaftlichen Nachweise noch nicht zu Genüge erbracht. Man war nahe dran, aber noch nicht ganz am Ziel. Etliche Forscher hatten gute Vorarbeit geleistet und standen wahrscheinlich rund sechs bis acht Monate vor einer Veröffentlichung ihrer Ergebnisse in einer renommierten Fachzeitschrift wie *The Lancet*. Aber dieser Anwalt war nicht von seinem Vorhaben abzubringen.

Er reichte seine Klage ein, verlor und vermasselte damit alle Prozesse um die Folgen von Brustimplantaten.

Wenn man in den folgenden Jahren einen Prozess wegen Schädigung durch Brustimplantate gewinnen wollte, so musste man behaupten, dass Silikon ausgetreten war, selbst wenn es keine Beweise gab, die diese Behauptung stützten.

Dieser Anwalt kam ein paar Jahre später nach Boston, um mit Mike zu sprechen. Er sagte: „Ich habe eine weitere Theorie bei einer anderen Rechtsstreitigkeit, und ich brauche Ihre Unterstützung."

„Was ist es für eine?"

„Impfstoffe verursachen Autismus."

„Sie wollen aber nicht versuchen, das mit diesen Begriffen zu beweisen, oder?"

Der Anwalt sagte: „Ja, ich glaube, sie verursachen Autismus, und wir werden es beweisen. Wir haben da diesen Typen aus England, der vor Gericht aussagen wird, und wir haben jede Menge Informationen."

Mike wusste, dass der Anwalt von Dr. Andrew Wakefield und seiner Forschung über den MMR-Impfstoff (Masern-Mumps-Röteln-Impfstoff) und die Entwicklung von gastrointestinalen Problemen sowie Autismus sprach.

„Ja, Sie haben recht. Impfstoffe verursachen Autismus“, antwortete Mike. „Aber Sie können nicht vor Gericht gehen und das beweisen, und zwar aus zwei Gründen. Erstens wird die Regierung das niemals zulassen. Und zweitens ist die Wissenschaft noch nicht so weit. Ich weiß von Wakefield. Alles, was seine Arbeit aus meiner Sicht beschreibt, ist eine Enzephalopathie nach der Keuchhustenimpfung, für die es im Rahmen des Impfstoffprogramms eine Entschädigung geben könnte. Deshalb sollten Sie davon als von einer Enzephalopathie reden, was verdammt nochmal das Gleiche ist. Aber verwenden Sie bloß nicht das Wort ‚Autismus'. Sagen Sie niemals das A-Wort. Tun Sie das niemals. Niemals.“

„Nein, Sie verstehen das nicht“, protestierte der Anwalt.

Mikes Emotionen hatten einen Siedepunkt erreicht. „Nein, *Sie* verstehen es nicht! Sie haben schon die Prozesse wegen der Brustimplantate an die Wand gefahren, und jetzt wollen Sie das auch noch vermasseln!“

Aber natürlich hörte der Anwalt nicht auf Mike und die Impfstoff-Autismus-Prozesse wurden im Vaccine Court verloren.

Ich verstehe Mikes Sichtweise und habe sogar eine gewisse Sympathie dafür. Er versucht, in einem korrupten System die besten Ergebnisse für seine Klienten zu erreichen.

Aber wenn jemand vor Gericht steht und unter Eid aussagt, dann verspricht er, „die Wahrheit zu sagen und nichts als die reine Wahrheit“. Es gibt keine Klausel, nach der man sagen könnte: „Ich werde von der Wahrheit nur das berichten, was ich Ihnen glaubhaft machen kann.“

* * *

Und wenn wir schon beim Scheitern sind: Lassen Sie uns davon sprechen, dass es mir nicht gelungen ist, einen einzigen Verhandlungstag vor einem Gericht in Bezug auf die Verletzung meiner Bürgerrechte durch die unrechtmäßige Verhaftung und Inhaftierung zu erwirken. Dass ich nach über sieben Jahren immer noch keine Kopien meiner Notizbücher oder der meines Forschungsteams erhalten habe, die meine Arbeit aus nahezu fünf Jahren beinhalten, in denen ich über ME/CFS und Retroviren geforscht habe. Beziehungsweise enthalten sie eigentlich meine gesamte Forschungslaufbahn.

Meine gesamte Arbeit befand sich in meinen zwei Büroräumen auf dem Campus der University of Nevada in Reno, die am 29. September 2011 vor mir und meinen Mitarbeitern verschlossen wurden. Ich habe nicht einmal mehr eine Kopie meiner Doktorarbeit über HIV!

Ich bin eine amerikanische Wissenschaftlerin, Herrgott noch einmal! Man möge mir doch meine verfassungsmäßigen Rechte einräumen und mir meine Daten wiedergeben!

Mike hat eine wunderbare Sichtweise auf dieses Thema. Seine Geschichte führt zurück nach Fort Detrick in Maryland und zu einem meiner ersten Jobs in der Wissenschaft, bei dem ich als junge Proteinchemikerin im Fermentation-Chemistry-Labor Interferon purifizierte und in den frühen 1980er-Jahren mit Frank Ruscetti Immuntherapien für Krebs und AIDS im Biological Response Modifieres Program [Programm für biologische Immunmodulatoren] erarbeitete.

Die Regierung spricht nicht gerne über die Tatsache, dass sie in der Vergangenheit ein sehr umfangreiches Entwicklungsprogramm für biologische und chemische Waffen betrieb. Im November 1969 jedoch hielt Präsident Nixon eine Rede, in der er das Ende des amerikanischen Entwicklungsprogramms für biologische Angriffswaffen ankündigte und noch einmal bestätigte, dass die USA Chemiewaffen niemals in einem Erstschlag einsetzen würden.[4] Das kurze Dokument ist kaum eine Seite lang und sehr erhellend. Der Abschnitt über biologische Waffen liest sich wie folgt:

> Biologische Waffen haben massive, unvorhersehbare und potenziell unkontrollierbare Folgen. Sie können zu globalen Epidemien führen und die Gesundheit zukünftiger Generationen schädigen. Ich habe deshalb entschieden:
>
> - Die Vereinigten Staaten werden auf den Einsatz tödlicher biologischer Stoffe und Waffen und alle anderen Methoden der biologischen Kriegsführung verzichten.
> - Die Vereinigten Staaten werden ihre biologische Forschung auf Abwehrmaßnahmen wie Schutzimpfungen und andere Sicherheitsmaßnahmen beschränken.
> - Das Verteidigungsministerium wurde beauftragt, Empfehlungen bezüglich der vorhandenen Vorräte an biologischen Waffen zu erstellen.[5]

In Bezug auf das Problem der chemischen Waffen war der Regierungsauftrag etwas weniger klar. Würden wir unsere Forschung beenden oder bei dieser Auseinandersetzung einfach nur ein bisschen raffinierte Augenwischerei betreiben?

Entscheiden Sie selbst:

> In Bezug auf unser Chemiewaffenprogramm
> - bekräftigen die Vereinigten Staaten erneut ihren oft wiederholten Verzicht auf den Ersteinsatz von tödlichen Chemiewaffen,
> - weiten die Vereinigten Staaten ihren Verzicht auf den Ersteinsatz von kampfunfähig machenden Chemiewaffen aus.
>
> Im Einklang mit diesen Entscheidungen wird die Regierung dem Senat für seinen Rat und seine Zustimmung zur Ratifizierung das Genfer Protokoll von 1925 vorlegen, das im Krieg den Ersteinsatz von „zum Erstickungstod führenden, giftigen oder anderen Gasen und bakteriologischen Methoden der Kriegsführung" unterbindet. Die Vereinigten Staaten haben seit langer Zeit die Prinzipien und Ziele dieses Protokolls unterstützt. Wir machen diesen Schritt einer formalen Ratifizierung, um unsere fortgesetzte Befürwortung internationaler Beschränkungen über den Einsatz dieser Waffen zu bekräftigen.[6]

Haben Sie mitbekommen, was wirklich in dieser Stellungnahme steht?

Das Genfer Protokoll von 1925 verbietet den Ersteinsatz von chemischen und biologischen Agenzien im Krieg. Nixon legte dieses Protokoll dem Senat dann im Jahr 1969 endlich vor. Das ist eine Zeitspanne von 44 Jahren, in welche die Weltwirtschaftskrise, der Zweite Weltkrieg, der Koreakrieg, die Ermordung Kennedys und ein Großteil des Vietnamkrieges fällt. Während des Koreakrieges gab es Behauptungen der Nordkoreaner über den Einsatz biologischer Kampfstoffe gegen ihre Truppen. Hat Nixon in seiner Stellungnahme bestritten, dass die Vereinigten Staaten jemals solche Taktiken angewandt haben? Und seine Aussage lässt immer noch den Einsatz tödlicher Herbizide wie Agent Orange offen, das wir in großen Mengen über Vietnam abgeworfen haben.

Hat Nixon erklärt, dass die Erforschung chemischer und biologischer Waffen in den Vereinigten Staaten verboten war, sodass die Welt beruhigt sein konnte, dass solche Bedrohungen fortan niemals mehr von den Vereinigten Staaten ausgehen würden? Oder gab es ein Schlupfloch, das es erlaubte, diese Programme fortzusetzen?

> Weder unsere Assoziierung zu der Konvention noch die Beschränkung unseres Forschungsprogramms werden uns verletzlich gegenüber einem Feind machen, der diese vernünftigen Beschränkungen nicht befolgt. Unsere Geheimdienste werden weiterhin sorgfältig den Charakter und das Ausmaß biologischer Programme beobachten, die von anderen durchgeführt werden.
>
> Diese wichtigen Entscheidungen, die heute bekanntgegeben werden, sollen ein Schritt in Richtung Frieden sein. Die Menschheit hält bereits zu viele Mittel zu ihrer eigenen Zerstörung in den eigenen Händen. Durch das Beispiel, das wir heute geben, hoffen wir zu einer Atmosphäre von Frieden und Verständigung zwischen den Nationen und unter den Menschen beizutragen.[7]

So wie ich diese Stellungnahme lese, scheint alles wie gewohnt weiterzugehen. Diese öffentliche Anerkennung war jedoch wichtig, und ich glaubte ernsthaft, dies sei ein erster Schritt in eine bessere Zukunft.

Man muss die Wahrheit sagen, bevor eine Lösung gefunden werden kann.

Fort Detrick war von einem Forschungslabor für chemische und biologische Waffen in ein Krebsforschungslabor umgewandelt worden. Ein Jahrzehnt später tauchten Frank Ruscetti und ich dort auf. Wir sind durchaus nicht eingestellt worden, um herauszufinden, wie man Leben beendet. Wir sind eingestellt worden, um herauszufinden, wie man Leben rettet. Ja, ich weiß, das gleiche Wissen kann für das eine wie für das andere Ziel benutzt werden.

Aber Frank und mir ging es immer darum, Leben zu schützen.

Fort Detrick konnte seiner Vergangenheit als Labor für chemische und biologische Waffen jedoch nicht ganz entkommen. Ich meine, wo sollten sie alle diese biologischen und chemischen Mittel aufbewahren? Fort Detrick wurde die Hauptlagerstätte für diese Programme. Und tatsächlich nutzte die Armee die Gegend um Fort Detrick, um die Konzentrationen von Agent Orange in der Luft zu testen, und setzte dafür Hubschrauber und Flugzeuge ein.

Wie Mike später erklärte, befanden sich in Fort Detrick all diese schrecklichen Chemikalien, die ihm in dem Woburn-Fall begegnet sind, und außerdem biologische Mittel. Es war eine Mülldeponie für biologische und chemische Agentien.

* * *

Mike hat etwas über Fort Detrick erfahren, als er einen Prozess im Namen eines Mannes namens Randy White führte – eines berühmten protestantischen Fernsehpredigers, dessen Gemeinde „The Church Without Walls"[8] hieß. Randy lebte in unmittelbarer Nähe von Fort Detrick. Seine Frau und seine Tochter bekamen beide Krebs und starben, und Randy machte dafür die Giftstoffe von der Basis verantwortlich. Auf seiner Webseite wird die Gründung der Kristen Renee Foundation in Erinnerung an seine Tochter beschrieben sowie das Fighting-for-Frederick-Projekt, das eine „wirksame Gesetzgebung der Regierung über chemische Verunreinigungen und deren Auswirkungen auf unsere Bevölkerung und die Tierwelt anregen möchte". Während der Präsidentschaft von Bill Clinton diente Randy als „offizieller Berater" des Präsidenten und erhielt eine Top-Secret-Sicherheitsfreigabe der US-Regierung und des Innenministeriums.

Als Mike sich eine Karte mit den Krebstoten um Fort Detrick herum anschaute, sah diese sehr beunruhigend aus: „Diese Karte hatte für jedes Haus, in dem es einen Krebstoten gegeben hatte, einen schwarzen Punkt. Die Karte war fast schwarz. Es gab Häuser, in denen die Mutter, der Vater und alle Kinder an Krebs gestorben waren."

Es war schwierig, eine solche Klage in einer Gegend einzureichen, in der ein ausgesprochen promilitärischer Geist herrschte.

Aber für Mike war das keine Frage davon, pro- oder antimilitärisch zu sein.

Tatsächlich waren die meisten seiner Klienten frühere Militärs oder Militärfamilien, weil es im Süden üblich war, dass Veteranen sich gerne dort niederließen, wo sie gedient und einige der besten Zeiten ihres Lebens verbracht hatten.

Es gab einen anderen, ähnlichen Fall, der durch die Instanzen gewandert war. Bei ihm hatte ein Bauträger festgestellt, dass er auf dem Land, das er gekauft hatte, wegen der Verunreinigungen keine Häuser bauen konnte.

Der Richter, der den Fall anhörte, war ein republikanischer Beamter. Mike dachte, das könnte zu einem positiven Ergebnis führen angesichts der Tatsache, dass in einem Streit zwischen einem Geschäftsmann und der Regierung konservative Richter tendenziell zugunsten des Geschäftsmannes entschieden. Der Richter entschied sich jedoch für die Seite der Regierung.

Die einzige zusätzliche Information, die Mike hatte und von der er dachte, sie könnte hilfreich sein, war Nixons Durchführungsverordnung von 1969. Mike erinnerte sich später wie folgt: „Das Erste, was mich dieser Richter über diese Durchführungsverordnung fragte, war: ‚Wie viele dieser Informationen, die Sie mir zeigen, sind öffentlich zugänglich?' Ich sagte: ‚Ich habe sie alle aus öffentlich zugänglichen Dokumenten, weil mir noch nicht gestattet wurde, eine aussagekräftige Auskunftserteilung durchzuführen.' Und er fragte: ‚Haben Sie irgendwelche Zweifel daran, dass Waffen für eine chemische oder biologische Kriegsführung einen Sinn haben?' Und ich sagte: ‚Ich habe nichts als Zweifel am Sinn von Waffen zur chemischen und biologischen Kriegsführung, wenn man damit zum Beispiel Stechmücken durch so etwas wie Anthrax zur Waffe macht, die dann neben Soldaten auch Kinder stechen könnten.' Es gab mit diesem Richter nicht den Hauch einer Übereinstimmung, und der Fall wurde abgeschmettert."

Mike hat sogar die bekannte Umweltaktivistin Erin Brockovich gebeten, eine Sitzblockade vor dem Gerichtsgebäude durchzuführen, aber es half nichts. Ja, genau diese Erin Brockovich, die in dem Film von Julia Roberts dargestellt wurde. Umweltaktivisten sind gute Rollen für Schauspieler, die für einen Preis nominiert werden möchten. Aber das macht die Arbeit für die realen Menschen an der Front nicht leichter.

Der Fall ging durch alle Instanzen bis zum Obersten Bundesgericht in Washington im Jahr 2018, von dem er ebenfalls zurückgewiesen wurde.[9]

* * *

Mike Hugo glaubt, dass der Grund dafür, dass ich es nicht geschafft habe, meinen Fall vor Gericht zu bringen, ein ähnlicher ist wie der, der dafür sorgte, dass die Kläger von Fort Detrick vor Gericht abgewiesen wurden. „In Judys Fall passierten Sachen, die meiner Ansicht nach den Schluss nahelegen, dass sie nicht hätten passieren können, wenn es da nicht ganz oben in der Befehlskette jemanden gegeben hätte, der die Fäden zog, um zu verschleiern, worum es wirklich ging", erzählte er Kent.

Und worum geht es in meinem Fall?

Ich glaube, es geht um den Einsatz von tierischem Gewebe, um Viren für Impfstoffe zu züchten oder um sie in der Entwicklung von anderen biologischen Produkten zu verwenden. Es geht darum, dass diese tierischen Viren auf den Menschen zu übertragen werden und dann eine ganze Kaskade von Krankheiten verursachen, angefangen von Autismus bis zu ME/CFS,

Krebs und den neuen Alterskrankheiten wie Alzheimer, wenn bei Älteren die Funktion des Immunsystems schwächer wird.

Wir dachten, wir wüssten, was wir in diesen Labors machten, aber wir wussten es nicht.

Die ganze Menschheit ist in Gefahr, insbesondere die Labormitarbeiter.

* * *

Hat Mike Hugo den Preis für seine Interessenvertretung bezahlt?

Die Indizien lassen darauf schließen, dass er das getan hat.

Lassen Sie uns die Liste der Fälle durchgehen, die er bearbeitet hatte. Er hatte Unternehmen wegen Umweltverschmutzung verfolgt, Impfstoffhersteller, Pharmaunternehmen und Fort Detrick. Er hatte auch die US-Regierung wegen des sogenannten Project Columbia verklagt, bei dem unsere Regierung Glyphosat auf Opiumfelder in Kolumbien gesprüht hat, wobei ein Teil des Giftes nach Ecuador trieb und Farmen und die Gesundheit der Menschen in diesem Land zerstörte.

In meinem Fall fand er sich auf der Gegenseite des früheren Mehrheitsführers im US-Senat Harry Reid wieder, weil Harvey Whittemore, mein früherer Arbeitgeber, dessen größter Geldgeber war. (Es war zumindest ein gewisser Grad an Gerechtigkeit, dass Harvey Whittemore später wegen illegaler Wahlkampfspenden zugunsten von Senator Reid angeklagt und zu vierzehn Monaten Gefängnis verurteilt wurde.)

Es war also nicht nur die Bearbeitung meines Falles, die Mike in Schwierigkeiten brachte. Er hatte sich selbst schon lange, bevor er mich kennenlernte, in Schwierigkeiten gebracht.

Aber mein Fall war sicherlich nicht hilfreich.

In den letzten Jahren seines Lebens brauchte Mikes Vater Geld. Die Rezession von 2008 hatte zugeschlagen, und nachdem seine Mutter 1983 gestorben war, hatte der Vater eine Frau geheiratet, die zweieinhalb Millionen Dollar vom Geld seines Vaters durchbrachte. In den letzten Jahren seines Lebens rief der Vater Mike an, wann immer er Geld brauchte, und Mike schickte ihm dann einen Scheck. Bis zum Tod seines Vaters war der Betrag, den Mike seinem Vater gegeben hatte, auf etwa 180.000 Dollar angewachsen. Die beiden hatten das Geld als eine Art Kredit betrachtet, und Mikes Vater hatte sogar ein paar seiner Lebensversicherungspolicen auf Mike überschrieben.

Als Mikes Vater starb, gab es jedoch ein Problem mit Mikes Schwester. Sie hatte sich seit dem Tod ihrer Mutter mit ihrem Vater zerstritten. Sie beschloss, Mike zu verklagen und ihn bei der Anwaltskammer anzuzeigen und behauptete, es habe niemals eine solche finanzielle Übereinkunft zwischen Mike und ihrem Vater gegeben. Ja, Mike hätte mit seinem Vater etwas schriftlich festhalten sollen, aber das hat er nicht getan.

Mike beauftragte einen Anwalt, um ihn zu verteidigen, und der Anwalt vermutete, dass der Fall zwei Jahre dauern und die Verteidigung wahrscheinlich 150.000 Dollar kosten würde. Und außerdem würden sie wahrscheinlich verlieren, weil es keine schriftliche Vereinbarung gab. Der Anwalt dachte, das Schlimmste, was die Anwaltskammer Mike antun könnte, wäre ihm einen schriftlichen Verweis zu erteilen und diesen zu veröffentlichen und ihn so vor der Gemeinde der Juristen zu beschämen – oder vielleicht eine befristete Suspendierung für ein Jahr.

Aber die Anwaltskammer erwiderte, sie wolle ihn aus der Anwaltschaft ausschließen. Mikes Frau war mitten in ihrem Wahlkampf für ihre Wiederwahl für ein kommunales Amt, und Mike sagte, er würde seinen Ausschluss akzeptieren, wenn dieser bis nach der Wahl seiner Frau verschoben würde. Die Kammer willigte ein, seine Frau gewann die Wahl für das Amt und Mike akzeptierte seinen Ausschluss aus der Anwaltschaft. Er näherte sich ohnehin dem Ruhestandsalter.

Mike hatte ein paar Freunde ganz oben in der Regierung des Bundesstaates und dachte, er könnte ja einmal ein bisschen nachforschen, warum die Anwaltskammer so streng mit ihm umgegangen war. Ein hochrangiger Wahlbeamter des Bundesstaates sagte Mike: „Wenn du Testamente verfassen oder Rechtsansprüche und Urkunden eintragen oder leichte Diebstahlsfälle verteidigen würdest, dann wärst du nicht in diesen Schwierigkeiten. Du hast dich mit den Reichen und Mächtigen angelegt. Und die wollen den Leuten zeigen, dass du dich mit den Reichen und Mächtigen nicht anlegen kannst, ohne eine blitzsaubere Weste zu haben.“

* * *

Ist es das, worauf es hinausläuft?

Die Schurken halten mich aus dem Gerichtssaal fern und sorgen dafür, dass Mike niemals mehr einen anderen Rechtsfall bearbeiten kann?

Ich glaube, es gibt im Leben mehr Drehungen und Wendungen, als wir uns vorstellen können.

Mike mag dazu gezwungen worden sein, seine Anwaltslizenz abzugeben, aber die Harvard University kam auf ihn zu und verlangte nach seiner Fachkenntnis. Er hält jetzt Seminare über die Rauschgiftepidemie und fordert für die Abhängigen eine Behandlung statt einer Bestrafung.

Mikes Frau setzt ihre politische Karriere fort.

Und Mikes Tochter, Carly Hugo, macht sich in der Filmindustrie einen ziemlichen Namen. Sie hatte kürzlich ihre zehnte Filmpremiere beim Sundance Film Festival. Ihr neuester Film *Share*, ein elf Minuten kurzer Film, gewann drei Preise beim Sundance Film Festival 2019. Der Drehbuchautor gewann den Waldo Salt Screenwriting Award, die Schauspielerin den US Dramatic Special Jury Award for Achievement in Acting und Carly und ihr Koproduzent gewannen den Sundance Institute/Amazon Studios Producer Award für ihr Gesamtwerk der vergangenen zehn Jahre.

Der Kurzfilm wird gerade für HBO in einen Spielfilm umgewandelt.

Sie arbeitet auch an einem juristischen Doku-Drama über die Explosion in einer Ölraffinerie in Texas City und hofft, damit die Nachfolge von *A Civil Action* oder *Erin Brockovich* anzutreten.

Was ist das Schicksal derer, die gegen die Finsternis kämpfen?

Vielleicht ist es vielversprechender als wir denken.

Wir müssen einfach nur weiterkämpfen.

KAPITEL 5

Ist die Regierung Freund oder Feind?

Die Regierung war durch unsere Forschung alarmiert.

Und nachdem sie die Sache mit dem letzten folgenreichen Retrovirus, dem HIV, in den Sand gesetzt und das Vertrauen der Öffentlichkeit zerstört hatten, wollten sie mit XMRV den gleichen Fehler nicht noch einmal machen.

Und wie schlimm hatte die Regierung die Sache mit der HIV-AIDS-Epidemie vermasselt?

Am Anfang sagten sie, es sei eine Krankheit, mit der sich nur promiskuöse Homosexuelle, Prostituierte und Konsumenten intravenöser Drogen infizieren könnten. Sie wissen schon, die ursprünglichen „Verabscheuungswürdigen".

Wenn man ein Kind oder heterosexuell war, brauchte man sich keine Sorgen machen.

Sollen sie doch selbst mit der Krankheit fertig werden, die ihr Lebensstil über sie gebracht hat.

Dann bekam ein Kind, Ryan White, durch eine Bluttransfusion HIV-AIDS, und plötzlich machten sich alle Eltern in Amerika Sorgen wegen der allzu häufig notwendigen Fahrten ins Krankenhaus, wenn ihre Kinder etwas Dummes gemacht hatten wie vom Dach zu springen oder mit dem Skateboard einen steilen Hügel hinunterzurasen.

Und was war mit Arthur Ashe, dem vornehmen afroamerikanischen Tennisstar und Wimbledon-Champion, der sich einer Herzoperation unterzog, mit einer HIV-Infektion aus dem Krankenhaus kam und später an der Krankheit starb?

Die CDC hatten während der HIV-AIDS-Epidemie schreckliche Fehler gemacht und schwankten von einem Extrem ins andere. Man sagt, die Wahrheit sei das erste Opfer des Krieges, und das war im Kampf gegen HIV-AIDS nicht weniger wahr.

Ich habe zu einer Zeit infektiöses HIV aus Speichel isoliert, als man den Leuten noch erzählte, Oralsex sei „sicherer Sex". Wenn meine Forschung in den frühen Tagen der Epidemie veröffentlicht worden wäre, dann wäre sie sicher benutzt worden, um den Menschen, die die Krankheit hatten, aus dem Weg zu gehen. Aber ich war nur eine unbedeutende Laborantin in einer Zeit, als technischen Angestellten noch nicht gestattet wurde, als Co-Autoren wissenschaftlicher Artikel in Erscheinung zu treten.

Unter den gegebenen Umständen wurde die Forschung für meine Doktorarbeit erst zu einem späteren Zeitpunkt veröffentlicht, als viele versuchten, Wiedergutmachung für ihre früheren Fehler zu leisten. Aber das, was sie dabei erzählten, stimmte mit der Geschichte nicht überein. Meine schier unerträgliche Frustration erwächst aus der Tatsache, dass es mein Job als Wissenschaftlerin ist, die Wahrheit herauszufinden und sie zu veröffentlichen.

Und sobald wir wissen, was das Problem ist, gehen wir an die Arbeit, um eine Antwort zu finden.

Wie schlimm waren die Dinge mit HIV und den Blutkonserven?

Lassen Sie mich Ihnen einen kleinen Rückblick geben.

* * *

Ein Artikel der *New York Times* von 2003 drückt es in sehr klaren Worten aus. Bayer hatte Mitte der 1980er-Jahre für Millionen von Dollar ein Blutgerinnungsmedikament an Bluter in Asien und Lateinamerika verkauft, das mit dem AIDS-Virus kontaminiert war, während man im Westen eine sicherere Version verkaufte:

> „Das sind die belastendsten internen pharmazeutischen Dokumente, die ich jemals gesehen habe", sagte Dr. Sidney M. Wolfe, der als Direktor der Public

> Citizen Health Research Group die Praktiken der Industrie drei Jahrzehnte lang untersuchte …
>
> In den Vereinigten Staaten wurde AIDS in einer der schlimmsten durch Medikamente bedingten medizinischen Katastrophen der Geschichte auf Tausende von Blutern übertragen, von denen viele starben. Obwohl sie kein Fehlverhalten zugaben, haben Bayer und drei andere Unternehmen, die dieses Konzentrat herstellten, Blutern etwa 600 Millionen Dollar gezahlt, um Rechtsstreitigkeiten beizulegen, die sich über 15 Jahre hinzogen und in denen sie beschuldigt wurden, ein gefährliches Produkt hergestellt zu haben.[1]

Bedenken Sie die Zeitspanne von der Tat bis zu dem Zeitpunkt, an dem es zumindest ein wenig öffentliche Aufklärung gab: Das waren beinahe zwei Jahrzehnte. Das ist wahrlich keine zügige Gerechtigkeit, nach welchem Maßstab auch immer.

Und wie der Artikel herausstellt, dauerten die Prozesse 15 Jahre, und an die Opfer wurden um die 600 Millionen Dollar ausgezahlt.

Nachdem wir in den vergangenen Jahren mit den Unternehmensstrategien etwas vertrauter geworden sind, können wir als Grund, warum wir keine genaueren Zahlen für den an die Opfer ausgezahlten Betrag haben, nur Vertraulichkeitsvereinbarungen vermuten, die bei solchen Fällen üblich sind.

In England hat es mehr als drei Jahrzehnte gedauert, bis die britische Regierung sich für ihr Versagen bei der Überwachung der Blutkonserven Mitte der 1980er-Jahre entschuldigte.

Erst im September 2018 sprach die britische Regierung offen über ihre Untätigkeit und das Versagen, eine staatliche Untersuchung der Angelegenheit durchzuführen. So berichtete die BBC:

> Die Regierung hat sich im Rahmen der öffentlichen Untersuchung des Skandals um die infizierten Blutkonserven dafür entschuldigt, dass Tausende von Leuten mit HIV und Hepatitis infiziert wurden.
>
> Die Rechtsabteilung der Regierung sagte, es sei klar, dass „Dinge passiert sind, die nicht hätten passieren sollen."
>
> Es wurde als die schlimmste Behandlungskatastrophe des NHS [National Health Service – nationaler Gesundheitsdienst] bezeichnet.
>
> Eleanor Grey QC [QC ist das Kürzel für eine hochrangige Juristin, die als Beraterin der britischen Königin agiert] sprach im Namen des Department of Health and Social Care in England und dessen Vorgängers, der für das gesamte Gebiet des Vereinigten Königreichs zuständig war: „Es tut uns leid. Das passierte, obwohl es nicht hätte passieren dürfen."[2]

Es hätte nicht so sein müssen. Japan ist mit diesen Fällen ganz anders umgegangen als die Vereinigten Staaten oder England. Wie die *New York Times* berichtete, beendeten sie ihre Prozesse wegen HIV-verseuchtem Blut im Jahr 1996 mit einer Schadensregulierung:

> Fünf Medikamentenhersteller und Japans Minister für Gesundheit, Arbeit und Sozialwesen einigten sich heute auf eine vorgeschlagene Entschädigungszahlung an die Bluter, die durch kontaminierte Blutgerinnungsprodukte mit dem AIDS-Virus infiziert wurden, und bereiteten damit den Weg zur Beendigung eines sieben Jahre andauernden erbitterten Rechtsstreits.
>
> Der Fall hatte Japan in Aufruhr versetzt, weil er zu zeigen schien, dass die Regierung mehr daran interessiert war, japanische Medikamentenhersteller vor ausländischer Konkurrenz abzuschirmen, als die öffentliche Gesundheit zu schützen.
>
> Heute knieten sich mehrere Topmanager der Green Cross Corporation, einem der Medikamentenhersteller, im Hauptquartier des Unternehmens in Osaka vor einer Delegation der Opfer auf den Boden und entschuldigten sich. Als die Mutter eines der Opfer sie laut beschimpfte, beugten sich die Manager herunter, bis ihre Köpfe den Boden berührten.[3]

Die Umstände des japanischen Falls verfolgen mich. Vielleicht können wir erst dann, wenn wir uns andere Länder ansehen, die Struktur der Korruption in unserem eigenen Land klarer erkennen.

Bei jedem umfangreichen Einsatz im Gesundheitswesen ist beinahe garantiert, dass die Regierung und die Privatindustrie gemeinsam die Verantwortung tragen. Wir können die Sicherheit von Medikamenten nicht unabhängig überprüfen. Wir erwarten, dass die Regierung eine zusätzliche Ebene an Schutzmaßnahmen gewährleistet.

Das traf auf Japan zu, das traf auf England zu und es trifft auf die Vereinigten Staaten zu.

Das klassische Buch über die HIV-AIDS-Epidemie ist Randy Shilts' *And the Band Played On: People, Politics and the AIDS Epidemic* [*Und das Leben geht weiter*]. Das Buch wurde auch zu einem HBO-Film, der einen Emmy Award erhielt. Während er vielen Gruppen eine beträchtliche Schuld zuschrieb, etwa Politikern, die mit den Wortführern der Homosexuellengemeinde nicht über Homosexuelle sprechen wollten, die die Einführung Safer-Sex-Praktiken als Eingriff in ihre neu gewonnenen sexuellen Freiheiten betrachteten, schrieb Shilts auch ein großes Maß an Verantwortung denjenigen zu, die die Blutkonserven der Nation überwachten. In einer Buchbesprechung von Shilts' Buch stellte die *New York Times* das Problem der Blutkonservenkatastrophe dar:

> Die Blutkonservenindustrie widersetzte sich Hinweisen, dass das AIDS-Virus über Bluttransfusionen übertragen werden könnte, verharmloste die anfänglichen Beweise, dass eine solche Übertragung stattfand, und lehnte es ab, nicht ausgereifte Testverfahren einzuführen, um infiziertes Blut auszusondern. Dies geschah, so sagt Mr. Shilts, hauptsächlich deshalb, weil sie das Vertrauen der Öffentlichkeit in die Blutkonserven nicht erschüttern wollten, weil sie den wichtigen Anteil von Blutspenden durch homosexuelle Spender nicht verlieren oder für teure Tests bezahlen wollten. Erst als die Beweise erdrückend wurden und bessere Testverfahren zur Verfügung standen, haben die meisten Blutbanken wirksame Maßnahmen ergriffen.[4]

Sogar nach all diesen Jahren ist es schwierig für mich, solche Abschnitte zu lesen, ohne unwillkürlich emotional zu reagieren. Ich war dabei und habe zu der Zeit in der staatlichen Wissenschaft gearbeitet, als diese schönen jungen Männer starben. Ich habe mit ihnen gesprochen, habe ihnen in die Augen gesehen, und einige waren meine Freunde. Ich habe einigen die Hand gehalten, als sie starben, und ich werde sie für immer vermissen.

Die AIDS-Korruption und der Mangel an Menschlichkeit aufseiten so vieler Gruppen wurden schließlich vor der ganzen Welt aufgedeckt. Es ging nicht nur um die Unternehmen. Die Regierung hatte ebenfalls versagt.

Sie wollten mit dem XMRV nicht erneut in Verlegenheit gebracht werden.

* * *

Einer der größten Mythen im Gesundheitswesen ist der, dass Artikel, die bei Fachzeitschriften eingereicht werden, bis zu ihrer Veröffentlichung „geheim" sind und dass das wissenschaftliche Establishment erst zur gleichen Zeit wie die Öffentlichkeit von den neuesten Forschungsergebnissen erfährt.

Die Wahrheit ist, dass die *good old boys* der Wissenschaftler an der Spitze tratschen wie ein Haufen alter Weiber, wenn bei den Fachzeitschriften etwas Interessantes zur Begutachtung auftaucht.

Wir haben unseren Artikel über XMRV und ME/CFS am 6. Mai 2009 bei der renommierten Fachzeitschrift *Science* eingereicht, und obwohl der Artikel nicht vor dem 8. Oktober 2009 veröffentlicht werden würde, fanden Frank und ich uns zusammen mit etlichen anderen Wissenschaftlern bei einem „Invitation-only"-Treffen [nicht öffentlich und nur für geladene Teilnehmer] wieder, um auf vertraulicher Basis die Forschungsergebnisse unserer Arbeit zu diskutieren. Wenn Forschungsergebnisse bis zur Veröffentlichung „unter Verschluss" sein sollen, wie ist es dann zu alldem gekommen?

Die Arbeitstagung vom 22. Juli 2009 trug den Titel „Public Health Implications of XMRV Infection, Center for Cancer Research (CCR), Center of Excellence in HIV/AIDS & Cancer Virology".

Dies ist das Abstract, das den Teilnehmern vor dem eintägigen Treffen zur Verfügung gestellt wurde:

> **Einführung** – Im Jahr 2006 wurde das humane Retrovirus XMRV (xenotropic murine leukemia virus-related virus) identifiziert und als mit bestimmten Fällen von Prostatakrebs zusammenhängendes Virus beschrieben. Obwohl die Auswirkungen auf die öffentliche Gesundheit nicht unmittelbar klar waren, lieferte eine Reihe von Vorträgen bei der kürzlich abgehaltenen Tagung des Cold Springs Harbor Laboratory über Retroviren eine zusätzliche Untermauerung für diesen Zusammenhang und ließ darauf schließen, dass die Anzahl der mit XMRV infizierten Personen bedeutsam genug ist, um eine Angelegenheit von öffentlichem Belang zu sein. Angesichts dieser Entwicklungen schien es dem NCI (National Cancer Institute) angemessen zu sein, eine kleine Gruppe von innerhalb und außerhalb der Universitäten auf diesem Gebiet tätigen Wissenschaftlern und Klinikern einzuberufen, um dem NCI die Führung bei Empfehlungen über die zukünftige Ausrichtung zu ermöglichen.[5]

Ich möchte betonen, dass niemand aus meinem Team bei der Cold-Springs-Harbor-Laboratory-Tagung einen Vortrag gehalten hat. Wie es so oft in der Wissenschaft der Fall ist, bedeutete dies, dass zahlreiche Gruppen, die vergleichbare neue Technologien und neue Erkenntnisse nutzten, zu den gleichen Schlussfolgerungen gekommen waren. Ihre Arbeit war vorläufig und alarmierend, aber hier tauchten wir nun auf mit einer Patientenpopulation, der Isolierung des Virus, Elektronenmikroskop-Abbildungen des Virus

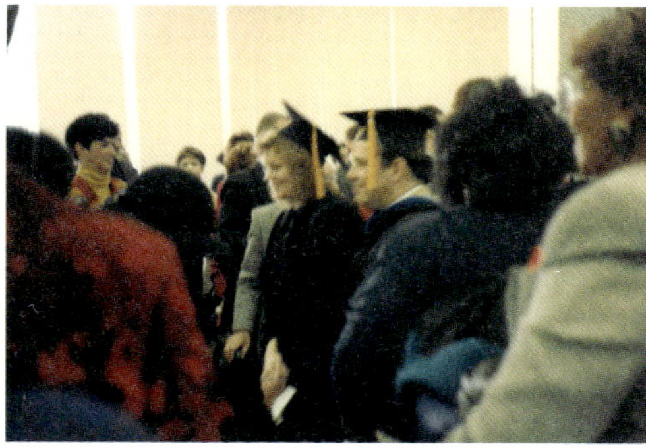

1991 bei der Verleihung meiner Doktorwürde in Biochemie und Molekularbiologie von der George Washington University. Das Foto entstand bei der Zeremonie zur Überreichung des Doktorhuts. Mein Promotionsbetreuer Frank steht in seiner Doktorrobe direkt hinter mir.

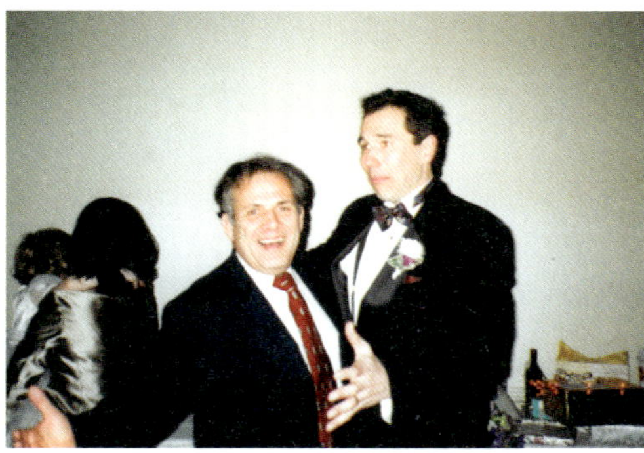

Frank zusammen mit Dan Stevens, einem guten Freund und Diskjockey bei einer lokalen Radiostation, die eine Morning Show ausstrahlte. Er eröffnete sein Programm üblicherweise mit dem Satz: „Es ist fünf Uhr morgens und ich weiß, dass Frank und Judy wahrscheinlich im Labor sind und daran arbeiten, Krebs zu heilen.“

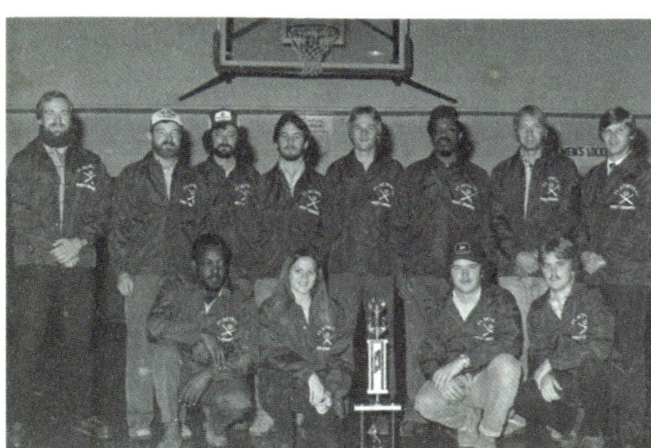

Hier bin ich 1990 mit dem Softball-Meisterschaftsteam am Fort Detrick zu sehen, dessen Trainerin ich war.

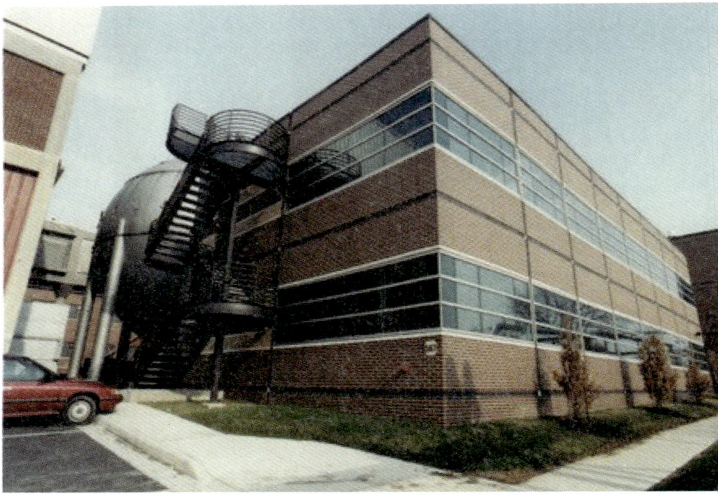

Im Gebäude 567 hatten wir unser Labor. Das Biosicherheitslabor der Sicherheitsstufe 3 befand sich an der Ecke des ersten Stockwerks. Frank und ich rannten diese Treppen jeden Morgen um die Wette hoch, um als Erster im Labor zu sein. In dem großen kugelförmigen Bauwerk hinter dem Gebäude, unter dem Namen „*eight-ball*" [Pechvogel] bekannt, wurden Tiere mit chemischen und biologischen Substanzen vergast. Hinter dem „*eight-ball*" stand das Gebäude, in dem sie Anthrax testeten.

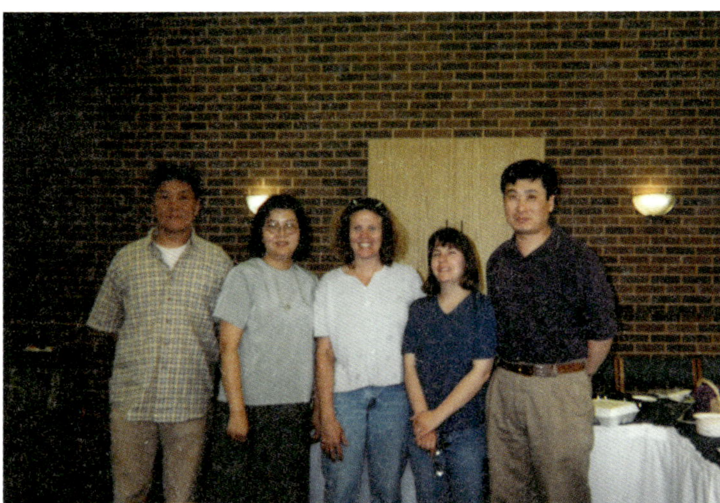

Hier stehe ich mit einigen meiner Kollegen vom National Cancer Institute, in dem ich von 1999 bis 2001 Leiterin des Labors für antivirale Medikamente war. Als der Direktor meine Ernennung bekanntgab, sagte er, ich sei „eine versierte Virologin mit einer Reihe wichtiger Publikationen" und er erwarte, dass ich ihre „Tradition der Exzellenz" fortsetze. Ich glaube, das habe ich getan.

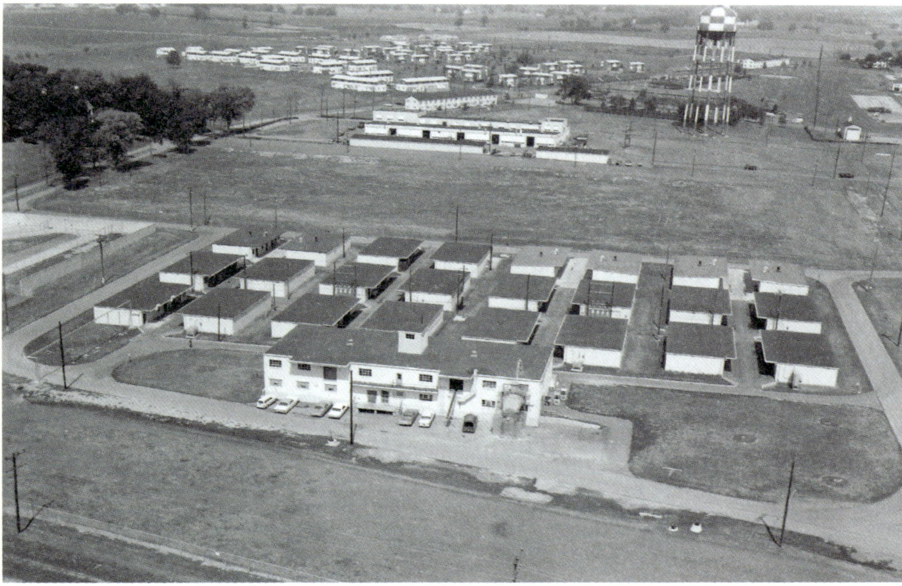

Eine Luftaufnahme der Abteilung, in der am Fort Detrick die Tiere gehalten wurden.

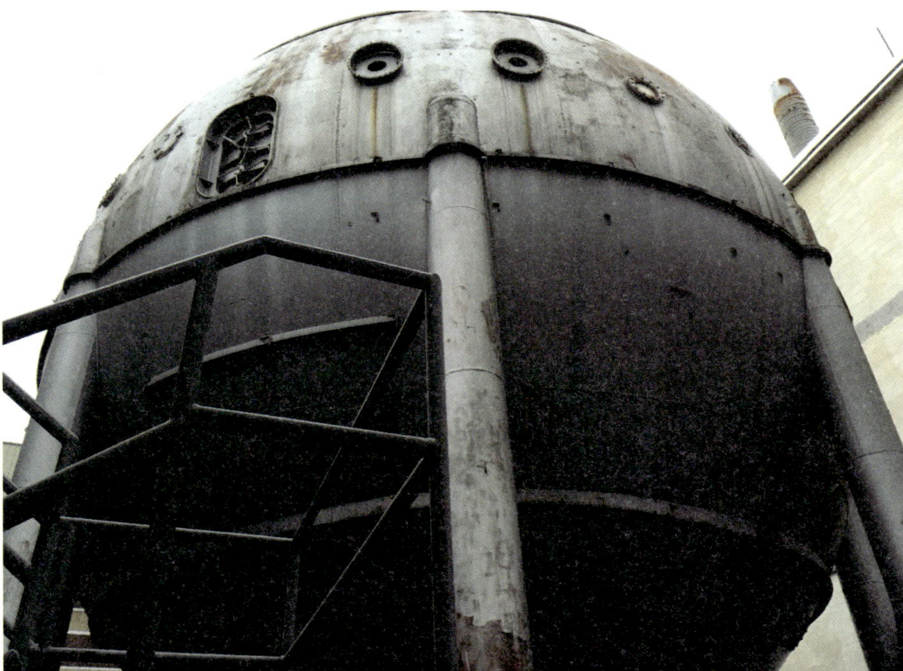

Der „*eight-ball*" [Pechvogel], in dem früher die Tiere mit chemischen und biologischen Substanzen vergast wurden, ist jetzt ein historisches Denkmal und darf nicht abgerissen werden.

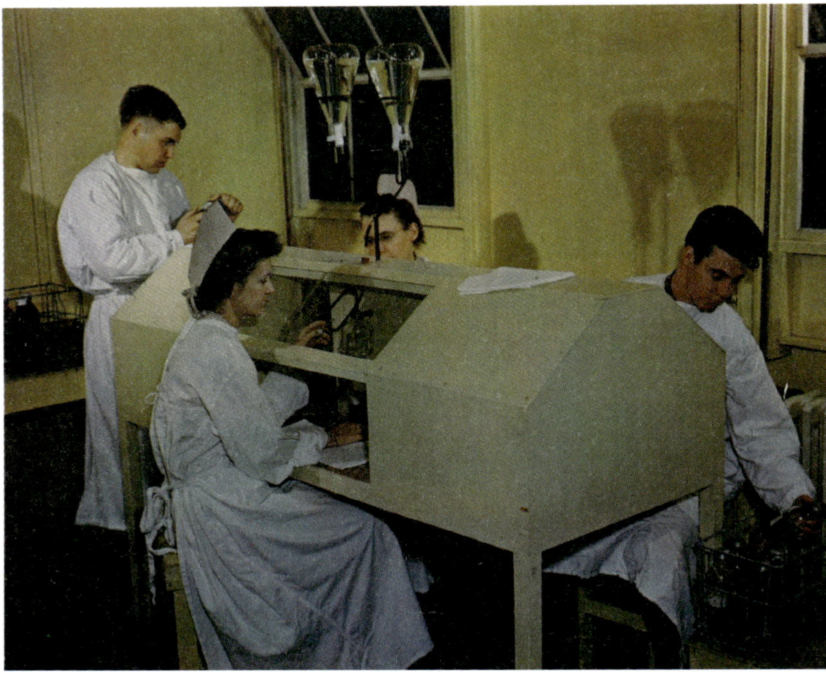

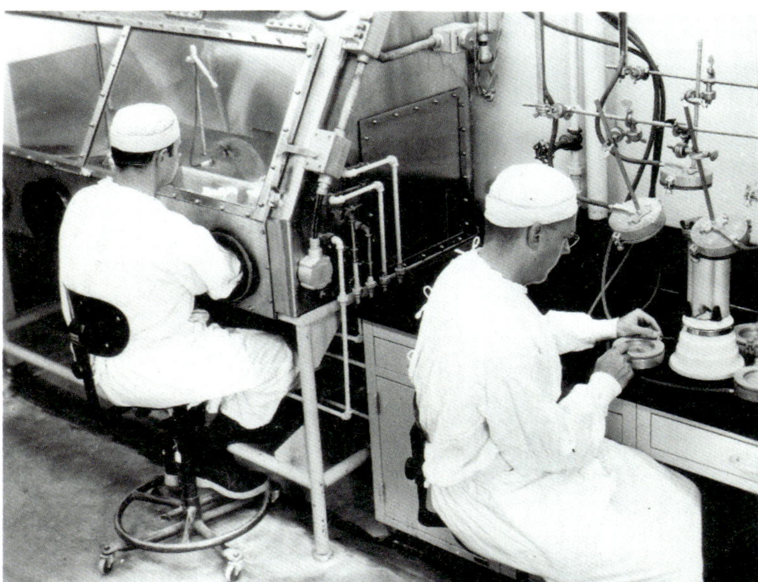

Ein Großteil der staatlichen Gesundheitsforschung wurde unter militärischer Führung durchgeführt. Sowohl Frauen als auch Männer haben diese patriotische Arbeit getan, aber ich frage mich, ob wir wirklich verstanden haben, welche Kräfte wir durch den Einsatz von tierischem Gewebe entfesselt haben.

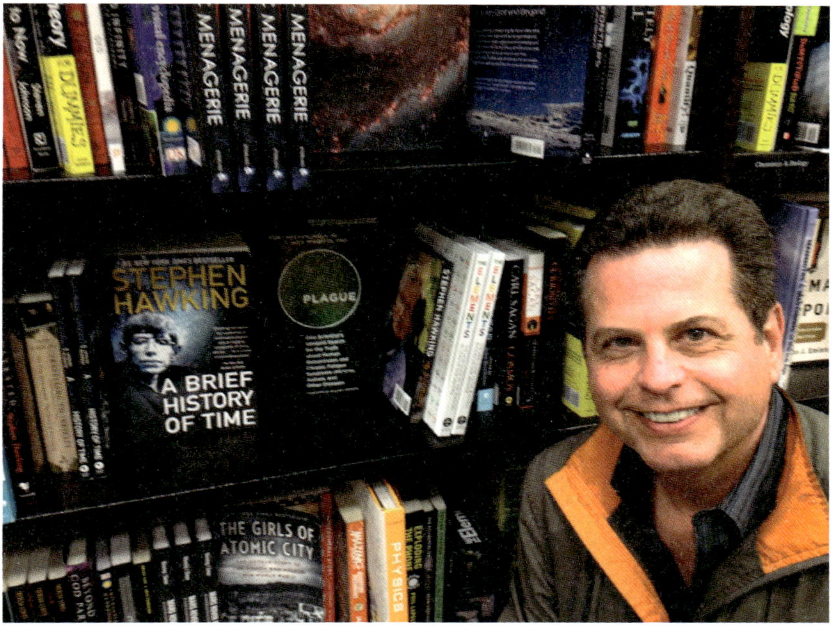

Kent freute sich darüber, dass er in den Regalen der Wissenschaftsabteilung direkt neben dem berühmten Wissenschaftler Stephen Hawking stehen würde, da er als erster Autor unseres Buches *Die Pest* genannt wurde. Was für ein Nerd!

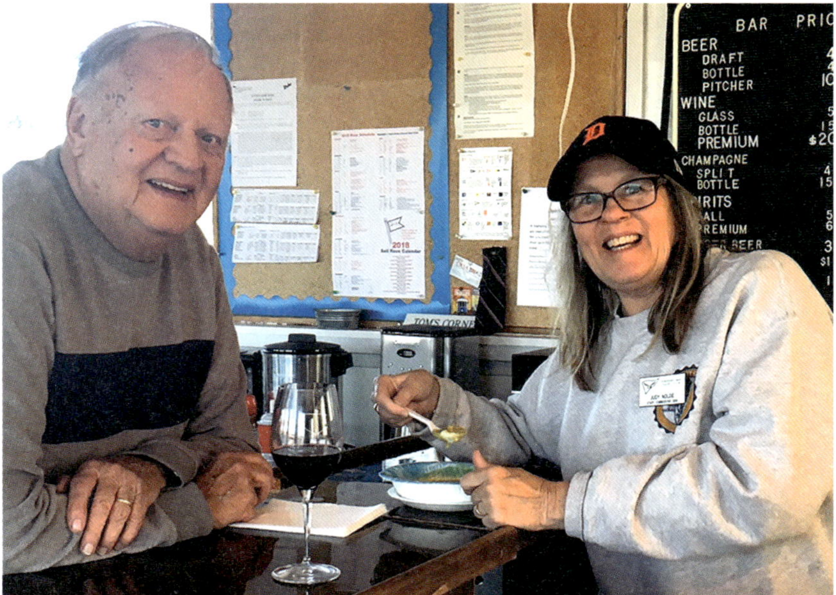

Mein Mann David und ich.

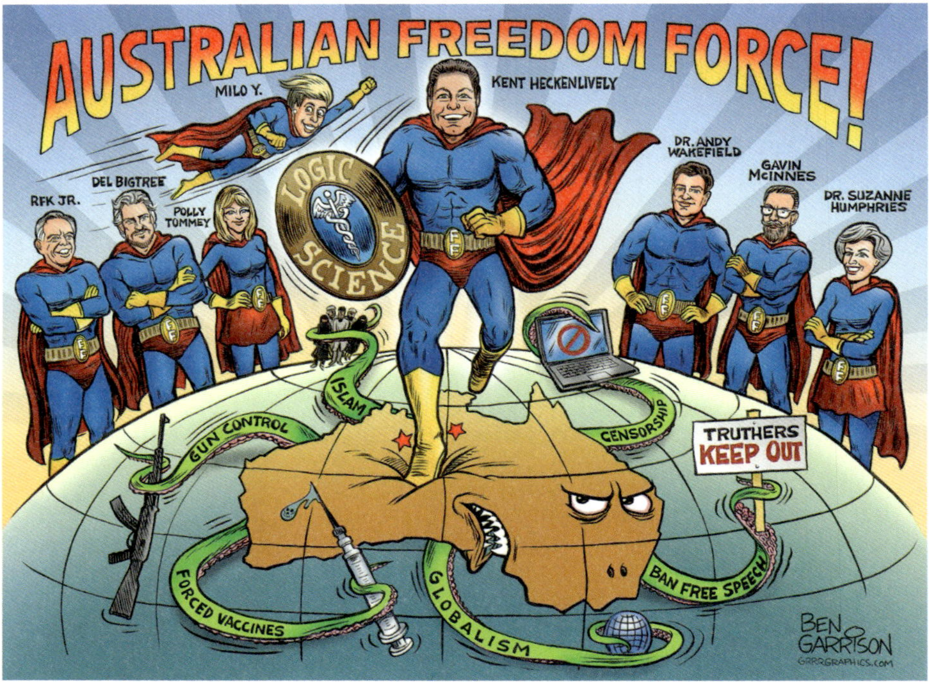

Der Karikaturist Ben Garrison war empört über Australiens Umgang mit Kent und malte 2018 diese Karikatur, um auf die Zunahme der „Kultur der Unterdrückung" bei vielen wichtigen Themen hinzuweisen.

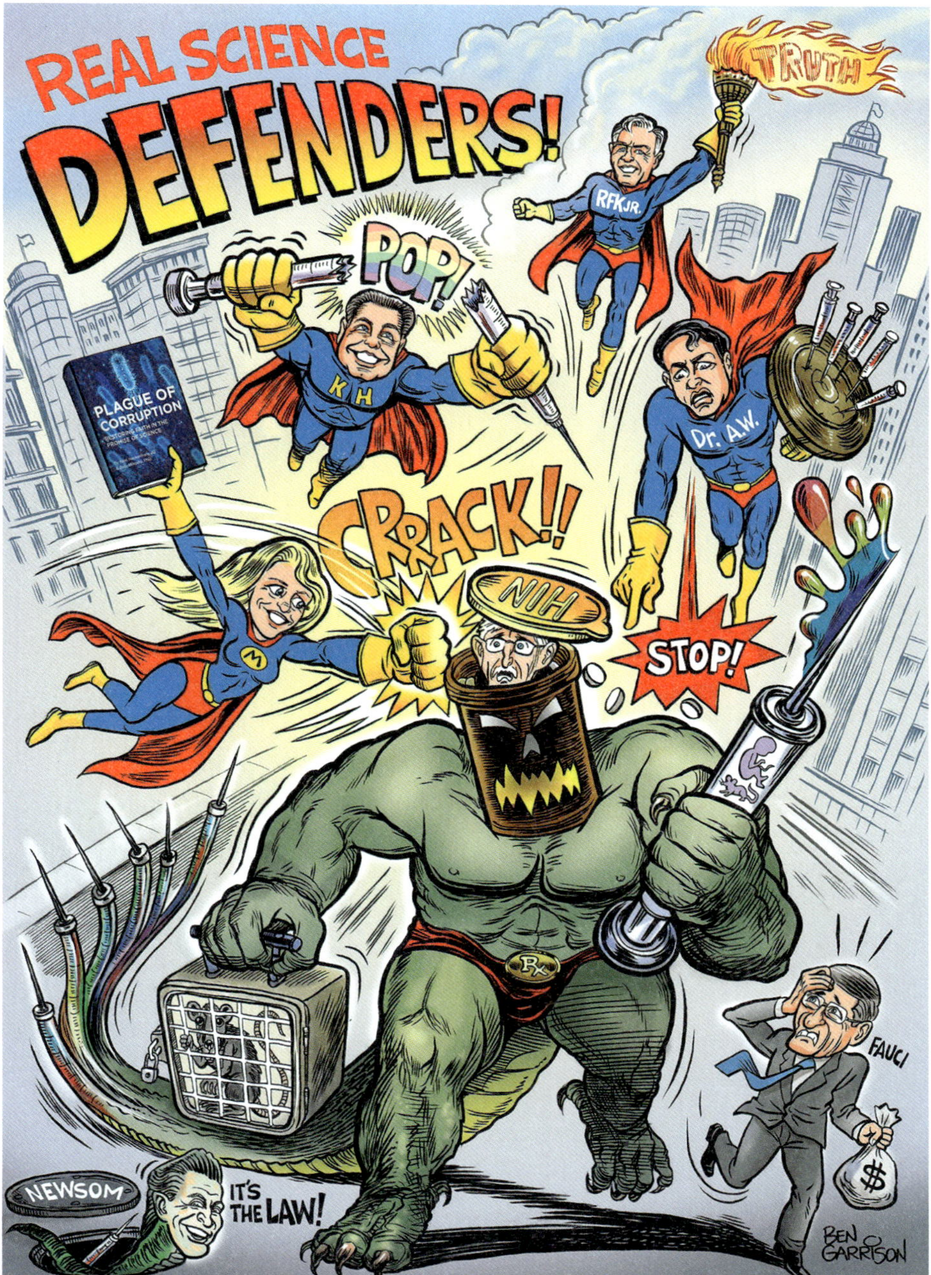

Der Karikaturist Ben Garrison zeichnete später eine weitere Karikatur, als er von unserem neuen Buch hörte. Ich schätze Menschen, die sich von Tyrannen nicht einschüchtern lassen.

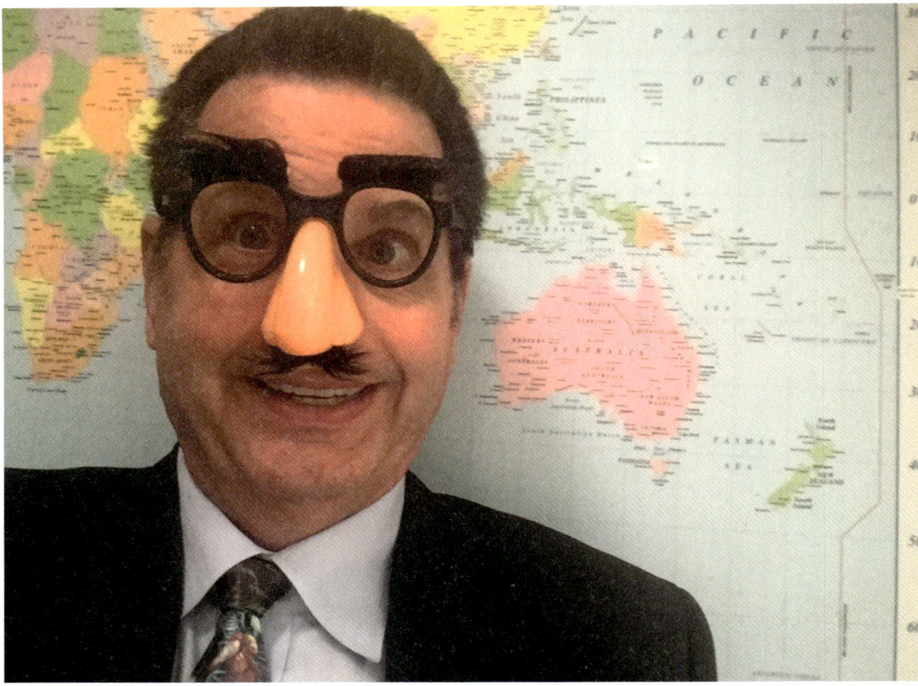

Als Kent verboten wurde, in Australien zu reden, drohte er, sich zu verkleiden, einen falschen Namen zu benutzen und heimlich in das Land einzureisen. Glücklicherweise waren Freunde und Familie in der Lage, ihn davon zu überzeugen, diesen Plan fallen zu lassen.

„Einige der am weitesten verbreiteten biologischen Produkte, die zumindest bis vor einigen Jahren häufig Bestandteile von Mäusegewebe beinhalteten, sind Impfstoffe, insbesondere Impfstoffe gegen Viren … Es ist möglich, dass XMRV-Partikel in Virus-Beständen vorhanden waren, die in Mäusen oder Mäusezellen für die Impfstoffproduktion gezüchtet wurden und dass das Virus durch Impfungen auf die Humanpopulation übertragen wurde."

(Frontiers in Mikrobiology, Januar 2011)

Wie sind Mäuseretroviren in den Menschen gelangt?

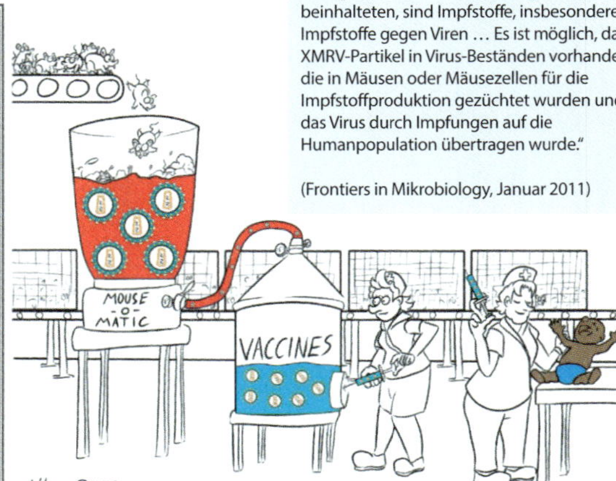

Ich finde, dass die besten Erklärungen gewöhnlich die einfachsten sind. Wir sollten tierisches Gewebe oder Gewebe von abgetriebenen menschlichen Föten nicht injizieren. Das sollte SOFORT aufhören!

und zahlreichen erhärtenden Assays. Frank und ich waren die populärsten Vertreter dieser Entdeckung, aber nur deshalb, weil wir die meiste Arbeit geleistet hatten und die wichtigsten Entdeckungen innerhalb der vergangenen 25 Jahre gemacht hatten. Wer sonst hätte die Führung bei diesem Problem übernehmen sollen?

Ich glaube, es ist wichtig, sich die beiden Organisatoren dieser Tagung genauer anzuschauen, da das ihre Verstrickung in diese Angelegenheit im Vorfeld der späteren Publikation unseres Artikels in *Science* aufzeigt. Es waren Dr. Stuart Le Grice, Leiter des HIV Drug Resistance Program [Programm zur HIV-Medikamentenresistenz], und Dr. John Coffin, Professor an der Tufts University, der auch eine beratende Position am National Cancer Institute innehatte.

Ich glaube, dass diese beiden Personen sogar von Anfang an diejenigen waren, die den potenziellen Public-Relations-Alptraum kontrollierten, auf den die Forschergemeinde zusteuerte. Meiner Meinung nach ernannten diese beiden Männer sich selbst zu den Hütern des Problems, damit XMRV nicht aus dem Ruder laufen und bei den Menschen den gleichen Vertrauensverlust verursachen würde, wie dies bei HIV-AIDS geschehen war.

Ebenfalls anwesend bei der Tagung waren zwei Forscher von der Columbia University, zwei von der Cleveland Clinic, zwei vom Fred Hutchinson Cancer Research Center an der University of Washington und zehn Forscher vom National Cancer Institute.

Und all das wegen eines Artikels, der noch nicht einmal veröffentlicht worden war!

Bei der Tagung vom 22. Juli 2009 war einer der wichtigsten Tagesordnungspunkte, dass das Center for Excellence for HIV/AIDS-Forschung in Zusammenarbeit mit dem National Cancer Institute 800.000 Dollar bereitstellte, um eine Studie über Reagenzien für die Entwicklung eines schnellen und preisgünstigen PCR-Tests (polymerase chain reaction) [Polymerase-Kettenreaktion] zu finanzieren, mit dem man die Blutproben vor einer Transfusion testen konnte. Sie wollten Szenarien wie die bei Ryan White und Arthur Ashe vermeiden, die die Gemeinde der Wissenschaftler während der HIV-AIDS-Epidemie schockiert hatten. Wir hatten Glück, dass Franks Frau, Dr. Sandra Ruscetti, ebenfalls eine langjährige Forscherin am National Cancer Institute und eine Expertin für Mäuseleukämieviren

(MLVs – murine leukemia viruses) war und über eine ganze Bibliothek von mehr als hundert Antikörpern verfügte, die sie im Laufe der Jahre aus dieser Virenfamilie gewonnen hatte.

In diesem Sommer 2009 schien die Sache mit XMRV und seiner Entdeckung gut zu laufen. Ich bekam E-Mails von Dr. Ilya Singh von der University of Utah, die an der Tagung vom 22. Juli 2009 teilgenommen hatte. Die Mails besagten, dass sie die korrekten positiven Proben aus den geblindeten Probensamples herausgefunden hatte, die wir ihr schickten.

Bis unsere Forschung im Oktober 2009 veröffentlicht wurde, war die Forschungsgemeinde der Regierung in Sachen XMRV fleißig an der Arbeit und versuchte, das richtig zu machen, was sie bei HIV-AIDS falsch gemacht hatten. Um sicherzustellen, dass wir das höchste Maß an politischer Unterstützung für unsere generellen Anstrengungen bei diesem Virus hatten, arrangierte mein Boss am Whittemore-Peterson-Institut ein Treffen von Frank und mir mit dem Mehrheitsführer im US-Senat, Harry Reid.

Nach dem Treffen bekam Frank einen Brief von Senator Reid aus seinem Senatssitz. Die wissenschaftlichen Details dessen, was wir in Angriff nahmen, wären jenseits des Verständnisses der meisten Politiker gewesen, und Frank erinnerte sich, dass der Senator vor allem wissen wollte, ob diese neue Entdeckung „wasserdicht" sei. Frank versicherte ihm, dass sie es war, und zwar auf der Grundlage seiner jahrzehntelangen Arbeit auf dem Gebiet der Retrovirologie. Das schien den Senator zu überzeugen, denn er schrieb einen Brief, den Frank und ich oft als den „Legt-euch-bloß-nicht-mit-uns-an"-Brief bezeichneten.

17. November 2009

An
Dr. Frank Ruscetti
Leiter der Abteilung Leukozyten-Biologie
Leitender Forscher
National Cancer Institute
Labor für experimentelle Immunologie
National Cancer Institute
Gebäude 567, Zimmer 251
Frederick, Maryland 21702

> Sehr geehrter Dr. Ruscetti,
>
> vielen Dank, dass Sie sich bei Ihrem vollen Terminkalender kürzlich die Zeit genommen haben, sich mit mir zu treffen.
>
> Ich war für die Gelegenheit dankbar, mehr über die bahnbrechende Entdeckung des Whittemore-Peterson-Instituts zu erfahren. Ich freue mich darauf, mit Ihnen weiterzuarbeiten, um zu gewährleisten, dass diese Arbeit auf Bundesebene durchgeführt wird, um den Fortschritt bei dieser wichtigen Entdeckung zu unterstützen.
>
> Wenn ich Ihnen in Zukunft in irgendeiner Weise behilflich sein kann, zögern Sie bitte nicht, sich mit mir in Verbindung zu setzen.
>
> Ich wünsche Ihnen alles Gute.
> Mit freundlichen Grüßen
> Harry Reid
> Senator der Vereinigten Staaten[6]

Ja, es war ein freundlicher kleiner Brief, aber jeder wusste, was er bedeutete. Der Mehrheitsführer im Senat der Vereinigten Staaten unterstützte unsere Arbeit, und mit einem Präsidenten der gleichen Partei im Oval Office, mit Barack Obama, waren wir zuversichtlich, dass wir das Gewicht der gesamten Bundesregierung hinter uns hatten.

Du liebe Zeit, was haben wir uns geirrt.

* * *

Hat unsere Arbeit mit HIV und XMRV irgendwelche Auswirkungen auf Alzheimer? Ist die Explosion von Alzheimer möglicherweise der nächste Skandal im Gesundheitswesen?

Schauen Sie sich den folgenden Artikel an, der im November 2018 in *Medical News Today* mit dem verblüffenden Titel „Alzheimer's May Soon be Treated with HIV Drugs?" [„Kann Alzheimer bald mit HIV-Medikamenten behandelt werden?"] veröffentlicht wurde:

> Neue Forschungsergebnisse zeigen, dass ein HIV-Enzym eine entscheidende Rolle dabei spielt, die mit Alzheimer verbundene Gehirnpathologie durch die

> Veränderung des APP-Gens anzutreiben. Diese Forschungsergebnisse rechtfertigen „eine umgehende klinische Bewertung von antiretroviralen HIV-Therapien bei Menschen mit Alzheimer", sagen die Autoren der Studie …
>
> Gegenwärtig leben 5,7 Millionen Menschen in den USA mit dieser Krankheit, und die Centers for Disease Control and Prevention (CDC) prognostizieren, dass die Belastung durch die Krankheit sich bis zum Jahr 2060 verdoppeln wird …
>
> Das APP-Gen kodiert ein Protein namens Amyloid-Precursor-Protein [Amyloid-Vorläuferprotein], das man im Gehirn und im Rückenmark findet sowie auch in anderen Geweben und Organen. Obwohl die genaue Rolle des APP-Proteins noch immer unbekannt ist, haben die Wissenschaftler Zusammenhänge zwischen Mutationen bei diesem Gen und dem Risiko einer Früherkrankung mit Alzheimer gefunden …
>
> Sie fanden heraus, dass das APP-Gen durch einen Prozess von genetischer Rekombination innerhalb der Neuronen neue genetische Varianten ausbildet. In spezifischer Weise erfordert der Prozess Reverse Transkriptase, das gleiche Enzym, das man bei HIV findet …
>
> Die Forscher berichten, dass 100 Prozent der Gehirnproben mit dieser neurodegenerativen Krankheit verglichen mit gesunden Gehirnen auch eine überproportional höhere Anzahl von unterschiedlichen genetischen Varianten des APP aufwiesen.[7]

Ich bin sicher, die meisten von Ihnen konnten diesem Argument folgen, aber lassen Sie mich sichergehen, dass es vollkommen klar ist. Man sagt, dass die besten Lügner diejenigen sind, die dicht an der Wahrheit bleiben und dann in einem ausschlaggebenden Moment ein entscheidendes Detail auslassen oder die Geschichte verändern. In diesem Fall hindert man Sie daran, eine wichtige Wahrheit zu erkennen.

Die Gehirne der Menschen mit Alzheimer haben eine genetische Ausstattung, die sich unterscheidet von der von Menschen, die die Krankheit nicht haben. Wenn Sie sich auf dem Gebiet der Genetik in letzter Zeit nicht auf dem Laufenden gehalten haben, dann mögen Sie einfach denken, man hat eben das, was man hat. Es ist Ihr genetisch bestimmtes Schicksal, nicht wahr?

Bis auf die Tatsache, dass Retroviren alles durcheinanderbringen.

Es sind RNA-Viren, und um sich in einen Organismus (also Sie!) integrieren zu können, benötigen sie ein bestimmtes Enzym. Das Enzym wird als Reverse Transkriptase (RT) bezeichnet.

Der Ort, an dem wir hauptsächlich immer RT vorfinden, ist in der Gegenwart eines Retrovirus. Etwa acht Prozent des menschlichen Genoms bestehen aus endogenen Retroviren (ERVs), die in unsere DNA integriert sind. Diese ERVs können aktiviert werden, um sich zu exprimieren und Schaden zu verursachen, aber meistens werden sie durch Methylierung inaktiv gehalten. Außerdem sind sie normalerweise nicht vermehrungsfähig oder übertragbar. Deshalb wird es, selbst wenn Sie viele inaktive ERVs in Ihrem Genom haben, wahrscheinlich keine Aktivität durch Reverse Transkriptase geben. Indem Frank und Bernie Poiesz die Expression von Reverse-Transkriptase-Aktivität maßen, entdeckten sie erfolgreich das pathogene humane Retrovirus, das HTLV-1. Ich erinnere mich daran, dass Frank mir die Geschichte erzählte, wie sie den Geigerzähler beobachteten, als sie die Einlagerung einer radioaktiv markierten Substanz maßen, die eine RT-Aktivität anzeigte, während sie versuchten, das HTLV-1 zu isolieren. Normalerweise liegt die Zählrate der Hintergrundstrahlung unter 100 pro Minute (cpm). In einer schicksalhaften Nacht bekamen sie Herzklopfen, als sie sahen, dass der Zähler auf 1.000 cpm stieg und damit anzeigte, dass sie auf der richtigen Spur waren.

Aber der Artikel erzählt Ihnen nicht, dass das Kalkül hinter dem Einsatz dieser HIV-Medikamente bei Alzheimer darin liegt, dass eine übermäßige Expression von RT entweder auf die Aktivität von ERVs oder die anderer Retroviren hinweist.

Sie sagen einfach: Hey, warum setzen wir nicht mal diese HIV-Medikamente ein, die RT hemmen? Wir könnten damit in der Lage sein, Alzheimer zu behandeln und das Leben von Millionen zu verbessern.

Könnten erworbene Retroviren, vielleicht aus tierischem Gewebe in Impfstoffen, RT exprimieren und sich mit den ERVs neu kombinieren? Sie wollen nicht, dass Sie das verstehen. Weil Sie anfangen würden, unbequeme Fragen zu stellen, wenn Sie das täten.

Ich frage mich, wie lange es dauern wird, bis die Wissenschaftler, die diese Forschungsergebnisse berichtet haben, angegriffen werden.

KAPITEL 6

Die Blood Working Group und die Verschwendung von Staatsgeldern durch Cerus

Nach der Tagung am National Cancer Institute am 22. Juli 2009 schien es, als ob unsere Forschung nun das offizielle Siegel der Anerkennung bekommen hätte, obwohl wir eigentlich noch unterhalb des Radars flogen, denn unsere Ergebnisse würden erst im Oktober veröffentlicht werden.

Unter den ersten Anrufen, die Frank und ich nach der Veröffentlichung unseres Aufsatzes am 8. Oktober 2009 erhielten, waren die von Michael Busch vom Blood Systems Research Institute in San Francisco und von Simone Glynn, Leiterin des National Heart, Lung, and Blood Institute.

Das Blood Systems Research Institute ist eine merkwürdige Organisation. Auf der Liste seiner Geld- und Auftragsgeber stehen die National Institutes of Health, die US Food and Drug Administration und der US Army Medical Research and Material Command. Es ist im Gebäude der Blood Centers of the Pacific in San Francisco untergebracht. Es gibt eine Zusammenarbeit mit der University of California, San Francisco, dem Oakland Children's Hospital, dem US Department of Veteran Affairs, dem American Red Cross und dem South African National Blood Service. Es arbeitet auch mit zahlreichen Unternehmen zusammen, darunter Cerus, Roche und Abbott Laboratories.

Das National Heart, Lung, and Blood Institute ist etwas weniger undurchsichtig. Es ist einfach die drittgrößte Abteilung der National Institutes of Health und hat seinen Sitz in Bethesda, Maryland.

Der Plan zur Beurteilung der Bedrohung der Blutkonserven und zur Lösung von Problemen, die sich dabei möglicherweise ergaben, war relativ einfach. Wir würden die Arbeit in drei Phasen aufteilen.

Die erste war die Entwicklung von Primern, die XMRV mit einem genauen, schnellen und preiswerten PCR-Test entdecken sollten. Zusätzlich würden wir einen Serologie-Test entwickeln, um Antikörper zu erkennen, also die Art von Test, mit dem zwei Jahrzehnte zuvor die Magic Johnsons HIV-Infektion entdeckt worden war.

Die zweite Phase sollte darin bestehen, die Genauigkeit der Tests nachzuprüfen, die wir anhand natürlicher Proben von bekanntermaßen positiven Patienten aus der Originalstudie entwickelt hatten.

In der dritten Phase wollten wir mit den diagnostischen Tests eine Blindstudie durchführen, um ihre Sensitivität und Spezifität zu kontrollieren. Wir wollten niemanden falsch diagnostizieren, also eine infizierte Person nicht als nicht infiziert und umgekehrt.

Die Antikörper, die wir in unserem Serologie-Test verwendeten und die wir in unserem *Science*-Artikel beschrieben hatten, eigneten sich ausgezeichnet für die Entdeckung des XMRV und tun dies bis heute. Es war der einzige Test, der exakt alle Mitglieder der XMRV-Familie erkannte. Er hätte ausreichen sollen, wenn wir wirklich versuchen würden herauszufinden, ob es eine Exposition gegenüber XMRV gegeben hatte.

Zum Vergleich: Bei Magic Johnson ist niemals ein infektiöses HIV aus seinem Körper isoliert worden. Seine Blutuntersuchung zeigte Antikörper gegen HIV, was bedeutete, er war dem Virus ausgesetzt. Also war zu erwarten, dass er AIDS entwickeln und daran sterben würde.

Deshalb war es wichtig, ihn so früh mit antiretroviralen Medikamenten zu behandeln. Sie unterdrückten die Expression des Virus, die andernfalls zur Schädigung des Immunsystems geführt hätte.

Aber ich glaube nicht, dass die Verantwortlichen einfach nur an einem verlässlichen Test interessiert waren. Da waren zu viele andere Faktoren im Spiel.

* * *

XMRV war im Begriff, eine viel größere Bedrohung als HIV zu werden.

Als Magic Johnson im Jahr 1991 diagnostiziert wurde, waren schätzungsweise eine Million Amerikaner mit HIV infiziert. Unsere Forschungsarbeit ergab, dass 3,75 Prozent der Bevölkerung Träger des Virus waren. Die Multicenter-Studie von Ian Lipkin, Professor an der Columbia University, und seine spätere Studie mit Dr. Montoya von der Standford University ergaben, dass etwa 6 Prozent der Bevölkerung Virusträger waren. Der Forscher und Lasker-Preisträger Harvey Alter und seine Kollegin Shyh-Ching Lo stellten fest, dass 6,6 Prozent der gesunden Kontrollpersonen positiv auf XMRV und andere Viren der XMRV-Familie waren. Wir waren eher konservativ mit unserer Einschätzung des Umfangs dieser Epidemie. Wenn man diese Zahlen als Maßstab nimmt, dann sind zwischen 10 und 20 Millionen Amerikaner Träger irgendeiner Variante der XMRV-Virusfamilie.

Meiner Meinung können wir aus der Geschichte mit HIV-AIDS Folgendes lernen: Wenn es eine Gefahr für eine einzige Person oder Gruppe gibt, dann ist das auch eine Gefahr für uns alle.

Der Fehler, den wir bei HIV-AIDS gemacht haben, bestand darin, die homosexuelle und drogenkonsumierende Bevölkerung aus einer Position moralischer Überlegenheit zu betrachten, anstatt das Problem als eines der gesamten Menschheitsfamilie zu sehen. Was einen betrifft, betrifft uns alle. Das ist nicht einfach nur eine spirituelle Sichtweise, sondern eine, die sich auf solider Wissenschaft gründet. Wenn man Pestizide auf Pflanzen sprüht, um Insekten zu vernichten, dann schädigt man wahrscheinlich auch andere Lebewesen, einschließlich des Menschen.

Manche mögen uns für unseren Ansatz kritisieren, aber es ergibt keinen Sinn, dass die XMRVs lediglich mit ME/CFS und Prostatakrebs in Verbindung stehen. Das war nicht das, worauf uns die Daten von drei Jahren Studien an Familien hinwiesen, und es war auch nicht das, was wir über Retroviren gelernt hatten. Das Virus wurde zuerst in Prostatakrebsgewebe gefunden. Soweit ich informiert bin, haben Frauen keine Prostata. Deshalb haben wir uns so auf die Familienstudien fokussiert und auf die Krankheitsmuster, die wir in diesen Gruppen sahen. Ob wir überrascht waren, bei den Kindern von Müttern mit ME/CFS Autismus zu finden?

Zu Anfang hätten wir solche Ergebnisse nicht vorausgesagt. Aber sobald die Daten darauf hinwiesen, ergab die Pathologie für uns eine Menge Sinn.

Herrgott noch mal, wir haben seit Jahrzehnten schwangeren Frauen, die mit HIV infiziert waren, vor jeder Impfung empfohlen, ihre Kinder sofort mit antiretroviralen Medikamenten zu behandeln, und zwar aus Angst, dass eine Impfung AIDS im Vollbild auslösen könnte. Das Virus versteckt sich gerne in den Monozyten, den B- und T-Zellen des Immunsystems, also genau den Zellen, die durch eine Impfung stimuliert werden.

Das war keine höhere Mathematik.

Alles, was wir sagten, war, wenn diese Zeitbombe bereits in einem beträchtlichen Prozentsatz der Bevölkerung verbreitet war, dann wollten wir mit einer Impfung keine Explosion neuroimmunologischer Krankheiten und Krebserkrankungen auslösen.

Im Jahr 2010 kostete es schätzungsweise etwa 22 Dollar, einen Patienten auf HIV zu testen. Zu dieser Zeit gab es weiteren Schätzungen zufolge weltweit etwa 34 Millionen HIV-infizierte Menschen. Jeder von ihnen benötigte einen Bluttest. Das bedeutete Hunderte von Millionen Dollar für diejenigen, die die Rechte an diesem Test besaßen.

Lassen Sie uns von der niedrigeren Zahl von etwa vier Prozent mit XMRV infizierter Personen in der US-Bevölkerung im Jahr 2010 ausgehen, also kurz nach der Veröffentlichung unserer Forschungsergebnisse. Das ergibt zwölf Millionen Amerikaner. Wenn wir diese Prozentzahl auf die Weltbevölkerung anwenden, dann bedeutete dies, dass weltweit etwa 275 Millionen Menschen mit XMRV infiziert waren.

Ein erfolgreicher Bluttest auf XMRV würde nicht Hunderte von Millionen Dollar wert sein.

Er wäre Milliarden wert.

Sie werden wahrscheinlich nicht überrascht darüber sein, dass Frank und ich zusammen mit unseren Forschungseinrichtungen in einer Patentanmeldung vom 6. April 2010 die einzigen Erfinder des XMRV waren. Die Patentanmeldung lautete auf „Strains of Xenotropic Murine Leukemia-Related Virus and Methods of Detection Thereof" [„Stämme des xenotropen Mäuseleukämie-verwandten Virus und entsprechende Nachweismethoden"] und erhielt die Patentnummer 20110311484.

Das Abstract unserer Patentanmeldung lautet:

> Eingereicht werden neue Stämme des xenotropen Mäuseleukämie-verwandten Virus (XMRV) oder Polynukleotide oder Polypeptide desselben. Es werden

> hierin Nukleinsäureveränderungen oder Aminosäureveränderungen identifiziert, die in XMRV-Stämmen bestimmt wurden, welche aus Testpersonen isoliert wurden. Es werden auch Methoden der Bestimmung solcher XMRV-Stämme eingereicht, die zumindest teilweise auf den identifizierten Nukleinsäureveränderungen oder Aminosäureveränderungen beruhen.[1]

Es gibt ein paar wichtige Dinge, die Sie beachten sollten. Wie Sie sehen können, beziehen wir uns ausdrücklich darauf, dass es mehrere Stämme von XMRV gibt, und wir hatten diese Stämme aus tatsächlichen Patienten isoliert. Unsere Daten in der *Science*-Veröffentlichung von 2009 haben von Anfang an darauf schließen lassen, dass es mehrere Stämme gibt. Wir haben diese unterschiedlichen Stämme aus tatsächlichen Patienten isoliert und sind nicht wie andere verfahren, die den molekularen viralen Klon VP62 als Ersatz für das tatsächliche Virus benutzten.

* * *

Nachdem unsere Forschung im Oktober 2009 veröffentlicht worden war, wurde ich von Anrufen überschwemmt.

Viele kamen von Patienten mit ME/CFS, die wissen wollten, was das für ihre Krankheit bedeutete. Manche kamen von Klinikern, die den Eindruck hatten, wir hätten vielleicht endlich für viele ihrer Patienten das letzte Stück in dem Puzzle gefunden. Und ein Anruf kam von Cerus, einem Unternehmen in Concord, Kalifornien.

Soweit ich mich erinnere, war es eine der Vizepräsidentinnen des Unternehmens, Dr. Lily Lin, die mit mir am Telefon sprach. Sie war beeindruckt von dem Artikel und meinte, er würde mit einigen Studien übereinstimmen, die sie in Bezug auf die Dekontamination retroviraler Bedrohungen für ihre Blutkonserven durchgeführt hatten. Und noch wichtiger: Sie glaubte, ihr Unternehmen hätte eine Technologie, das INTERCEPT-System, das sicher alle RNA-Viren einschließlich der Retroviren ausschalten konnte, die sich in entnommenem Blut befinden könnten.

Es war uns angesichts unserer Erfahrungen mit HIV nicht entgangen, dass man möglicherweise gar keinen Test benötigte, wenn man leicht und verlässlich jede hereinkommende Blutspende dekontaminieren konnte. Wenn man einfach sämtliches Blut dekontaminieren konnte, war ein Test wahrscheinlich nicht mehr ganz so wichtig.

Ich habe Lily in einem Café in der Nähe des Hauptquartiers des Unternehmens einen Vortrag gehalten und die Daten von den exprimierten viralen Proteinen und den dagegen gerichteten Antikörpern gezeigt und belegt, dass wir mehr als nur eine unvollständige Gensequenz hatten. Das erinnerte mich an das, was Robert Silverman von der Cleveland Clinic mir gesagt hatte, als wir anfingen, unsere Entdeckungen auszutauschen. „Ich hoffe, du bekommst eine Immunreaktion“, sagte er. „Weil wir Tausende von Proben untersucht haben und alle negativ waren.“ Natürlich waren sie negativ, weil er seinen im Frankenstein-Stil zusammengeschusterten molekularen Klon des Virus namens VP62 benutzt hatte, der niemals in einem tatsächlichen Menschen vorgekommen war.

Der Bluttest von Abbott funktionierte nicht, weil er nicht die Sequenzen aufspürte, die aus Menschen isoliert worden waren, und er detektierte auch nicht ein mögliches Konformationsepitop. Wenn man die falsche Sequenz hat, dann faltet sich das entsprechende Protein nicht in die Form, die unser ursprüngliches Serologie-Assay detektiert hatte. (Ja, wir werden im nächsten Kapitel noch darüber sprechen, warum man niemals einen infektiösen molekularen Klon benutzt, wenn man Viren untersucht.)

Was wir mit Cerus machten, war also mehr oder weniger genau das, was ich 30 Jahre zuvor bei Upjohn getan hatte. Wir schickten ihnen einfach Blutproben von Personen, die mit XMRVs infiziert waren. Sie würden sie mit ihrer INTERCEPT-Technologie bearbeiten und uns dann zurückschicken, damit wir herausfinden konnten, ob das Blut jetzt frei von infektiösem XMRV war. Die Cerus-Technologie funktionierte wunderbar.

Zu der Zeit, als ich aus dem Whittemore-Peterson Institut rausgeworfen wurde, arbeitete mein Labor an einer Studie mit Cerus, in der Patienten vom Oakland Children's Hospital untersucht wurden, die mehrere Bluttransfusionen erhalten hatten. Wenn in den Blutkonserven Retroviren vorhanden waren, sollten wir bei den Kindern, die Transfusionen bekommen hatten, eine höhere Rate an XMRVs finden als in jeder unserer Kontrollgruppen. Ich konnte diese Studie nicht beenden, weil ich gefeuert wurde und die Daten aus meinem Labor entwendet wurden. Aber die vorläufigen Datensätze von diesen Kindern zeigten eine Infektionsrate von um die 8 Prozent. Ich habe die publizierten Ergebnisse dieser Studie nie gesehen, und ich vermute, man hat sie einfach in eine Schublade gesteckt, damit sie vergessen wird oder, schlimmer noch, zerstört. Acht Prozent waren signifikant höher als die 3,75 Prozent, die wir in unserem ursprünglichen *Science*-Artikel gefunden hatten, höher auch als die sechs Prozent, die Lipkin in seiner Multi-Center-Studie ermittelt hatte, oder die 6,6 Prozent, die Harvey Alter und Shyh-Ching Lo in ihrer Bestätigungsstudie zu unserer Arbeit gefunden hatten.

Am 29. März 2011 trug ich unsere Forschungsergebnisse über XMRV bei der New York Academy of Sciences vor. Am Ende fasste ich die Hauptpunkte folgendermaßen zusammen:

1. Die Daten lassen darauf schließen, dass es verschiedene Stämme von Gamma-Retroviren gibt, die den Menschen infizieren können.
2. Assays, die die Varianten dieser Viren in den Blutkonserven erfassen können, sind die besten, das heißt Serologie und Übertragung.
3. Die Cerus-Technologie kann XMRV/HGRVs [Humane Gamma-Retroviren] in Blutkomponenten inaktivieren.
4. Zu den neu mit diesen Viren in Zusammenhang gebrachten Krankheiten gehören Leukämie, Lymphome und Immunthrombozytopenie (ITP).
5. Wir benötigen weitere Sequenzierungen des gesamten Genoms.

Daraus geht meines Erachtens hervor, dass wir nicht nur kaum Schwierigkeiten damit hatten, das Risiko für die öffentliche Gesundheit zu diskutieren, das sich aus unseren Daten ergab, sondern auch nicht zögerten, Lösungen vorzuschlagen, die durch unsere Zusammenarbeit mit Cerus gestützt wurden. Cerus hatte ein großartiges Produkt, das mit der Gefahr für die Blutkonserven fertigwerden wurde.

Das einzige Problem, das mir erst viel später klar wurde, bestand darin, dass die Regierung nicht zugeben wollte, dass die Blutkonserven in Gefahr gewesen waren. Dass wir bei acht Prozent der Kinder, die über das Oakland Children's Hospital mehrere Bluttransfusionen bekommen hatten, eine XMRV-Infektion fanden, ließ eine Haftungspflicht der Blutbanken in enormer Höhe befürchten. Das betraf gleichermaßen die staatlichen Stellen, die gegenüber der Öffentlichkeit die Sicherheit dieser Blutbanken und der Blutkonserven insgesamt bestätigt hatten.

* * *

„Die Leiter staatlicher Stellen haben fürchterliche Angst davor, wie die Patienten reagieren werden, wenn XMRV sich als wahr herausstellt." Das ist ein direktes Zitat aus der bekannten ME/CFS-Webseite Phoenix Rising. Ein Forumsmitglied behauptete, Suzanne Vernon, die wissenschaftliche Leiterin der Chronic Fatigue Immune Dysfunction Syndrome Association of America (CFIDS) habe das am 11. September 2010 gesagt. Diese Aussage sei angeblich gefallen in einer Diskussion zwischen dem Forumsmitglied Suzanne Vernon und dem Patientenfürsprecher Cort Johnson während einer Pause bei der OFFER Utah Patient Education Conference in der Lobby des Hilton-Hotels im Stadtzentrum von Salt Lake City.

Das Forumsmitglied, das sich „CBS" nannte und ein leitendes Mitglied des Phoenix Rising Forums mit derzeit mehr als 1.400 Beiträgen war, fügte hinzu: „Ich habe fast sechs Monate mit mir gekämpft, was ich damit machen sollte. Suzanne Vernon sagte das während eines Gesprächs mit Cort und mir. Sie hat das einfach so eingeworfen. Es gab nicht wirklich eine Notwendigkeit dafür und auch keinen großen Übergang. Sie sagte, dass ihre Aussage nicht wiederholt werden solle. Trotzdem habe ich mich gewundert, warum um alles in der Welt sie das zu jemandem sagte, den sie gerade erst kennengelernt hat." [2]

Ich füge diesen Bericht ein, um meinen Eindruck zu erhärten, dass Menschen, mit denen ich keinen Kontakt hatte, glaubten, unsere Bundesregierung wolle es nicht, dass sich XMRV als reales Problem herausstellte.

Und warum nicht?

Also, wie ich bereits sagte, es würde für die US-Regierung eine Haftungsfrage von ungeheurer Tragweite aufwerfen.

Obwohl ich nicht persönlich bezeugen konnte, dass Suzanne Vernon im September 2010 diesen Kommentar abgegeben hatte, beobachtete ich weniger als ein Jahr nach unserer Veröffentlichung in *Science* ebenfalls ein ungewöhnliches Verhalten unter staatlichen und kommerziellen Forschern.

Warum mag Suzanne Vernon am 11. September 2010 berichtet haben, die Leiter staatlicher Stellen hätten Angst, dass XMRV sich als tatsächlich existierend herausstellen würde? Vielleicht, weil am 7. und 8. September 2010 die erste internationale Arbeitstagung zu XMRV stattgefunden hatte und es eine Menge Forschungsarbeiten gab, die unsere Ergebnisse stützten.

Maureen Hanson von der Cornell University brachte ein Abstract vor mit dem Titel „XMRV in Chronic Fatigue Syndrome: A Pilot Study" [„XMRV bei Chronischem Erschöpfungssyndrom: Eine Pilotstudie"], das die Untersuchung von zehn Personen mit schwerem CFS, zehn Personen, die sich „erholt" hatten, und zehn Kontrollpersonen schilderte. Dr. B.P. Danielson von der Baylor University steuerte eine Arbeit bei mit dem Titel „XMRV Infection of Prostate Cancer Patients from the Southern United States and Analysis of Possible Correlates of Infection" [„XMRV-Infektion bei Patienten mit Prostatakrebs aus den Südstaaten der USA und mögliche Korrelate der Infektion"]. Von der Emory University kamen weitere Beweise für XMRVs bei Prostatakrebs, dokumentiert in ihrem Abstract „Variant XMRVs in Clinical Prostate Cancer" [„Varianten von XMRV bei klinischem Prostatakrebs"]. Die Cleveland Clinic und Robert Silverman lieferten zwei Abstracts, „Presence of XMRV RNA in Urine of Prostate Cancer Patients" [„Vorkommen von XMRV RNA im Urin von Prostatakrebspatienten"] und „XMRV Infection Induces Host Genes that Regulate Inflammation and Cellular Physiology" [„Eine XMRV Infektion löst Wirtsgene aus, die Entzündungsprozesse und die zelluläre Physiologie regulieren"]. Paul Cheney, der mit Jeff Bradstreet bis zu dessen mysteriösem Tod zusammenarbeitete, legte einen positiven Artikel vor mit dem Titel „XMRV Detection in a National Practice Specializing in Chronic Fatigue Syndrome (CFS)" [„Entdeckung von XMRV in einer nationalen, auf Chronisches Erschöpfungssyndrom (CFS) spezialisierten Praxis"].

Ein beunruhigendes Ergebnis ergab sich aus einem der vorgelegten Artikel, der eine Gemeinschaftsarbeit zwischen der Emory University, der Cleveland Clinic und Abbot Laboratories war. Das Abstract mit dem Titel „XMRV Induces Chronic Replicative Infection in Rhesus Macaques Tissue But Not in Blood" [„XMRV löst eine chronisch replikative Infektion im Gewebe, aber nicht im Blut von Rhesusaffen aus"] berichtete etwas sehr Erschreckendes, sowohl für die Betroffenen als auch für die Forscher, die versuchten, sich darauf einen Reim zu machen. Sie fanden heraus, dass das Virus relativ schnell aus dem Blut verschwand, sich dann aber bei jeder Stimulation des Immunsystems – etwa durch eine Impfung – auf nachweisbare Konzentrationen vermehrte.

Mit anderen Worten, eine Impfung konnte ein schlafendes Monster aufwecken.

Das war genau das Szenario, auf das ich kurz nach der Veröffentlichung unserer Arbeit öffentlich hingewiesen habe.

Dr. Harvey Alter, der für seine Entdeckung des Hepatitis-C-Virus den Lasker-Preis erhalten hatte, war schließlich in der Lage, über seine lange hinausgezögerte Veröffentlichung zu sprechen, die schlussendlich dann in den *Proceedings of the National Academy of Sciences* publiziert wurde. Er schrieb:

> Wir haben MLV-ähnliche *gag*-Gensequenzen bei 32 von 37 Patienten (86,5 Prozent) gefunden, verglichen mit nur 3 von 44 (6,8 Prozent) gesunden, freiwilligen Blutspendern. … Es wurden keine Hinweise auf eine Kontamination mit Mäuse-DNA im PCR-Testverfahren oder einer der klinischen Proben entdeckt. Sieben von acht *gag*-positiven Patienten wurden bei einer Probe, die 15 Jahre später als die erste Probe genommen wurde, erneut positiv getestet.[3]

Ich dachte, das am stärksten umstrittene Abstract würde das sein, das ich zusammen mit Frank Ruscetti erarbeitet hatte. Es trug den Titel: „Detection of Infectious XMRV in the Peripheral Blood of Children". [„Entdeckung von infektiösem XMRV im peripheren Blut von Kindern"] Wir schrieben:

> Die Ermittlung der Infektionsrate bei Kindern mit XMRV kann insbesondere angesichts der Tatsache hilfreich sein, dass 1 von 100 Kindern in den USA die Diagnose einer neuroimmunologischen Erkrankung hat, darunter Autismus-Spektrum-Störung (ASD), und dass CFS und neuroimmunologische Erkrankungen bei Kindern gleiche klinische Merkmale aufweisen, darunter Immundysregulation, erhöhte Expression proinflammatorischer Zytokine und Chemokine und chronisch aktive mikrobielle Infektionen.
>
> XMRV wurde bei 55 Prozent der 66 Fälle von familiären Gruppen aus 11 Bundesstaaten entdeckt. Die Sequenzierung von PCR-Produkten von *gag* und *env* bestätigte das Vorliegen von XMRV. Die Altersspanne der infizierten Kinder reichte von 2 bis 18 Jahren. 17 der Kinder (einschließlich der eineiigen Zwillinge) waren XMRV-positiv (58 Prozent) und 20 der 37 Eltern (54 Prozent) waren XMRV-positiv. 14 von 17 der autistischen Kinder waren XMRV-positiv (82 Prozent).[4]

Das hätte wie eine Bombe einschlagen sollen.

Wir haben nicht nur gesagt, dass wir ein Pathogen gefunden hatten, das für die Kaskade an Immundysfunktionen verantwortlich war, die zu ME/CFS führte, sondern dass genau diese Retrovirusfamilie die Autismus-Epidemie hervorgerufen haben könnte. Die schreckliche Lehre aus der HIV-AIDS-Epidemie ist, es gibt keine „Verabscheuungswürdigen“ unter uns. Wir sind alle miteinander verbunden, und wenn einer unter uns leidet, dann wird das Leiden am Ende uns alle erreichen.

Aber es waren nicht die Kinder, die leidenden Familien oder Autismus, die die Aufmerksamkeit von Dr. Francis Collins, Leiter der National Institutes of Health, erregten.

Collins interessierten die Blutkonserven.

* * *

Collins war bei der Eröffnung der Sitzung dabei, die im Masur Auditorium des Hauptgebäudes der National Institutes of Health in Bethesda, Maryland abgehalten wurde. Er hörte für eine kurze Zeit zu und verschwand dann. Am zweiten Tag tauchte er wieder auf, um meinem Vortrag zuzuhören. Wir hatten ein Abstract zusammengestellt mit dem Titel „Detection of Infectious XMRV in the Peripheral Blood of Chronic Fatigue Syndrome Patients in the United Kingdom“ [„Entdeckung von infektiösem XMRV im peripheren Blut von Chronisches-Erschöpfungssyndrom-Patienten im Vereinigten Königreich“], das erhebliche Aufmerksamkeit erregte.

England war eines der Epizentren von ME/CFS, und ich hatte ein starkes Gefühl der Verantwortung für die Patienten dort, weil sie uns immer unterstützt hatten. Die Untersuchung, die wir im Vereinigten Königreich zusammengestellt hatten, war spektakulär. Sie umfasste fast fünfzig Patienten und es wurden Fahrten für die Leute zu Kirchen organisiert, in denen ihnen Blut entnommen wurde. Manche Patienten wurden auch zu Hause von Phlebologen [Fachpersonal für Blutabnahme] aufgesucht.

Wir hielten die Studie im Vereinigten Königreich für eine wissenschaftliche Glanzleistung, insbesondere weil die Proben nicht in einem Labor entnommen oder verarbeitet wurden. Sie wurden in Kirchen und im Zuhause der Patienten bearbeitet, und damit wurde praktisch jede Möglichkeit einer Verunreinigung ausgeschaltet. Unsere Ergebnisse glichen denen, die wir auch zuvor schon unter den Betroffenen der Krankheit gefunden hatten, und die Infektionsrate der Kontrollgruppe stimmte auch mit unseren früheren Ergebnissen von etwa vier Prozent der gesunden Kontrollpersonen überein.

Ich hatte den Eindruck, als ob jeder im Zuhörerraum sich zu Francis Collins umdrehte, als er sich meldete, um eine Frage zu stellen.

„Ja bitte?", sagte ich, während mein Herz klopfte.

„Woher haben Sie die zu vier Prozent positive Kontrollgruppe?", fragte Collins.

„Aus den Blutbanken im Vereinigten Königreich", erklärte ich und hob hervor, dass wir auch 50 oder 60 zusätzliche positive Kontrollen erhalten hatten, die in Alter und Geschlecht den ME/CFS-Patienten im Vereinigten Königreich entsprachen.

Ich glaube, das war der Moment, in dem Collins entschied, er müsse Dr. Tony Fauci, den Leiter des National Institute of Allergy and Infectious Disease (NIAID), anrufen. Endlich würden diese leidenden Patienten nicht länger als verrückt betrachtet werden und man würde ihnen nicht länger die Therapien verweigern, die die Bedrohung durch HIV-AIDS beendet hatten. Aber ich ahnte nicht, dass Dr. Fauci nicht bereit war, das geschehen zu lassen. Was hat Fauci getan? Er hat Dr. Ian Lipkin eingeschaltet, um diese Bestätigungsstudie zu leiten.

Dr. Ian Lipkin von der Columbia University, der große Widerleger, war an einer vergleichbar schändlichen Aktion gegen einen Arzt beteiligt, der mir jetzt wohlbekannt ist: Dr. Andrew Wakefield. Nach meiner Einschätzung ist Dr. Wakefield unser größter wissenschaftlicher Märtyrer, und zwar aufgrund seines ursprünglichen Verdachts über einen Zusammenhang zwischen der MMR-Impfung (Masern, Mumps, Röteln) und der Entwicklung gastrointestinaler Probleme und Autismus, den er in einer Reihe von Falldarstellungen in *The Lancet* geäußert hatte.

Als ich meinen Anwalt Mike Hugo kennenlernte, sagte er: „Das mag ein bisschen merkwürdig klingen, aber ich habe einen Ausdruck für das, was dir meiner Meinung nach passiert ist."

„Und wie lautet er?", fragte ich.

„Du bist gewakefieldet worden."

Ich lachte. „Ich kenne Andy." Wir hatten uns ausführlich über eine Studie unterhalten, bei der wir in Zusammenarbeit mit Dr. James Bussels aus New York City nach einem Zusammenhang zwischen XMRV und

ITP gesucht hatten. (ITP steht für Idiopatische thrombozytopenische Purpura oder Immunthrombozytopenie, eine Krankheit, die zu leicht auslösbaren und überschießenden Hautblutungen führen kann. Man vermutet, dass sie aus niedrigen Werten von Thrombozyten resultiert, die für die Blutgerinnung zuständig sind. ITP ist eine von den CDC anerkannte Nebenwirkung der MMR-Vakzine. Wir fanden Belege für ITP bei 30 Prozent der etwa 60 Patientenproben, die wir mit unserem Serologie-Test untersucht hatten. Interessanterweise gab es keine Korrelation mit Fatigue.)

Mit dem Leiter der National Institutes of Health über eine Lösung für unsere größte Krise im Gesundheitswesen seit der HIV-AIDS-Epidemie zu sprechen, war nach meiner Auffassung der Augenblick, in dem die Wissenschaft ihre wichtigste Pflicht gegenüber der Öffentlichkeit erfüllen konnte.

Stattdessen stellte Collins mir mit Lipkin eine Falle, dem gleichen Mann, der Dr. Andrew Wakefield gewakefieldet hatte. Und alles überwachen würde Tony Fauci, der Leiter der National Institues for Allergy and Infectious Diseases und Chef von Kuan Teh-Jeang, dem Herausgeber der Fachzeitschrift *Retrovirology*, der ebenso wie mein Freund Jeff Bradstreet später unter mysteriösen Umständen sterben würde.

Ich war mir nie im Klaren darüber gewesen, dass wissenschaftliche und medizinische Forschung die Gesundheit eines Menschen derart gefährden kann.

* * *

Das erste Treffen mit Dr. Ian Lipkin von der Columbia University am 4. November 2010 diente vordergründig der Konzeption einer Multicenter-Studie, um unsere Ergebnisse über XMRV und ME/CFS zu bestätigen.

Wenn dem aber so war, warum waren dann Mitglieder der Blood XMRV Scientific Working Group (auch als Blood Working Group [Arbeitsgruppe Blut] bezeichnet) anwesend? Leute wie John Coffin, Simone Glynn von der National Heart, Lung, and Blood Association und Suzanne Vernon, die früher bei den Centers for Disease Control gedient hatte und die nur zwei Monate zuvor verkündet hatte, dass genau jene Leiter staatlicher Stellen „furchtbare Angst“ vor einem Zusammenhang von XMRV mit ME/CFS hätten. Was machten sie da? Die Blood Working Group hatte nichts zu tun mit dem Zusammenhang von XMRV und ME/CFS!

Ich glaube, dass irgendjemand ganz oben beschlossen hatte, XMRV und dieses ganze Problem müsse verschwinden. Also hatten sie das Team so zusammengestellt, dass genau das passieren würde. Das Attentat war geplant, und ich war die einzige in der Arbeitsgruppe, die das nicht wusste.

Wenn es keine solchen Bemühungen gegeben hätte, die Diskussion über XMRV und ME/CFS und eine Unzahl anderer Krankheiten unter Kontrolle zu bringen, dann wären die Dinge meiner Ansicht nach wie folgt gelaufen:

Im Oktober 2009 veröffentlichten wir unsere Ergebnisse in der Fachzeitschrift *Science*.

Bei einer Tagung am 10. November 2009 berichtete Dr. Gary Owens von der University of Virginia uns, er habe XMRV-2 in Herzgewebe gefunden. Jetzt hatten wir auch noch Herzprobleme, die mit dieser Retrovirusfamilie in Verbindung standen.

Bei einer Klausurtagung am 25. und 26. Mai 2010 in Zagreb in Kroatien bestätigte Dr. Harvey Alter unsere Ergebnisse. Das wurde in einem holländischen Gesundheitsmagazin berichtet. Ein direktes Zitat aus diesem Artikel besagt:

> Die FDA und die NIH haben unabhängig die XMRV-Ergebnisse bestätigt, die im Oktober [2009] in *Science* berichtet wurden. Die Bestätigung wurde von Dr. Harvey Alter von den NIH während einer Klausurtagung über Bluttransfusionen publiziert, die vom 25. bis 26. Mai in Zagreb stattfand. … Der Zusammenhang mit CFS ist sehr stark, aber eine Kausalität ist nicht bewiesen. XMRV und verwandte MLVs sind in Blutspenden mit einer Prävalenz von 3 Prozent und 7 Prozent vorhanden. Wir (FDA und NIH) haben die Forschungsergebnisse der Lombardi-Gruppe [des von Judy Mikovits geleiteten Teams am Whittemore Peterson Institute] unabhängig bestätigt.[5]

Das klingt doch sehr danach, als ob das Spiel aus war, nicht wahr? Man hat einen preisgekrönten Forscher, der mit einem Team zusammenarbeitet, in dem Wissenschaftler der Food and Drug Administration und der National Institutes of Health sind, und sie bestätigen unsere Arbeit. Darüber hinaus entdecken sie, dass zwischen drei und sieben Prozent der Bevölkerung mit diesem Virus oder verwandten Mitgliedern dieser Virusfamilie infiziert sind.

Nun heißt es handeln und an die Arbeit gehen, um das Problem zu lösen, nicht wahr?

Nein, das ist der Punkt, an dem meiner Ansicht nach die Sabotage begann.

Ich glaube, es war der Punkt, an dem sie realisierten, dass sie unsichere Blutkonserven hatten, dass sie vielen Menschen Schaden zugefügt hatten und dass auf die Blutbanken und die staatlichen Stellen gewaltige Haftungsforderungen zukommen würden, kämen diese Informationen ans Licht.

Die Sabotage wurde durchgeführt, indem man Robert Silvermans synthetischen infektiösen molekularen Klon als Bezugsgröße für das Virus benutzte und mich aus dem Spiel brachte. In der zweiten Phase der Studie der Blood Working Group war ich diejenige, die die Proben verblindete, sodass die Forscher nicht wussten, welche der Proben positiv und welche negativ waren.

Zur Erinnerung: Wir sollten in der Blood Working Group einen schnellen und preiswerten PCR-Test zur Diagnose entwickeln. Und die Wahrheit war, dass Switzer und die CDC-Forscher wie zu erwarten keine guten Ergebnisse aus der PCR (Polymerase-Kettenreaktion) auf der Basis des VP62-Frankenstein-Klons bekamen. Mir wurde klar, dass das Problem wahrscheinlich darin bestand, dass natürliche Isolate des XMRV bei den infizierten Personen normalerweise latent sind beziehungsweise Ruhe halten. Nur bei den am schwersten betroffenen Patienten konnte das XMRV im Blut gefunden werden. Das war unsere bahnbrechende Arbeit über die Latenzperiode bei HIV. Sehen Sie, die meisten Retroviren enthalten viele Cytosin/Guanin-Paare, das heißt CpGs, in den Promotoren. Das bedeutet, der An/Aus-Schalter des XMRV steht auf Aus und das Virus wurde durch das Hinzufügen von Methylgruppen ausgeschaltet und würde in einem 30-Sekunden-PCR-Test nicht aufgespürt werden. Entscheidend war die Tatsache, dass der XMRV-An-Schalter/Promotor ein stark methyliertes Molekül war. Die meisten anderen Viren haben nicht so viele GpG-Paare im An/Aus-Schalter. Sie sind leichter auseinanderzureißen. Diese Tatsache mag der allgemeinen Öffentlichkeit entgangen sein, aber jeder Virologe, der sein Geld wert ist, weiß, was das bedeutet. Ein schneller und ineffizienter

PCR-Test würde niemals die Geheimnisse dieses Virus offenbaren und wäre damit nichts als ein stiller Verschmutzer der Blutkonserven.

Als ich diese Erklärung bei der Konferenz am 22. September 2011 in Ottawa lieferte, bei der ich mich mit John Coffin anlegte, kamen sehr viele Leute hoch zu mir und sagten: „Das ist brillant! Das erklärt die Daten perfekt."

Lassen Sie mich das noch einmal wiederholen.

XMRV ist mit hohen Werten an Cytosin und Guanin in einer Struktur fest verbunden, die für einen typischen PCR-Test schwer zu entdecken ist. Die üblichen dreißig Sekunden dauernden Denaturierungsverfahren eines typischen PCR-Tests reichen nicht aus, um diese Moleküle auseinanderzureißen und ihre Geheimnisse zu enthüllen.

Wir mussten einen anderen Weg finden, um auf dieses Virus zu testen oder einfach Cerus' INTERCEPT-Technologie verwenden, um die Blutkonserven zu dekontaminieren. Was wirklich geschah: Die *Science*-Publikation der Blood Working Group vom 22. September 2011 wurde dazu benutzt, den Zusammenhang von XMRVs mit ME/CFS zu dementieren und nicht dazu, die Kontamination der Blutkonserven zu diskutieren, was tatsächlich der EINZIGE Auftrag der Blood XMRV SWRG war. Diese Regierungsbeamten, die „fürchterliche Angst" hatten, um die Worte von Suzanne Vernon zu benutzen, waren nicht dazu bereit, noch ein Jahr auf die offizielle Widerlegungsshow Lipkins zu warten.

Sie würden in betrügerischer Absicht die Ergebnisse der Blood Working Group veröffentlichen, um mir die Kehle durchzuschneiden und zu hoffen, dass ich zu Boden sinken und verbluten würde.

* * *

Ist das nicht der Stoff für eine perfekte Katastrophe?

Mein Arbeitgeber, das Whittemore Peterson Institute an der University of Nevada in Reno, wurde von den Immobilienbeständen der Whittemore-Familie finanziert. Die Rezession hatte deren Finanzen zugrunde gerichtet, wie das beivielen großen Landeignern damals war, und sie hofften, wir würden mit einem PCR-Test für die Blutkonserven aufwarten. Das hätte für ihre finanzielle Lage und bei den Leuten, von denen sie Geld geliehen hatten, Wunder gewirkt. Ein solcher Test war potenziell Milliarden von Dollar wert.

Aber da war ich und sagte, dass jeder PCR-Test oder Serologie-Test, der auf dem VP62-Klon basierte, wertlos sei, einschließlich des Tests, der von ihrer Firma VIPDx verkauft wurde. Abbott hatte diesen Klon von Silverman lizensiert und erwartete, dass er Milliarden von Dollar wert sein würde. War das der Grund, warum Silverman den VP62-Klon forcierte, sogar dann noch, als klar wurde, dass es sich dabei nicht um die Sequenz des XMRV oder zumindest um ein nützliches Modell handelte?

Auf der anderen Seite war da das Establishment des Gesundheitswesens, das verzweifelt versuchte, XMRV für nicht existent zu erklären und sich dadurch von potenziellen gesetzlichen Haftungsverpflichtungen im Wert von Milliarden von Dollar zu befreien.

Und anstatt die Sache des Establishments zu unterstützen, stellte ich mich hin und sagte: „Nein, die XMRVs gibt es wirklich und sie sind vermutlich für viele Erkrankungen verantwortlich und in vielen Fällen wahrscheinlich über Blutkonserven übertragen worden."

Ich sage immer, die Wissenschaft steht auf keiner Seite. Ihr geht es nur um die Wahrheit. Aber eine solche Aussage berücksichtigt nicht unsere moderne Welt und wie sie die Wissenschaft korrumpiert hat.

Auf der einen Seite waren da Wissenschaftler, die ein Untersuchungsgebiet eröffnet hatten, aber sie hatten die falsche Sequenz für das Virus und ihre Tests waren wertlos.

Auf der anderen Seite war das Establishment des Gesundheitswesens, das einfach nur wollte, dass die ganze Sache verschwindet.

Und da war ich, die sagte, ja, da gibt es etwas, aber wir haben es noch nicht ganz verstanden. Aber wenn wir es herausfinden, wird das Problem größer werden, als es sich irgendjemand vorstellen kann.

Wie schlimm würde der Sturm noch werden?

Schlimmer, als Sie es sich vorstellen können.

* * *

Am 31. August 2011 bekam ich einen Anruf von Michael Busch, der mir sagte, ich müsse in einer Woche (dem Dienstag nach dem Tag der Arbeit) die abschließenden Änderungen des Artikels über die Ergebnisse der Studie der Blood Working Group fertigstellen. Dies sei der letzte Tag, damit er noch in der Ausgabe von *Science* vom 22. September veröffentlicht werden könnte. Der Titel würde nun lauten: „Failure to Confirm XMRV/MLVs in the Blood of Patients with Chronic Fatigue Syndrome: A Multi-Laboratory Study" [„Das Vorkommen von XMRV/MLVs im Blut von Patienten mit Chronischem Erschöpfungssyndrom konnte nicht bestätigt werden: eine Multi-Labor-Studie"].

Ich war außerordentlich frustriert und wütend.

Die Blood Working Group war beauftragt worden herauszufinden, ob ein schneller und preiswerter PCR- oder Serologie-Test für die Blutkonserven entwickelt werden konnte. Wenn sie geschrieben hätten, „es ist uns nicht gelungen, einen fehlerfreien Test für die Blutkonserven zu entwickeln", wäre ich damit einverstanden gewesen. Das war richtig. Und ich war der Ansicht, ich konnte dieses Misslingen in einer Weise erklären, die wissenschaftlich sinnvoll war.

Der Titel unterstellte, dass wir eine Assoziationsstudie gemacht hätten, aber das haben wir nicht getan.

Es gab nur 15 Patienten in der Stichprobe der Blood Working Group.

Das war keine Assoziationsstudie.

Mir wurde ein einziger Tag eingeräumt, um den Artikel so, wie er geschrieben war, abzusegnen, und so wie er geschrieben war, war er einfach Betrug.

Das war keine Wissenschaft. Das war reine Politik.

Hier ist die E-Mail, die ich am 31. August 2011 um 20:24 PDT [Pacific Daylight Time], also am gleichen Tag, als Antwort an Simone Glynn schickte. Wenn es sich um reine Politik handelte, werden Sie mir sicher zustimmen, dass ich keine Diplomatin bin. Aber ich bin eine Kämpferin. Ich antwortete Simone auf ihre Aufforderung, den Artikel so, wie er verfasst war, innerhalb eines Tages abzusegnen, um etwas Schriftliches darüber zu haben, was da gemacht wurde:

> Das ist unmöglich.
>
> Ich habe durch das IRB [Ethikkomitee] geschützte Daten, an die ich bis zum 6. [September] nicht herankomme. Ich habe das Graham gestern gesagt, und er gab zu verstehen, das sei in Ordnung. Angesichts der Komplexitäten und der Begrenzungen dieser Studie, von denen viele zu dem Zeitpunkt, als die (fehlerhafte) Versuchsanordnung vereinbart wurde, noch nicht erkannt wurden, nur einen Tag zur Verfügung zu haben, um einem Manuskript zuzustimmen, und dazu noch einen Feiertag, ist absolut inakzeptabel. Das

ist KEINE gute Wissenschaft und kein angemessenes Verfahren. Warum die Eile?

Angst vor der Wahrheit??? Wie viele dieser Viren wurden in die Humanpopulation eingeschleppt und bedrohen jetzt wesentlich mehr als nur die Blutkonserven??? Weil ein paar Leute dies vor 40 Jahren als „unmöglich“ deklariert haben und JC [John Coffin] hierbei derjenige war, der das am lautstärksten verkündete?

Wie viele XMRVs??

Ich schicke dies nur an Simone und Frank, weil ich diese Eile zu einem Alptraum für die Öffentlichkeitsarbeit der gesamten US-Regierung machen werde. Ich habe Daten über die Integration und von Varianten vieler neuer Stämme!! Haben diese arroganten Mistkerle diese in die Humanpopulation eingeschleppt und versuchen nun, das zu vertuschen?

Und dann den Cut-off-Punkt zwischen den positiven und den negativen Proben in dem Test so hoch anzusetzen, dass er nicht mal eine willige Frau in einem Bordell finden würde [geschweige denn, eine positive Probe]? Ich frage mich, ob jemand zu einer Pressekonferenz von mir kommen würde? Und fragen würde, wie viele neue Rekombinanten es aus den Impfstoffen gibt? Von den Laborangestellten?? Von den Ärzten? Das erste ansteckende humane Retrovirus???? Das sich wie Mykoplasmen verbreitet?? Wollt Ihr mich auf den Arm nehmen???

Das ist einmal passiert!!! Wie viele Zelllinien auf der Basis von Xenotransplantaten wurden erschaffen??? Wie viele Impfstoffe enthielten Mäusegewebe??

Diese erkrankten Leute haben ihr ganzes Leben verloren, und dieser Hohn auf die Gerechtigkeit wird nicht auf ihre Kosten ausgetragen werden. Nicht noch einmal.

Wenn wir über eine abweichende Meinung schreiben und online publizieren müssen, dann machen wir das, und ich werde keine Veröffentlichung mitunterzeichnen, die unsere Ergebnisse falsch darstellt. Und unsere Daten werden darin auch nicht aufgenommen. Ihr könnt einfach sagen, wir haben alle nichts gefunden. Absolut zu erwarten, und wir werden sie alle widerlegen.

Unsere Assays sind vielleicht nicht empfindlich genug oder reproduzierbar angesichts der Komplexität und des fehlenden Wissens über die Virusreservoire etc. Nichts an diesen Daten sagt irgendetwas aus über die Studie von Lombardi et al., die Lo-et-al.-Studie. Außer dass es wahrscheinlich viele Stämme von XMRVs gibt und nur Gott allein den Einfluss auf chronische Erkrankungen kennt. Aber nichts an dieser Studie sagt irgendetwas über unsere ursprünglichen Entdeckungen aus.

> Und wenn das hier ohne eine faire und ausgeglichene Diskussion der Begrenzungen vorzeitig veröffentlicht wird, werde ich jede Minute meines Lebens darauf verwenden, den Betrug, der an dieser Patientenpopulation begangen wurde, aufzudecken.
>
> Judy Mikovits.

Ja, ich war erregt, aber ich hatte gute Gründe dafür, wütend zu sein. Diese E-Mail führte an diesem Tag der Arbeit zu einem Anruf von Michael Busch und Simone Glynn.

Simone sagte: „Ich habe Harold Varmus (zu dieser Zeit Leiter des National Cancer Institute) am Telefon, und wenn du und Frank, wenn ihr diesen Artikel nicht mitunterzeichnet, dann werden Frank und Sandy sofort wegen Betrug gefeuert (Betrug wegen unserer *Science*-Studie von 2009) und ihre Pension verlieren. Sie werden ihre gesamte Ruhestandsabsicherung verlieren."

Jawohl, Simone Glynn, Leiterin des National Heart, Lung, and Blood Institute, drohte an, zwei führenden Wissenschaftlern die Pension zu streichen, und behauptete, sie habe dafür die Unterstützung des Leiters des National Cancer Institute auf ihrer Seite.

Mike Busch und Simone sagten, sie würden die Formulierung des Artikels und des Titels so verändern, dass ich sie akzeptieren könnte. Aber sie taten das nicht, und der Artikel wurde mit dem betrügerischen Titel und der betrügerischen Interpretation der Daten veröffentlicht.

Ich glaube, dieser Artikel ist das schlimmste Beispiel von wissenschaftlichem Fehlverhalten, das ich je in meinem ganzen Leben gesehen habe, und jeder, der freiwillig seinen Namen daruntergesetzt hat, sollte aus der Wissenschaft gejagt werden.

Es gab nur 15 Patienten in der Studie. Das ist keine Assoziationsstudie.

Es war eine Vertuschung der kontaminierten Blutkonserven.

In dem Artikel, der für *Science* über meine Auseinandersetzung mit John Coffin zu diesen Problemen am 22. September 2011 bei der IACFS-Konferenz in Ottawa geschrieben und der am 30. September 2011 veröffentlicht wurde, beendete Jon Cohen den Beitrag mit den Worten: „Mikovits sagte, sie hofft, in ein paar Wochen die vollständigen Sequenzen ihrer neuen Viren zu haben."

Ich wurde einen Tag vor Erscheinen des Artikels gefeuert, weil ich weder bestätigen wollte, dass der diagnostische Test, den meine Arbeitgeber in ihrem Privatunternehmen VIPDx einsetzten, validiert sei, noch dem Leiter dieses Unternehmens erlauben würde von sich zu behaupten, er habe im Rahmen eines staatlich finanzierten Forschungsprojekts gearbeitet – was er nicht getan hat. Und wieder einmal hatte mich meine Ehrlichkeit in Schwierigkeiten gebracht. Harvey Whittemore wusste genau, in welcher meiner Schreibtischschubladen die tatsächliche Sequenz des Virus lag. Wie praktisch für Jon Cohen, diesen Artikel zu schreiben und zu wissen, dass ich diese Sequenzen nie wieder zu Gesicht bekommen würde!

Ich hatte kein Labor mehr, man hinderte mich daran, einen neuen Job mit den staatlichen Fördergeldern zu bekommen, die mir als Projektleiterin zugesprochen worden waren. Ich wurde inhaftiert und der Inhalt der zwei Büros, die Daten meiner Forschungsteams und die Arbeit meiner gesamten beruflichen Laufbahn wurden alle weggeschlossen, damit ich sie nie wieder zu Gesicht bekommen würde.

Ist das die Art und Weise, wie wir in Zukunft Wissenschaft machen wollen?

Wenn ein Wissenschaftler beunruhigende Informationen aufdeckt, die das Leben von Millionen betreffen, dann wird die Information einfach weggeschlossen, während diejenigen, die wissenschaftlichen Betrug und Verbrechen gegen die Menschheit begehen, Millionen von Dollar zugesprochen bekommen? Das ist beinahe genau das Gleiche, was 1934 in Los Angeles mit dem kranken medizinischen Personal geschehen ist.

Es ist beinahe so, als ob ich niemals existiert hätte.

* * *

Wer hier wirklich an einen Banditen erinnerte, war die Firma Cerus.

Vielleicht sollte ich von dem Verhalten von Cerus nicht so verstört sein. Sie versuchten einfach, eine Dienstleistung anzubieten und damit Geld zu machen, dabei aber nicht in etwas hineinzugeraten, was möglicherweise in einen Multimilliarden-Streit zwischen den Patienten und der Regierung der Vereinigten Staaten ausartete.

Die INTERCEPT-Blood-System-Technologie ist wirklich revolutionär. Wie sie in ihrem Jahresbericht von 2017 schreiben, werden die Blutproben wie folgt behandelt:

> … werden in ein Beleuchtungsgerät oder einen Illuminator gestellt, in dem die Mixtur ultravioletter A-Strahlung oder UVA-Licht ausgesetzt wird. Wenn Pathogene wie Viren, Bakterien oder Parasiten oder auch Leukozyten oder weiße Blutzellen in den Blutplättchen oder den Komponenten des Plasmas vorhanden sind, dann bewirkt die Energie der UVA-Strahlung, dass sich das Amotosalen mit der Nukleinsäure verbindet. Da Thrombozyten und Plasma für eine therapeutische Wirksamkeit nicht auf Nukleinsäuren angewiesen sind, ist das INTERCEPT Blood System so konstruiert, dass die therapeutische Funktion der Thrombozyten und der Plasmakomponenten erhalten bleibt, wenn sie für eine Transfusion beim Menschen verwendet werden.[6]

Sie sehen, die Wissenschaft ist der Herausforderung gewachsen, schwierige Probleme zu lösen. Ich denke, es hilft auch, wenn man die Wahrheit sagt, aber offensichtlich ist das im Gesundheitswesen nicht erwünscht.

In 2009 berichtete Cerus einen Umsatz von 16,8 Millionen Dollar bei Betriebsausgaben von 29,2 Millionen Dollar. Sie hoben hervor, dass die Umsätze im vierten Quartal 51 Prozent höher als im Vergleichszeitraum des Vorjahres waren, wobei sie den Anstieg einer wachsenden Akzeptanz ihres Produkts in Frankreich, Belgien, Südeuropa und dem mittleren Osten zuschrieben. Eine Presseerklärung vom September 2010 demonstrierte den Erfolg, den wir mit der Technologie des Unternehmens hatten:

> Das Whittemore Peterson Institute for Neuro-Immune Disease (WPI) und die Cerus Corporation präsentierten bei dem heutigen, von den NIH gesponserten 1. Internationalen Workshop über XMRV Daten, die die Leistungsfähigkeit des Cerus INTERCEPT-Blood-Systems zur Inaktivierung von XMRV und anderen mit MLVs [Mäuseleukämie-Viren] verwandter Viren im Spenderblut aufzeigen. Neue wissenschaftliche Studien haben diese humanen Retroviren in bis zu sieben Prozent der Blutspenden von gesunden Spendern gefunden, was darauf hinweist, dass etwa 20 Millionen Menschen in den Vereinigten Staaten, ohne es zu wissen, mit XMRV und MLV-verwandten Viren infiziert sind, die mit Prostatakrebs und Myalgischer Enzephalomyelitis/Chronischem Erschöpfungssyndrom (ME/CFS) in Verbindung gebracht wurden.

„Die genetische Variabilität des XMRV und MLV-verwandter Viren wird die Entwicklung von Screening-Assays für die Blutkonserven zu einer Herausforderung machen", sagte Dr. Judy Mikovits, Forschungsleiterin am WPI und Hauptautorin der Studie. „Die INTERCEPT-Technologie zeigt eine stabile Inaktivierung dieser Viren und verspricht, ein möglicher Ansatz zu sein, um im Vorhinein das Risiko einer Übertragung von XMRV/MLV-verwandten Viren durch eine Transfusion abschwächen zu können."[7]

Die gleiche Presseerklärung hebt hervor, was eine definitive Bestätigung von XMRV durch führende staatliche Forschungsinstitutionen hätte sein sollen. Sie berichtet weiterhin von den Verfahren, die wir eingesetzt hatten – zu denen NICHT der infektiöse molekulare Klon VP62 gehörte:

In einem Artikel, der am 23. August 2010 online in der Fachzeitschrift *Proceedings of the National Academy of Sciences* (PNAS) veröffentlicht wurde, entdeckten Wissenschaftler der National Institutes of Health und der Food and Drug Administration der USA das Vorliegen einer genetisch unterschiedlichen Gruppe von MLV-verwandten Viren bei 86 Prozent der Proben von CFS-Patienten und bei 6,8 Prozent der Proben von gesunden Blutspendern, was zu neuen Befürchtungen über die Möglichkeit einer Übertragung durch Bluttransfusionen führt. Die Ergebnisse der PNAS-Studie stimmen mit den Daten einer 2009 in *Science* veröffentlichen Studie überein, die XMRV bei 67 Prozent der CFS-Patienten und 3,7 Prozent der gesunden Kontrollpersonen entdeckte.

In der Studie, die vom WPI und Cerus durchgeführt wurde, wurden rote Blutzellen und Thrombozyten mit einem *natürlichen Isolat* (Hervorhebung von mir) von XMRV und MLV-verwandten Viren von einem ME/CFS-Patienten kontaminiert. Mit INTERCEPT behandelte Proben und Kontrollproben wurden in einem *validierten Viruskultur-Test* (Hervorhebung von mir) untersucht, der eine sensitive Entdeckung viraler Partikel ermöglicht, die reproduktionsfähig sind. Nach der Behandlung wurde kein lebensfähiges Virus mehr entdeckt, was darauf schließen lässt, dass das INTERCEPT-Blood-System in der Lage ist, hohe Werte (>10^4) des Virus zu inaktivieren.[8]

Nur um zu rekapitulieren, was die vorhergehenden Abschnitte aufzeigen: Wissenschaftler der National Institutes of Health und der Food and Drug Administration haben 2010 XMRV-verwandte Viren bei 86 Prozent der Patienten mit Chronischem Erschöpfungssyndrom und bei 6,8 Prozent der gesunden Kontrollen gefunden.

Das war ein noch stabilerer Befund als der unseres Artikels von 2009, in dem bei 67 Prozent der Patienten und bei 3,7 Prozent der gesunden Kontrollen XMRV nachgewiesen wurde.

Unsere Forschung konzentrierte sich NICHT auf einen PCR-Test, sondern auf einen Viruskultur-Test, der die Entdeckung reproduktionsfähiger viraler Partikel ermöglichte, sowie auf Serologie-Tests, mit denen Proteine und die Immunantwort ermittelt werden können.

Das INTERCEPT-Blood-System schien die Bedrohung der Blutkonserven durch XMRV vollständig auszuschalten, zumindest nach dem aktuellen Stand unserer Nachweistechnologien.

Wir waren diejenigen, die gute Wissenschaft machten.

Unsere solide Wissenschaft würde jedoch ernsthafte Fragen über die gefährlichen Praktiken der Vergangenheit aufwerfen und darüber, wie viele heutzutage infolge dieser Fehler leiden.

In einer Presseerklärung vom 7. Januar 2019 gab Cerus bekannt, dass sie ihre Prognose von 2018 von 58 bis 60 Millionen Dollar Umsatz übertroffen und 60,9 Millionen Dollar umgesetzt hätten.

> „Das Umsatzwachstum, das wir in 2018 erreicht haben, unterstreicht die wachsende Nachfrage nach sichereren Blutkomponenten. Wir haben 2018 solide abgeschlossen, mit Vierteljahressteigerungen und einer Steigerung seit Jahresbeginn bei Einmalkits, angeführt von der Nachfrage Frankreichs nach an nationale Anforderungen angepassten Kits und der US-Nachfrage“, sagte William „Obi“ Greenman, Präsident und Geschäftsführer von Cerus.
>
> „Im Verlauf der letzten Monate stiegen die Aufträge von US-Kunden für INTERCEPT-Thrombozyten. Mit der neuen Veröffentlichung des Entwurfs eines FDA-Leitfadens über Strategien zur Kontrolle bakterieller Verunreinigungen bei der Entnahme und Transfusion von Thrombozyten könnten wir möglicherweise eine weitere Beschleunigung von Kundenanfragen in den USA erfahren“, fuhr Greenman fort.[9]

Vielleicht ist es von einem Unternehmen, das 60 oder 70 Millionen Dollar im Jahr Umsatz macht, ein bisschen zu viel erwartet, auf eine Haftungsverpflichtung der Regierung der Vereinigten Staaten hinzuweisen, die sich auf Milliarden von Dollar belaufen würde.

Aber warten Sie, ich bin ein bisschen verwirrt. Die Regierung sagt, es gebe keine Bedrohung der Blutkonserven. Warum macht dann eine Firma zig Millionen Dollar Umsatz damit, die Blutkonserven sicher zu machen, wenn sie doch laut unseren führenden Behörden im Gesundheitswesen schon sicher sind? Sind die Behörden einfach nur besonders vorsichtig?

Ich kann mir eine Vorstandssitzung bei Cerus vorstellen, bei der die Führungskräfte über diese Frage nachdenken. Einerseits, so sagen sie sich, wenn wir bei den Lügen der Regierung mitmachen, werden wir eine Menge Geld machen und ein erfolgreiches Unternehmen sein. Andererseits, wenn wir die Wahrheit sagen, können wir innerhalb kurzer Zeit damit rechnen, dass wir unter irgendeinem fadenscheinigen Vorwand von Regierungsbeamten durchsucht werden. Selbst wenn wir vor Gericht gewinnen, wird das keine gute Werbung für uns sein und die Firma wird bankrottgehen. Für welche Richtung würden sich die Führungskräfte wohl entscheiden?

Das ist es, was die Regierung uns glauben machen will: Die Blutkonserven sind absolut sicher. Sie wollen sie einfach nur noch sicherer machen, indem sie zig Millionen Dollar für ein völlig unnötiges Verfahren ausgeben. Achten Sie nicht auf das, was in der Vergangenheit passiert oder auch nicht passiert ist.

Bin ich zu sarkastisch?

Ich werde es Ihnen offen und ehrlich sagen.

Die Blutkonserven waren und sind nicht sicher, und Cerus und die verschiedenen staatlichen Stellen wissen das.

Als Privatperson glaubte ich, ich könnte meinen wissenschaftlichen Ruf verteidigen, indem ich meine verfassungsmäßigen Rechte ausübe. Ich habe mich geirrt. Ich habe immer noch keinen einzigen Verhandlungstag vor einem Gericht bekommen, und meinem Anwalt hat man die Anwaltslizenz entzogen, weil er seinem alten Vater Geld gegeben hat, ohne einen Darlehensvertrag aufzusetzen.

Nach wie vor kann ich mich der Hoffnung nicht erwehren, dass es da draußen irgendjemanden in einer einflussreichen Position gibt, der in der Lage ist, die Waagschale in Richtung der Wahrheit ausschlagen zu lassen, sodass alles offengelegt wird. Und dass er eines Tages der Stimme seines Gewissens folgt und handelt.

Ich würde Cerus gerne alles Gute wünschen, denn ich glaube, ihre Technologie rettet Leben.

Aber da sie ein Teil dessen sind, was ich als fortgesetzte kriminelle Aktion zur Vertuschung der Wahrheit über aus dem Labor stammende tierische Retroviren und mikrobielle Agentien betrachte, die die Öffentlichkeit infizieren und viele verschiedene Krankheiten verursachen, kann ich das leider nicht tun.

KAPITEL 7

VP62 – der Attentäter-Klon

Die Biologie folgt nicht zwangsläufig der Technologie.

Das ist möglicherweise eines der wichtigsten Dinge, über die ich in diesem Buch schreibe. Deshalb lassen Sie mich es nochmals betonen:

Die Biologie folgt nicht zwangsläufig der Technologie.

Lassen Sie mich erklären, was ich mit dieser Feststellung meine.

Nur weil man eine neue Technologie entwickelt hat, durch die man mehr Erkenntnisse gewinnt, als man vorher hatte, heißt das nicht, dass man ALLES weiß.

Wissenschaftler brauchen Demut, wenn sie sich dem Unbekannten nähern. Vorschnelle Urteile zu fällen ist ein entscheidender Fehler, den viele Wissenschaftler in der XMRV-Debatte gemacht haben – auch unabhängig davon, ob sie unter finanziellem Druck standen, zu einem anderen Ergebnis zu kommen als wir.

Ich liebe die Technologie, aber ich bin mir auch ihrer Grenzen bewusst. Ich nutze neue Informationen immer, um mein Verständnis zu vertiefen. Aber ein guter Wissenschaftler wird auch die Grenzen und die noch verbleibenden unbeantworteten Fragen erkennen.

* * *

Wie hat das alles angefangen?

Warum hat jemand angefangen, sich ein Mäusevirus und seinen Zusammenhang zu Krankheiten wie Prostatakrebs bei Männern, ME/CFS in einer überwiegend weiblichen Population und Erkrankungen wie Autismus bei Kindern anzusehen? Und könnte diese Retrovirusfamilie oder eine andere, sehr ähnliche mit den neuen Krankheiten des Alters wie Alzheimer zusammenhängen?

Alles begann mit einer neuen Technologie, mit der man ganz unerwartet retrovirale Sequenzen in Tumorgewebe von Prostatakrebs entdeckte, die sonst im Zusammenhang mit Mäusen stehen. Joe DeRisi, Professor an der University of California in San Francisco, interessierte sich dafür, wie man mithilfe von Technologien biologische Prozesse entschlüsselt, beispielsweise wie Viren möglicherweise die Entwicklung von Krebs antreiben könnten.

DeRisi wählte einen TED Talk am 29. Januar 2006, um seine technologische Innovation, bekannt als ViroChip, und das, was er entdeckt hatte, zu erörtern. Gerade hatte Robert Silverman von der Cleveland Clinic die Hypothese aufgestellt, dass Männer mit einem Gendefekt, der zu einer Unfähigkeit, RNA-Viren abzubauen, führt, anfälliger für eine retrovirale Infektion seien. Das führe dazu, dass bei diesen Männern aggressivere Krebsarten aufträten. Silverman stellte DeRisi einige Tumor-Gewebeproben von Prostatakrebs zur Verfügung. DeRisi untersuchte das Gewebe, um seine Hypothese zu beweisen oder zu widerlegen.

DeRisi eröffnete seinen Vortrag, indem er Fragen der versammelten Zuhörer vortrug:

> Wie können wir diese Flora von Viren, die uns umgibt, untersuchen und die Medizin unterstützen? Wie können wir unser gesammeltes Wissen in der Virologie in ein einziges, einfaches, tragbares diagnostisches Assay verwandeln? Ich möchte alles, was wir derzeit über das Spektrum an Viren und die Methoden ihrer Aufspürung wissen, in einen, sagen wir, kleinen Chip verwandeln.
>
> Als wir anfingen, über dieses Projekt nachzudenken – wie wir ein einziges diagnostisches Assay erstellen könnten, um damit gleichzeitig auf alle Pathogene testen zu können – gab es einige Schwierigkeiten mit dieser Idee. Vor allem sind Viren ziemlich komplex, aber sie entwickeln sich auch schnell …[1]

Alles an dieser Eröffnung DeRisis war perfekt. Welcher Wissenschaftler möchte nicht das, was wir über Viren wissen, in einem einfachen Test zusammenfließen lassen, mit dem man schnell einen möglichen Krankheitserreger identifizieren kann, der Auswirkungen auf die Gesundheit hat?

Was mich betrifft: Ich würde das gerne tun.

Und DeRisi stellte auch fest, dass Viren komplex sind und sich schnell weiterentwickeln. Der Großteil von DeRisis Vortrag betraf die Entwicklung seines Chips und die Komplexität von Viren, aber er hob sich den Paukenschlag für den Schluss auf:

> Ich werde Ihnen in den letzten zwei Minuten etwas erzählen, was noch nicht veröffentlicht ist. Es wird morgen herauskommen. Und es ist ein interessantes Beispiel dafür, wie man diesen Chip einsetzen kann, um etwas Neues zu finden und eine neue Tür zu öffnen. Prostatakrebs. Ich muss Ihnen nicht viele Statistiken über Prostatakrebs zeigen. Die meisten unter Ihnen wissen: Er ist die drittgrößte Ursache für Todesfälle durch Krebs in den USA. Es gibt viele Risikofaktoren, aber es gibt eine genetische Disposition für Prostatakrebs.
>
> In etwa zehn Prozent der Fälle von Prostatakrebs sind die Männer dafür prädisponiert. Und das erste Gen, das in Assoziationsstudien hierfür, also für den frühmanifestierten Prostatakrebs, auftauchte, war das Gen RNase-L. Was ist das? Es ist ein antivirales Abwehr-Enzym. Wir saßen also da und überlegten: Warum sollten Männer mit dieser Mutation – einem Defekt in einem antiviralen Abwehrsystem – Prostatakrebs bekommen? Es ergibt keinen Sinn. Es sei denn, es gibt da vielleicht ein Virus?
>
> Deshalb haben wir Tumore – und wir haben jetzt über 100 Tumore – auf unser Array getan. Und wir wissen, wer Defekte bei der RNase-L hat und wer nicht. Hier zeige ich Ihnen das Signal aus dem Chip. Und ich zeige Ihnen auch den Block an viralen Oligos (Oligonukleotide – kurz: RNA- oder DNA-Moleküle). Und was ich Ihnen aufgrund des Signals sage, ist, dass Männer, die eine Mutation in diesem antiviralen Abwehr-Enzym und einen Tumor haben, meist, in 40 Prozent der Fälle, eine Signatur zeigen, die auf ein neues Retrovirus hindeutet …[2]

Nach meiner Einschätzung war das eine Glanzleistung an wissenschaftlicher Untersuchung. Man verknüpfe Technologie mit Wissen über Biologie. So sollte Wissenschaft gemacht werden: Eine Beobachtung wirft eine Frage auf, eine Untersuchung wird durchgeführt und man erhält Ergebnisse.

Die Beobachtung war die, dass der gefundene Gendefekt bei Männern, die wahrscheinlich einen frühmanifestierten Prostatakrebs bekommen, ein Defekt in einem Gen war, das ein antivirales Abwehr-Enzym erzeugt.

Die Untersuchung bestand darin, mehr als 100 dieser Tumore auf DeRisis Array zum Aufspüren von Viren zu geben und zu schauen, was dabei herauskam.

Die Ergebnisse zeigten, dass 40 Prozent dieser Tumore integrierte Sequenzen eines Mäuseretrovirus enthielten.

Wissenschaft kann kaum einwandfreier laufen als so.

DeRisi fuhr fort:

> Okay, das ist ziemlich wild. Was ist das? Also haben wir das ganze Virus geklont. Als Erstes werde ich Ihnen sagen, dass eine automatisierte Vorhersage uns erkennen ließ, dass es einem Mäusevirus sehr ähnlich war. Aber das sagt uns nicht allzu viel, deshalb haben wir in der Tat das ganze Ding geklont. Und das virale Genom, das ich Ihnen hier zeige? Es ist ein klassisches Gammaretrovirus. Aber es ist vollkommen neu. Niemand hat es je zuvor gesehen.
>
> Sein nächster Verwandter kommt tatsächlich von Mäusen. Und deshalb haben wir es als ein xenotropes Retrovirus bezeichnet, weil es eine andere Spezies als Mäuse infiziert. Und hier ist ein wenig phylogenetischer Stammbaum, um zu sehen, wie es mit anderen Viren verwandt ist. Wir haben das jetzt bei vielen Patienten gemacht, und wir können sagen, dass es alles eigenständige Infektionen sind.[3]

Silverman, DeRisi und Gupta haben 2006 das ganze Virus nicht etwa aus einer einzelnen Biopsie heraus geklont. Vielmehr haben sie das Virus aus mehreren Biopsien von verschiedenen Männern geklont und ein Hybrid, ein Frankenstein-Virus geschaffen, das niemals im Menschen vorgekommen ist.

Wenn sie damals 2006 die Wahrheit gesagt hätten, wäre es sehr viel schwieriger gewesen, unsere Arbeit von 2011 zu diskreditieren. Wir hätten dann niemals die Ergebnisse der PCR in unseren *Science*-Artikel aufgenommen. Die Protein-Daten, die Elektronenmikroskop-Aufnahmen und die Ergebnisse der Serologie-Tests in unserem *Science*-Artikel waren und sind bis heute richtig. Die Wahrheit zu verschleiern, wie sie es getan haben, hat es den Schurken es so viel leichter gemacht.

* * *

Ein typisches Retrovirus hat 8.000 bis 10.000 Basenpaare.

Der VP62-Klon wurde aus Gewebeproben von drei verschiedenen Patienten geschaffen, aus denen sie nur etwa 300 Basenpaare des Gens der Virushülle (*env*-Gen) identifiziert hatten sowie ein paar Hundert des *gag*-Gens, das heißt des Gens, das den Hauptkörper des Virus kodiert.

Wie kann ein synthetischer, infektiöser molekularer Klon dazu benutzt werden, eine neue Virusfamilie zu charakterisieren, wenn die Sequenz dieses Klons weniger als zehn Prozent des natürlichen Isolats enthält?

* * *

Ich werde oft gefragt, was der Unterschied zwischen einem typischen Virus und einem Retrovirus ist.

Die Antwort ist einfach.

Viele Viren bestehen aus DNA.

Ein Retrovirus besteht aus RNA.

Aber Moment, jetzt könnten Sie sich fragen: Basieren denn nicht so ziemlich alle Lebewesen auf DNA?

Die Antwort lautet: Ja, das tun sie.

Obwohl niemand das genau weiß, muss nach der heute vorherrschenden Meinung die RNA ein Vorläufer der DNA gewesen sein, die von den primitivsten Organismen zu Beginn der Entstehung des Lebens auf unserer Erde benutzt wurde. Die Natur nutzt in ihrer unvergleichlichen Leistungsfähigkeit für praktisch alle Organismen Nukleinsäuren als Grundbausteine für RNA und DNA, aber Pathogene, die wie Retroviren aus RNA aufgebaut sind, brauchen ein Enzym, um ihre RNA in DNA zu überführen und sich in den DNA-Bauplan des Wirts einzubauen, damit das Virus überleben kann. Ein Retrovirus kann nicht existieren oder sich vermehren, ohne die Zellmaschinerie des Wirtes zu benutzen.

Das Enzym, das Retroviren einsetzen, um ihre RNA in DNA umzuwandeln, wird als reverse Transkriptase bezeichnet. Wenn bei einer Krankheit reverse Transkriptase vorhanden ist, dann betrachte ich das beinahe als eindeutigen Beweis dafür, dass ein Retrovirus beteiligt ist.

Für ein Retrovirus gibt es nur ein Problem mit der reversen Transkriptase: Es ist ein leistungsschwaches Enzym, wenn es darum geht, den genetischen Code zu kopieren.

Reverse Transkriptase neigt dazu, Fehler zu kopieren, und ist deshalb die Ursache dafür, dass Retroviren leicht zu Viren mit stark unterschiedlichen genetischen Profilen mutieren. Das heißt, es kann große Unterschiede zwischen verschiedenen Stämmen eines einzelnen Retrovirentypus geben.

Dieses Merkmal von Retroviren veranlasste viele Wissenschaftler dazu zu glauben, sie könnten beim Menschen niemals großen Schaden anrichten, weil sie, nun ja, instabil zu sein schienen. Da sie gewöhnlich leicht lahmgelegt und beschädigt werden, haben die meisten sie als nicht infektiöse Schrott-DNA abgetan. Das kann einer der Gründe dafür sein, warum sowohl John Coffin als auch Harold Varmus Frank gesagt haben, er solle sich nicht die Mühe machen, nach krankheitserzeugenden humanen Retroviren zu suchen.

Retroviren erschienen wie ein biologisches Relikt aus unserer weit entfernten Vergangenheit und etwa so interessant wie ein Schnabeltier, das uns mit seiner Kombination aus Merkmalen von Säugetieren, Vögeln und Reptilien neugierig macht.

Aber HIV-AIDS war ein Weckruf für die Gefahren von Retroviren. Sie können genauso gefährlich sein wie ein typisches Virus. Aber HIV war wirklich ein Außenseiter unter den Retroviren. Es brachte seine Opfer innerhalb weniger Jahre um.

Für ein Retrovirus führte HIV relativ schnell zum Tode. XMRVs dagegen machten ihre Wirte zu Invaliden und hielten sie am Leben, aber in einem Zustand, in dem sie ihre Gesundheit gewöhnlich nicht wiedererlangen konnten.

* * *

Seitdem ich am 6. Juni 1983 als Labortechnikerin in Frank Ruscettis Labor anfing, dreht sich mein Leben um Retroviren. Frank und ich erinnern uns immer an dieses Datum, da es der Jahrestag der Invasion der Alliierten in der Normandie im Zweiten Weltkrieg war, der sogenannte D-Day.

Seit diesem Tag im Jahr 1983 bringe ich Viren dazu, in Zellkulturen zu wachsen. Das sind 37 Jahre. Und man muss sich daran erinnern, dass in diesen Tagen vor HIV-AIDS Frank und Bernie Poiesz die Superstars in der Retrovirologie waren, da sie das allererste krebserzeugende humane Retrovirus isoliert hatten, das Humane T-lymphotrope Virus (HTLV-1).

Bernie war Arzt und klinischer Mitarbeiter, und Frank war sein Mentor. Robert Gallo war der Leiter des Labors, der zwar alle Anerkennung bekam, aber praktisch nicht an der Arbeit beteiligt war.

Nun, HTLV-1 war in Japan endemisch, warum also haben dann Frank und sein Team als Erste das Virus isoliert? Weil Frank besser als irgendjemand sonst wusste, wie man Zelllinien einsetzt, um Viren zu züchten und das Schlüsselenzym, die reverse Transkriptase, zu überwachen. Das war der Ort, an dem ich lernte, Viren zu kultivieren, denn nur wenn man Viren züchten kann, kann man sie auch untersuchen.

Die am besten geeignete Zelllinie für die Kultivierung von XMRVs kam von einem 62-jährigen Mann, dessen Prostatakrebs in seine Lymphknoten gestreut hatte. Der Name der Zelllinie ist LNCaP – Abkürzung für „lymph node carcinoma of the prostate". Warum war das eine geeignete Zelllinie? Ein Grund dafür ist, dass sie eine defekte RNAse-L enthielt, genau das Enzym, das die Integration der Sequenzen ermöglichte, die auf dem ViroChip entdeckt wurden.

Man kann nun wirklich nicht behaupten, ich sei jemand, der etwas gegen infektiöse molekulare Klone hat. Ich habe selbst geholfen, den ersten infektiösen molekularen Klon eines HTLV-1 zusammenzufügen. Damals, in der Zeit von 1993 bis 1994, arbeitete ich als Postdoc im Labor von Dave Derse.

Ja, das stimmt, ich habe infektiöse molekulare Klone zusammengebaut. Ich kenne ihre Stärken und ihre Grenzen.

Weil diese Viren sich gerne in Geweben verstecken, ist es schwierig, sie zu isolieren. Sie kommen nur dann heraus und können im Blut gefunden werden, wenn die Immunabwehr eines Menschen nahe null ist.

Man braucht Zelllinien, um Retroviren zu kultivieren, und man muss wissen, was man dafür benutzen kann.

Ich möchte nicht zu sehr auf die technischen Einzelheiten eingehen, aber ich muss etwas erklären. Ich befürchte, wenn ich es nicht tue, denken Sie, das alles sei jenseits Ihres Auffassungsvermögens. Aber das stimmt nicht. Also, Silverman und Gupta machten ihre Untersuchungen, zwackten mehrere genetische Sequenzen eines XMRV ab, sammelten etwa 300 oder 400 Basenpaare von schätzungsweise 8.000 bis 10.000 Basenpaaren und klebten sie zusammen.

Verstehen Sie, dass sie damit etwas Neues schufen?

Etwas, das es in der Natur nie gegeben hat?

Wir bezeichneten diese Klone immer als Frankenstein-Viren, zusammengeschustert aus Bruchstücken und Teilen, genau wie das schreckenerregende Monster von Dr. Frankenstein erschaffen wurde.

Dann benutzten sie eine Technik, die als „Genomwanderung“ bekannt ist. Dabei arbeitet man mit Enzymen, die viel effektiver sind als reverse Transkriptase das in der Natur je ist, und so machen die Klone perfekte kleine Kopien von sich selbst.

Ein infektiöser molekularer Klon ist im besten Falle ein Modell eines tatsächlichen Virus. Das ist etwa so, als ob man einen Baseball auf einen Kopierer legt und dann ein zweidimensionales Bild davon macht. Man würde ja auch nicht diese Kopie eines Baseballs nehmen und sie in einem Finale der US-amerikanischen Baseball-Profiligen dem Ballwerfer überreichen.

Jeder würde einen auslachen.

Aber diejenigen, die nichts von der Biologie verstehen, wie etwa die Kritiker Bridgette Huber und John Coffin von der Tufts University, sagten, es ginge schon in Ordnung, diesen mangelhaften molekularen Klon als Vertreter für natürliche Isolate des XMRV zu benutzen. Das ist, als ob man ein kleines Bruchstück von einer Schatzkarte mit einem Teil des Weges darauf hat, aber der Rest der Karte fehlt. Wo ist der Startpunkt? Auf einer Schatzkarte ist der entscheidende Teil der, auf dem das X den Ort kennzeichnet, an dem die Reichtümer versteckt sind. Für das Verständnis eines Virus braucht man die gesamte Sequenz.

Natürliche Isolate des XMRV wachsen sehr langsam. Der infektiöse molekulare Klon VP62 ist ein gemeines kleines Biest, das 15 bis 20 Mal so schnell wächst wie die natürlichen XMRVs – so wie ein invasives Unkraut.

Es gibt eines, worin sich XMRVs und der Klon VP62 erschreckend ähnlich sind:

Sie können beide aerosolisieren, das heißt in der Luft schweben wie Löwenzahnsamen in einer sommerlichen Brise. Ich habe gerade den Alptraum beschrieben, der Virologen den Nachtschlaf raubt. Aber es gab ein weiteres Problem, das niemand bedacht hatte.

Wenn sowohl die XMRVs als auch das VP62 durch die Luft übertragen werden können, dann werden auch die Laboranten und die Wissenschaftler infiziert. Als ich mit dieser Untersuchung anfing, habe ich mein eigenes

Blut und das meiner Mitarbeiter auf Antikörper untersucht, und wir waren alle negativ.

Jetzt bin ich XMRV-positiv, genauso wie viele meiner Mitarbeiter.

* * *

Im Gefolge der Tagung am 22. Juli 2009, also noch bevor die Welt im Oktober desselben Jahres von unseren Entdeckungen erfuhr, schritt das National Cancer Institute zur Tat. Sie wollten dieser Sache zuvorkommen. Ich kann sie für ihre Initiative nur loben.

Es gab nur ein Problem.

Zu dieser Zeit hatte niemand die Möglichkeit in Betracht gezogen, dass XMRV oder sein infektiöser molekularer Klon VP62 über die Luft übertragen werden könnten. Aber die Daten lagen alle vor. Die Labormitarbeiter, die als Kontrollpersonen dienten, waren seropositiv und man fand Proteine und Immunreaktionen. Das große Entsetzen bei dieser Tagung kam genau dann auf, als man realisierte, dass die XMRVs gefährlicher waren als HIV, denn bei HIV hat man niemals beobachtet, dass es über die Luft übertragen wurde.

Im Gebäude 535 des National Cancer Institutes hatten die Wissenschaftler zwei Fermenter im gleichen Raum aufgebaut, um Zelllinien zu züchten, die von unserem Team entwickelt wurden und die die natürlichen Isolate der XMRVs und des VP62 produzierten. Wie ich Ihnen erklärt habe, können BEIDE Pathogene durch die Luft übertragen werden, aber VP62 reproduziert sich viel schneller.

Im Jahr 2009 wussten wir das noch nicht.

Im Jahr 2011 jedoch befasste sich ein von Adi Gazdar geleitetes Team von Wissenschaftlern von der John Hopkins University, dem MD Anderson Cancer Center in Houston, Texas, und dem Southwestern Medical Center der University of Texas mit der Frage, ob menschliches Gewebe, bei dem im Verlauf des Kultivierungsprozesses biologische Produkte von der Maus eingesetzt wurden, andere Proben infizieren könnte, obwohl sie physisch niemals in Kontakt miteinander gekommen waren – mit anderen Worten, ob das Virus durch die Luft übertragen werden könnte.

> Sechs von 23 (26 Prozent) von Mäuse-DNA freien Xenotransplantat-Zellkulturen waren stark positiv auf MLV, und ihre Sequenzen waren

> zu mehr als 99 Prozent homolog zu bekannten MLV-Stämmen. Vier von fünf vorhandenen überstehenden Flüssigkeiten aus diesen virus-positiven Kulturen waren stark positiv auf RT-Aktivität (reverse Transkriptase). Drei dieser überstehenden Flüssigkeiten wurden untersucht, um die Infektiosität der freigesetzten Virione für andere Zellen von Humankulturen zu bestätigen. Von den 78 nicht durch Xenotransplantation abgeleiteten Zelllinien, die in den Anlagen unterhalten wurden, die auch die Xenotransplantat-Kulturen enthielten, waren 13 (17 Prozent) positiv auf MLV, darunter auch XMRV, ein Virusstamm, der zuerst in menschlichem Gewebe identifiziert wurde. Im Unterschied dazu waren alle 50 Kulturen, die in einer von Xenotransplantat-Kulturen freien Anlage aufbewahrt wurden, negativ auf virale Sequenzen.[4]

Wie schlimm waren diese Ergebnisse im Klartext? Lassen Sie es mich erklären.

Erstens, wenn irgendwelche Mäuseprodukte bei der Entwicklung eines biologischen Produkts eingesetzt wurden, bestand eine 26-prozentige Wahrscheinlichkeit, dass sie mit einem Mäuseleukämievirus infiziert waren.

Zweitens, vier von fünf möglichen Testungen zeigten eine hohe Aktivität von reverser Transkriptase, was bedeutet, dass das Virus aktiv war.

Drittens, wenn eine Gewebeprobe zwar niemals ein Mäuseprodukt berührt hatte, aber in der gleichen Anlage aufbewahrt wurde, in der es solche Proben gab, bestand eine 17-prozentige Wahrscheinlichkeit, dass dieses Mäuseleukämievirus seinen Weg in diese Probe finden würde. Ob es wohl von einer Probe zur anderen gelaufen ist, vielleicht auf seinen kleinen viralen Beinchen? Das glaube ich nicht. Dies war der Beweis für eine Übertragbarkeit durch die Luft.

Viertens, wenn humane Zelllinien in einer Anlage ohne irgendwelche von Mäusen abgeleiteten Produkte gehalten wurden, lag die Wahrscheinlichkeit, dass sie irgendwelche Mäuseleukämieviren enthielten, bei null.

Und nur für den Fall, dass wir einige der Grundlagen vergessen hätten, waren die Autoren so freundlich, dem flüchtigen Leser eine kleine Auffrischung mitzuliefern:

> Retroviren sind behüllte Viren, die ein RNA-Genom besitzen und sich über ein DNA-Zwischenprodukt vermehren. Retroviren sind auf das Enzym reverse Transkriptase angewiesen, um ihr Genom von RNA in DNA revers zu transkribieren, die dann in das Genom des Wirts mithilfe eines

> Integrase-Enzyms integriert werden kann. Retrovirale DNA kann in latenter Form im Genom (als Provirus) verharren oder seine RNA kann zeitweise in Form von infektiösen Virionen exprimiert werden.[5]

Die Freak-Show geht weiter. Retroviren bestehen aus RNA. Um sich in DNA-Organismen zu reproduzieren, benötigen sie reverse Transkriptase. Wenn die RNA einmal in DNA umgeschrieben wurde, können sie in das Genom des Organismus eindringen und dort für lange Zeiträume schlafen oder sie können, wenn die Umstände passend sind, infektiöse Partikel ausspucken.

Man könnte glauben, dass diese Aneinanderreihung von Tatsachen der Ausrufung eines nationalen Notstandes würdig gewesen wäre, anstatt zu versuchen, unseren wissenschaftlichen Ruf zu zerstören und das Leiden von Millionen heute und in Zukunft zu ignorieren.

Und was ist mit meiner Behauptung, dass wir uns davor fürchten sollten, dass Retroviren in die Humanpopulation überspringen können? Sie müssen mir das nicht glauben. Das hier haben Forscher von der Harvard University der Weltgesundheitsorganisation WHO in einem Artikel von 2012 mitgeteilt, in dem die Risiken des Einsatzes von tierischem Gewebe für medizinische Zwecke erörtert wurden:

> Unter Xenotransplantation versteht man jede Prozedur, die die Transplantation, Implantation oder Infusion von lebenden Zellen, Geweben oder Organen tierischen Ursprungs in einen menschlichen Empfänger umfasst. Diese Definition kann menschliche Körperflüssigkeiten, Zellen, Gewebe oder Organe beinhalten, die einen Ex-vivo-Kontakt (außerhalb des Körpers) mit lebenden, nicht-humanen tierischen Zellen, Geweben, Flüssigkeiten oder Organen hatten. … Wie bei jeder Art der Transplantation birgt eine Xenotransplantation das potenzielle Risiko für eine Übertragung von bekannten wie unbekannten zoonotischen infektiösen Agentien tierischen Ursprungs auf den menschlichen Empfänger und auf die weitere Humanpopulation.[6]

Das ist keine komplizierte These. Alles, was sie besagt, ist das: Wenn man tierisches und menschliches Gewebe vermischt, besteht das Risiko, dass infektiöse Agentien, die in den Tieren vorhanden sind, auf die menschlichen Zellen überwechseln. Die Viren waren in dem Tier wahrscheinlich inaktiv, aber wenn man sie auf einen Menschen überträgt, könnten sie aufwachen und aktiv werden.

Wir könnten auch sagen, es besteht das Risiko, dass Humanpathogene in die tierischen Zellen überwechseln. Unser Werk war es nun, die Barrieren niederzureißen, die die Natur errichtet hat. Sie sorgen dafür, dass Pathogene nicht so leicht von einer anderen Spezies auf die Menschheit übertragen werden können und umgekehrt. Wir sind wie Kinder, die mit Streichhölzern und Benzin spielen und hoffen, damit nicht den Planeten niederzubrennen.

Und was meine spezifische Angst betrifft, dass Retroviren von Tieren in die Humanpopulation überspringen? Ehrlich gesagt, ich weiß nicht, warum Wissenschaftler wie ich als Panikmacher behandelt werden, wenn man sich wissenschaftliche Fachzeitschriften anschaut und diese Sachverhalte selbst nachlesen kann:

> Die Sorge über eine retrovirale Übertragung bei der Xenotransplantation bezieht sich auf die Möglichkeit einer „stillen" Übertragung, das heißt, einer nicht ersichtlichen Infektion, die zu veränderter Genregulation, Krebsentstehung oder Rekombination führt. Man hat in Schweinen keine exogenen Viren gefunden, die HTLV oder HIV entsprechen. Jedoch konnten bis heute in allen Säugetierarten endogene Retroviren (Bestandteile der Keimbahn-DNA) nachgewiesen werden. Endogene Retroviren, die für menschliche Zellen in vitro infektiös sind, wurden in vielen Spezies gefunden, darunter Pavianen (BaEV), Katzen (RD114), Mäusen (murine ERV) und Schweinen (PERV).[7]

Bereitet der letzte Absatz Ihnen schlaflose Nächte? Das sollte er. Er besagt faktisch, dass Retroviren Sie in einer Weise schädigen können, die sich von der unterscheidet, die man normalerweise mit einem typischen Virus verbindet.

Die Übertragung erfolgt „still". Das bedeutet, das Immunsystem Ihres Körpers wird nicht alarmiert, um diesen Eindringling zu bekämpfen. Das Pathogen könnte mit einem Tarnkappenbomber verglichen werden, einem B-1-Bomber mit einer Tarnausrüstung gegen Radarerkennung und mit reflektierenden Materialien und Winkeln. Als ob das nicht erschreckend genug wäre, wird Ihr kleines Retrovirus, einmal in Ihrem Körper eingenistet, sich fleißig daranmachen, Ihre Genexpression auf unvorhersehbare Weise zu verändern, die Entwicklung von Krebs zu befördern (Onkogenese) oder sich mit anderen Pathogenen in Ihrem Körper zu rekombinieren, um neue Monster zu erschaffen.

Da finden Sie sich dann eines Tages mit einer merkwürdigen Krankheit in der Praxis Ihres Arztes wieder und Ihr Arzt kratzt sich am Kopf und schaut sich Ihre Untersuchungsergebnisse an und sagt: „Also, Sie haben da etwas, das sieht ein bisschen aus wie X und ein bisschen wie Y. Lassen Sie es uns einfach als idiopathische X- und Y-Krankheit bezeichnen." Nach diesem Arztbesuch schlagen Sie in Ihrem Wörterbuch nach, weil Sie nicht wissen, was „idiopathisch" heißt, und Sie finden heraus, es bedeutet „von unbekannter Ursache", und dann sagen Sie zu sich selbst: „Vielleicht ist mein Arzt der Idiot."

Wie kann es sein, dass diese Leute das nicht wissen?

Wo bleibt da das kleinste bisschen an wissenschaftlicher Neugier?

* * *

Lassen Sie uns über Silvermans infektiösen molekularen Klon VP62 sprechen. Als Frank und ich damit arbeiteten, schätzten wir, der infektiöse molekulare Klon würde fünfzehn bis zwanzig Mal schneller als natürliche Isolate von XMRVs wachsen. Frank war über diese Entdeckung erschrocken, und es gibt kaum etwas, das ihn erschreckt. Sogar Ebola hat Frank nicht so sehr beunruhigt wie Silvermans VP62-Klon.

Silverman und Gupta haben etwas erschaffen, das es zuvor in der Natur niemals gegeben hatte. Ist es da eine Überraschung, dass Labors wie Abbott, als man sie beauftragte, einen Test auf der Basis dieses VP62-Plasmids zu erstellen, nicht in der Lage waren, so etwas wie das VP62 bei ihren Patienten zu finden?

Und weiter – wenn man einen Fermenter in einem Raum beim National Cancer Institute mit XMRV hat und daneben einen anderen mit VP62, was glauben Sie, wird passieren? Wer gewinnt diesen evolutionären Kampf? Wir wissen aus Adi Gazdars Artikel, aus dem ich oben zitiert habe, dass XMRVs über die Luft übertragen werden können. Würde das menschengemachte XMRV mit dem Namen VP62 das nicht auch können?

Sagen wir einmal, wir haben eine Übertragung in beide Richtungen. Der Fermenter mit XMRV kontaminiert den mit VP62 und umgekehrt. Aber da VP62 so viel schneller wächst, wird es leicht alle Spuren der natürlichen XMRVs auslöschen oder, noch schlimmer, neu kombinieren, um neue Frankenstein-XMRVs zu erschaffen.

* * *

In unseren Labors am Whittemore Peterson Institute (WPI) hatten wir niemals einen VP62-Klon, und deshalb waren wir in der Lage, genaue Ergebnisse zu erzielen, die frei von jeglicher VP62-Kontamination waren. Unsere Kulturen wurden in den Labors des National Cancer Institute kontaminiert, und das bewiesen wir, indem wir mit Patientenproben eine Einzelzell-Klonierung durchführten, was ich bei dieser Debatte am 22. September 2011 vortrug.

Man hat mir immer beigebracht, die Proben separat zu lagern, für den Fall, dass genau so etwas passiert.

Ich verstehe all diejenigen sehr gut, die bestürzt darüber waren, dass Silvermans synthetischer infektiöser molekularer Klon ihr Labor kontaminiert hatte, so wie es in den Labors im Gebäude 535 des National Cancer Institute geschehen war.

Zu Silvermans Ehrenrettung muss gesagt werden: Als er den synthetischen infektiösen molekularen Klon VP62 im Jahr 2006 erzeugte, wusste er nicht, dass er durch die Luft übertragen werden konnte. Wir haben das erst im Jahr 2011 herausgefunden, also fünf Jahre später.

Jedoch hat das Problem mit der Kontamination durch das VP62-Plasmid nichts mit der Frage zu tun, ob XMRVs die Humanpopulation infizieren.

* * *

„Joy hat wirklich ein schlechtes Gewissen wegen alledem“, sagte Silverman zu Frank Ruscetti in einer Pause während der 15. International Conference on Human Retrovirology, HTLV, and Related Viruses, die vom 4. bis 8. Juni 2011 in Leuven, Belgien, abgehalten wurde. „Joy“ bezog sich auf J. Das Gupta, Silvermans Forschungspartner.

Joy hatte ein schlechtes Gewissen, weil sie Sequenzen von drei verschiedenen Patienten genommen hatten, um ihren infektiösen molekularen Klon zu erzeugen, was eindeutig heißt, sie hatten keine exakte

Sequenz von unseren XMRVs, die sie mit ihrem VP62 kontaminiert hatten. Trotzdem beschrieben sie ihre Sequenzen als „hochgradig ähnlich“ zu natürlichen Isolaten von XMRV, auf die wir uns in unserem *Science*-Artikel bezogen. Sie hatten deswegen ein schlechtes Gewissen? Wenn sie deshalb ein so schlechtes Gewissen hatten, warum haben sie dann bis zum Sommer 2011 gewartet, bis sie uns das erzählt haben? Bis zum heutigen Tag lassen sie mich dafür den Kopf hinhalten und wissen ganz genau, dass zahllose Laborarbeiter, einschließlich mir, infiziert worden sind und jetzt verheerende neuroimmunologische Krankheiten und Krebs entwickeln. Ich bin infiziert und viele meiner früheren Kollegen sind es ebenfalls. Alles, weil die Regierung kein Interesse daran hatte, die Labors mit den Vorsichtsmaßnahmen einer Biosicherheitsstufe 3 auszurüsten, dem gleichen Sicherheitsstandard, der bei HIV eingesetzt wird. Aufgrund dieser Fahrlässigkeit wurden Tierpfleger und Laboranten in der Ausbildung ebenfalls geschädigt.

Diese Feiglinge ignorierten einfach die zahlreichen Beweisketten, die wir von Anfang an hatten und die aufzeigten, dass unsere Daten nicht das Ergebnis einer VP62-Kontamination waren.

An vorderster Stelle dieser Beweise stand Franks Präsentation mit dem Titel „Development of XMRV Producing B Cell Lines from Lymphomas from Patients with Chronic Fatigue Syndrome“ [„Entwicklung von XMRV-produzierenden B-Zelllinien aus Lymphomen von Patienten mit Chronischem Erschöpfungssyndrom“]. Wir hatten die These aufgestellt, eine der Langzeitauswirkungen dieser Virusinfektion würde eine erhöhte Krebsrate sein, insbesondere von B-Zell-Lymphomen, anderweitig bekannt als Non-Hodgkin-Lymphom. Unter der Allgemeinbevölkerung betrug die Rate an Non-Hodgkin-Lymphomen 0,02 Prozent, aber unter den von ME/CFS betroffenen Personen lag die Rate bei fast fünf Prozent. Frank hatte das in seiner Präsentation beschrieben:

> Darüber hinaus stimmt die Entwicklung von Krebs überein mit einem übermäßigen Auftreten von Gamma-delta-T-Zellen mit dem spezifischen T-Zell-Rezeptor gamma. Wir stellten die Hypothese auf, dass eine Infektion mit XMRV und/oder anderen Viren eine Dysregulation der Immunantwort auslöst, die die Entwicklung von B-Zell-Lymphomen begünstigt.[8]

Es war eine Sache zu behaupten, das VP62 hätte verschiedene Labors kontaminiert. Es war eine ganz andere Sache zu behaupten, der Klon hätte seinen Weg in die seit langer Zeit an ME/CFS erkrankten Menschen gefunden. Insbesondere Harvey Alters Arbeit widerlegte diese Vorstellung, da seine Proben Mitte der 1980er Jahre gesammelt worden waren, also vor der Erzeugung des VP62-Klons im Jahr 2006. In gleicher Weise ergab John Coffins Vorstellung keinen Sinn, dass die Rekombination, aus der XMRV entstand, in einem Labor an der Case Western University in den 1990er Jahren passiert sei. Wenn infektiöse rekombinante Viren einfach innerhalb von zwei Wochen (tatsächlich wurde bereits nach zehn Tagen reverse Transkriptase nachgewiesen) dadurch erzeugt werden können, dass man Viren kultiviert – wie konnte Coffin dann im Jahr 2013 behaupten, dass XMRV eine Laune der Natur sei, ein Ereignis, das nur einmal in der gesamten Schöpfungsgeschichte vorgekommen und so phantastisch sei, dass wir es ebenso als „einmalige Rekombination" beschreiben könnten? Wenn das in einer Kultur einmal passiert war, dann konnte das auch leicht wieder passieren.

Silverman wollte mit dem Problem nichts mehr zu tun haben und war dagegen, dass Frank und ich die notwendigen Tests durchführten, um herauszufinden, ob VP62 auf irgendeine Weise den Weg in unsere Proben gefunden hatte. Am 7. Juli 2011 schickte Frank eine bissige E-Mail an Silverman:

> Lieber Bob,
> ich finde deine Antwort unredlich, um es gelinde auszudrücken. *Die Quelle der Kontamination ist für uns von Interesse, aber darauf eine Antwort zu haben, wird an der Tatsache nichts ändern, dass Abbildung 1 falsch ist.* (Hervorhebung von mir) Abhängig von der Quelle der Kontamination wird das darüber entscheiden, ob alle Abbildungen oder nur Abbildung 1 widerlegt sind. Alle Angaben über Kontamination auf dem Gebiet lokalisieren genau das Problem, und die Wissenschaft erfordert es, dass wir das ebenfalls tun. *Vielleicht finden wir die Quelle der Kontamination nie heraus, aber wir müssen die Öffentlichkeit darauf aufmerksam machen, dass die Interpretation von Abbildung 1 schlicht und ergreifend falsch ist.* (Hervorhebung von mir) Die Realität ist, dass seit der Veröffentlichung unseres Artikels 2009 niemand geglaubt hat, dass Abbildung 1 richtig ist. Warum also die Eile zu publizieren, bevor die Experimente durchgeführt wurden, die wir vorschlagen. Und zweitens, wir alle vermuten (und

> du weißt es vielleicht schon – daher der Kommentar, den du mir gegenüber in Belgien abgegeben hast, dass Joy ein schlechtes Gewissen deshalb hat), dass die Quelle der Kontamination in Deinem Labor liegt …[9]

Wird all das jetzt klar?

Silverman hat einen synthetischen Klon, diesen molekularen Klon VP62, zusammengebaut, der als Modell gut und schön ist, um uns vielleicht dabei zu helfen, etwas über dieses Virus herauszufinden. Das Problem war, er hatte uns nicht gesagt, dass er Stücke von drei verschiedenen Viren genommen hatte und der Klon nicht einmal annähernd den vollständig sequenzierten 8.000 bis 10.000 Basenpaaren des Virus nahekam.

Indem sie diesen lausigen Klon verwendeten, entwickelten sie all diese lausigen Tests.

Wie die Programmierer gerne sagen: „Garbage in, garbage out." [„Wo man Müll hineinsteckt, kommt auch Müll heraus."]

Als wir unsere anfänglichen Tests durchführten, sahen wir, dass die PCR bei zwei entscheidenden Virusregionen überlappte, aber die Banden waren von unterschiedlicher Größe. Wenn die Banden unterschiedlicher Größe waren, so bedeutete dies, es waren unterschiedliche Nukleinsäuren in unseren Stämmen. Ja, wir hatten etwas, das dem Silverman-Virus nahekam, ein anderer Stamm – das dachten wir damals zumindest.

Lassen Sie mich einen Unterschied zwischen Frank Ruscetti, Judy Mikovits und Robert Silverman erklären.

Frank und ich haben den Mut und die Integrität, alle Daten zu veröffentlichen – sogar den Teil, der zu diesem Zeitpunkt noch keinen Sinn ergibt. Robert Silverman hatte nicht nur nicht die Integrität oder den Mut, die Fehler zuzugeben, die in seinem Labor gemacht wurden, sondern er hat beinahe ein ganzes Jahrzehnt lang nichts unternommen, in dem meine berufliche Karriere ruiniert wurde und Millionen weiterhin gelitten haben und gestorben sind.

Abbildung 1 in unserem Originalartikel in *Science* zeigt die PCR-Positiven in unserer Studie auf der Basis von Silvermans VP62-Klon. Das waren die Patientenproben, die vermeintlich PCR-positiv für das Virus waren, welches wir isoliert hatten. Das war die Grundlage für die Überschrift der Abbildung, die besagte, es sei XMRV auf der Basis von Silvermans Stamm. Abbildung 3 bekräftigt das mit einem Protein-Nachweis, der mit

Antikörpern gefunden wurde, beispielsweise bei Probe 1118, in Abbildung 3 mit PCR deutlich negativ und protein-positiv.

Warum spielen die PCR-Abweichungen eine Rolle, wenn wir doch wissen, dass HIV mehr als hundert Stämme hat? Wir hatten die Antikörper und die Proteine, die bewiesen, dass die Isolate [aus den Patienten] die wirklichen XMRVs waren.

Gab es tatsächlich etwas anderes, das eine Rolle spielte?

Ich glaube, was wirklich eine Rolle spielte, war, dass die Hüter des Gesundheitswesens schlicht und ergreifend nicht zugeben wollten, was für ein furchtbares Problem sie geschaffen hatten.

Und die einzigartigen Charakteristika des VP62, seine Fähigkeit, sich über die Luft auszubreiten und schnell das XMRV-Virus zu überwuchern, aus dem es erschaffen worden war, machten es zum perfekten Attentäter für meine berufliche Laufbahn und das Leben von Millionen, die weiterhin nach den Antworten suchen würden.

KAPITEL 8

Meine Identität – gestohlen im „Vaccine Court“

In George Orwells klassischem dystopischen Roman *1984* gibt es ein Verfahren, mit dem ein Staatsfeind aus dem Gedächtnis gelöscht wird. Dieses Verfahren wird als „zur Unperson werden“ bezeichnet: Big Brother vernichtet einfach alle Spuren Ihrer Existenz. Die Bevölkerung hat gelernt, das plötzliche Verschwinden von Menschen oder den radikalen Wechsel der Regierungspolitik nicht zu hinterfragen, wie etwa abrupte Veränderungen von Bündnissen in einem endlosen Krieg. An einem Tag wird der erbitterte langjährige Feind Ostasien und am nächsten Tag Eurasien, und die Regierungsbehörden werden verkünden, dass Ostasien immer schon der langjährige Verbündete war. Es muss für immer einen Feind geben, der gehasst wird, und wenn es eine vage Befürchtung gibt, dass jemand sich nicht gemäß den geschriebenen und ungeschriebenen Gesetze der Regierung verhält, dann wird er eines Tages aufwachen und erkennen, dass jede Spur von ihm ausgelöscht worden ist.

Zu Beginn meiner Reise im Jahr 2009 war mir nicht klar, dass ich der Propaganda von Regierung und Wissenschaft in Bezug auf Impfstoffe folgte, ohne das zu bemerken. Im Nachhinein kann ich sagen, ich hätte mehr Fragen stellen sollen. Aber ich stelle fest, dass die meisten, die sich jetzt auf der Seite der sogenannten „Impfgegner“ wiederfinden, genauso angefangen haben.

Ich bin einfach der gängigen klinischen Praxis gefolgt, als ich 2009 bei einer Fernsehshow in Nevada erwähnte, wir sollten, wenn bei ME/CFS und

Autismus ein Retrovirus beteiligt sei, mit den gleichen Vorsichtsmaßnahmen vorgehen wie bei HIV. XMRV ist vielleicht nicht so mörderisch wie HIV, aber das Virus richtet ebenfalls eine Menge Schaden an. Jede Immunstimulation könnte zu einer unkontrollierten Vermehrung des Virus führen, sodass es von einem Virus, das durch das Immunsystem inaktiviert wurde, zu einem wird, das im Körper Amok läuft. Kinder von HIV-positiven Müttern werden sofort mit einer antiretroviralen Therapie behandelt, und zwar vor jeglicher Impfung.

Die bösartigen Reaktionen, die dieser TV-Show folgten, habe ich nicht erwartet. Vielleicht denken Sie, ich hätte das als Warnung betrachten und aufhören sollen, darüber zu sprechen.

Hat Kolumbus aufgehört, darüber zu sprechen, dass die Erde rund ist, als er auf Widerstand gestoßen ist?

Hat Galileo aufgehört, darüber zu sprechen, dass die Erde um die Sonne kreist, als der Klerus ihm sagte, dass das nicht der Bibel entsprach?

Wissenschaftler machen sich keine Gedanken über ihre Beliebtheit. Sie machen sich Gedanken darüber, ob ihre Vorstellungen richtig sind.

Da niemand in der Lage war, uns eine gute Erklärung dafür zu liefern, warum wir bei XMRV nicht ähnliche Vorsichtsmaßnahmen beachten sollten wie bei HIV, befolgten wir die strengsten Schutzvorschriften und forschten weiter.

Ein Wissenschaftler weiß, dass eine gute Frage zu weiteren Fragen führt.

Wie ich bereits erwähnte, führte mich diese Frage dazu, sehr viel besser die Bedrohung zu begreifen, die der Einsatz von tierischem Gewebe in der Herstellung medizinischer Produkte mit sich bringt. Ich begann auch zu verstehen, dass die einfache Frage, die ich gestellt hatte, genauso in Bezug auf viele der Produkte gestellt werden konnte, die in Impfstoffen und anderen medizinischen Produkten eingesetzt wurden.

Wenn der Wissenschaft dieses Problem entgangen war, so wie wir viele Jahre das Problem mit dem Blei im Benzin und anderen Produkten übersehen hatten, dann fragte ich mich, warum das Justizwesen sich dieser Herausforderung nicht gestellt und etwas unternommen hat.

Ich war kurz davor, eine Lehre darüber erteilt zu bekommen, wie die Pharmaindustrie in unsere Gesetzgebung eingegriffen hat, um sicherzustellen, dass es niemals einen aussichtsreichen Prozess gegen Impfstoffe geben würde.

Impfstoffe werden als ein so leuchtendes Beispiel wissenschaftlichen Fortschritts hingestellt, dass niemand sie in einem regulären Gerichtssaal substanziell hinterfragen würde.

* * *

Als Wissenschaftlerin bin ich eine große Anhängerin von Daten und Beweisen.

Wenn man eine Hypothese aufstellt, dann wird ein Wissenschaftler sie mit seinen Daten entweder beweisen oder widerlegen. Auf diese Weise sind einige der größten Entdeckungen gemacht worden. Zwei Behauptungen über einen mutmaßlichen Sachverhalt werden aufgestellt, aber sie sind nicht miteinander vereinbar. Was uns dann interessiert, sind die offensichtlichen Fehler oder die zwei Dinge, die nicht beide gleichzeitig richtig sein können.

Ich nenne Ihnen jetzt zwei Dinge, die nicht beide gleichzeitig richtig sein können:

Impfstoffe sind so sicher wie Zuckerwasser.

Impfstoffe bergen ein solches Risiko in sich, dass niemand für eine Schädigung durch sie haftbar ist.

Schadenforderungen können nur vor einem besonderen Gericht vorgebracht werden, in dem Eltern impfgeschädigter Kinder mit Anwälten des Justizministeriums konfrontiert sind. Dieser besondere „Vaccine Court“ [„Impf-Gerichtshof“] wurde unter dem National Childhood Vaccine Injury Act von 1986 per Gesetz eingerichtet.

Viele von Ihnen hören wahrscheinlich zum ersten Mal von diesem Gerichtshof. Das Gesetz beseitigt jegliche Herstellerhaftung der Pharmaunternehmen für irgendeine Schädigung oder für Todesfälle durch ihre Impfstoffe für Kinder. Es erlaubt auch nur mit der Genehmigung des Gerichts eine Ausforschung von Unterlagen des Pharmaunternehmens, die für den Rechtsstreit bedeutend sind. Das unterscheidet sich dramatisch von den üblichen Produkthaftungsklagen, bei denen das Unternehmen alle relevanten Dokumente aushändigen muss. Darüber hinaus ist jeder Fall einzigartig, das heißt, wenn ein Impfstoff in einem Fall als Ursache für eine bestimmte Schädigung festgestellt wurde, kann man sich bei einer nachfolgenden Klage in keiner Weise darauf berufen.

Außerdem dürfen die Eltern keine Dokumente über die Sicherheit von Impfstoffen von den Unternehmen einfordern, außer wenn sie dafür die explizite Genehmigung des Gerichts erhalten haben. Und wenn Eltern bei einer Schadensersatzklage in Bezug auf einen bestimmten Impfstoff erfolgreich waren, dann wird diese Information vor anderen versteckt, die eine ähnliche Schadensersatzklage einreichen wollen.

Wenn Impfstoffe so sicher wie Zuckerwasser wären, dann gäbe es keine Notwendigkeit für ein solches System.

Gibt es ein Limonadengericht, bei dem Schadensersatzklagen wegen Limonade eingereicht werden und wo Anwälte des Justizministeriums als Verteidiger der Angeklagten auftreten?

* * *

Kent und ich haben umfangreiche Recherchen über diesen sogenannten „Vaccine Court" durchgeführt, und ich werde kurz zusammenfassen, was wir dabei herausgefunden haben.

Die Wahrheit ist: Impfstoffe sind so gefährlich, dass die Entschädigungszahlungen für eine bestimmte Impfung so hoch waren, dass die Pharmaunternehmen zukünftig nicht mehr mit solchen Szenarien konfrontiert werden wollten. Es handelte sich hierbei um eine frühere Version des DPT-Impfstoffes, und an diesem Prozess war mein Anwalt Mike Hugo beteiligt und hat großartige Arbeit geleistet.

Eine der Expertinnen, die Kent interviewte, war die Rechtsprofessorin Nora Freeman Engstrom von der Stanford University. Professor Engstrom ist eine der wenigen Akademikerinnen, die die Ereigniskette untersucht haben, die zur Errichtung des „Vaccine Court" im Jahr 1986 geführt hat. Und sie hat auch untersucht, wie das Gericht in den darauffolgenden Jahren funktionierte.

> Engstrom überprüfte den Fall von Anita Reyes, einem jungen Mädchen, das in den 1970ern nahe der mexikanischen Grenze lebte und als Folge einer Dosis eines Polioimpfstoffes der Firma Wyeth Laboratories an Polio erkrankte. Der daraus resultierende Prozess *Reyes gegen Wyeth*, der vor dem „Fifth Circuit" [dem Berufungsgericht für den fünften Gerichtsbezirk der USA] verhandelt wurde, empfahl, dass in dem Streit zwischen den Opfern und den Impfstoffherstellern die Impfstoffhersteller den Schaden tragen sollten.[1]

Der Niederlage im Reyes-Verfahren folgte eine Reihe von Katastrophen für die Impfstoffhersteller. 45 Millionen Amerikaner erhielten 1976 einen mangelhaften Schweinegrippeimpfstoff, durch den mehrere Hundert Geimpfte das Guillain-Barré-Syndrom entwickelten und auf Schadensersatz klagten. Der DPT-Impfstoff, bei dem Mike Hugo gegen die Hersteller vorgegangen war, wurde für die Impfstoffhersteller eine Hauptursache für Schadensersatzzahlungen. Die Juraprofessorin Engstrom von Stanford führte in einem späteren Artikel aus:

> In dem Maße, wie die Anzahl der Klagen anstieg, stieg auch das Entsetzen der Hersteller. So äußerte sich beispielsweise 1984 der Präsident von Lederle offiziell und erklärte, dass „die gegenwärtigen Kosten der DTP-Prozesse gegen Lederle 200 Mal höher sind als der Gesamtumsatz des DTP-Impfstoffs im Jahr 1983". … Ein anderer Impfstoffhersteller, Connaught Laboratories, war mit einer ähnlichen Misere konfrontiert, da 1985 und 1986 Klagen gegen ihn eingereicht wurden, die sich insgesamt auf eine Milliarde Dollar Schadensersatz beliefen.[2]

Die zwei Hauptbegründungen für die Schaffung eines „Vaccine Court" waren zum einen, die Verfahren zu beschleunigen, sodass die Eltern einer impfstoffgeschädigten Familie schnell an ihr Geld kamen, und zum anderen, die Gegnerschaft zu beseitigen, die in Körperverletzungsprozessen gegen große Unternehmen oft zwischen den Kontrahenten besteht.

Das US Government Accountability Office (GAO) [dem Kongress unterstellter nationaler Rechnungshof] hat sich das sogenannte „Vaccine Injury Compensation Program" (VICP) angesehen und stellte fest, dass sowohl die Eltern als auch diejenigen, die das Programm ausführten, zu ähnlichen Ergebnissen über die Probleme mit dem Vaccine Court gekommen waren:

> Obwohl man von dem VICP erwartet hatte, es würde im Falle von Schädigungen im Zusammenhang mit Impfstoffen eine schnelle und einfache Entschädigung herbeiführen, wurden diese Erwartungen „oft nicht erfüllt". Ein Sprecher der Elternlobby, der bei der Verabschiedung des Gesetzes behilflich war, kam zu dem Schluss, dass die Handhabung des VICP einen „Verrat an dem Versprechen [darstellt], das den Eltern gegeben wurde in Bezug darauf, wie das Entschädigungsprogramm umgesetzt werden würde". Und der

> Mann, der über zwei Jahrzehnte als *chief special master* gedient hatte, hat öffentlich geklagt: „Das Führen von Prozessen über die Verursachung hat sich [im Ergebnis] als Gegenteil dessen erwiesen, was sich der US-Kongress von diesem Programm erwünscht hat.“[3]

Kent und ich versuchten, die Grundlagen unserer Argumentation abzusichern. Er hat nicht nur einen der wenigen Rechtswissenschaftler interviewt, die sich die Tätigkeit des Vaccine Court angesehen haben. Er interviewte auch den früheren *chief special master* des Programms, Gary Golkiewicz, der diesen Posten mehr als zwei Jahrzehnte innehatte.

Der *chief special master* des Vaccine Court entspricht dem obersten Bundesrichter des Obersten Gerichtshofes der Vereinigten Staaten.

Bis zum Verfassen dieses Buches hat der Vaccine Court mehr als vier Milliarden Dollar Schadensersatz an Kinder ausgezahlt, die durch Impfstoffe geschädigt wurden.

* * *

Kent fand den früheren *chief special master* Gary Golkiewicz überraschend aufgeschlossen, seine Erfahrungen zu teilen. Als er gefragt wurde, wie das Programm hätte besser gemacht werden können, hatte Golkiewicz eine eindeutige Meinung:

> Wir arbeiten heute mit einem Gesetz, das entworfen wurde, um den Engpass bei DTP-Impfstoffen zu bewältigen, einem Impfstoff, den wir nicht mehr verabreichen. Das ursprüngliche Gesetz bezog sich meines Wissens auf sechs Impfstoffe, aber jetzt sind wir, glaube ich, bei bis zu 18 oder 19. Die ursprüngliche Regelung wird also auf den HPV-Impfstoff (Human Papilloma Virus) angewandt und auch auf den Grippeimpfstoff, der die hauptsächliche Quelle für die Arbeit in dem Programm ist. Das ist nicht effektiv. Und das ist es, was aufseiten der Eltern all die Frustration erzeugt, die auch absolut angemessen ist. Das Argument, dass das Programm zu lange dauert, zu prozessfreudig ist und keine schnelle Gerechtigkeit bringt, ist richtig. Es gibt jetzt in den Gerichten einen Stau. Sie haben etwa 150 Verfahren pro Jahr erwartet, und im vergangenen Jahr hatten sie über 900.[4]

Kent brachte die schwierige Frage über die mutmaßliche Verheimlichung von entscheidenden Informationen vor dem Vaccine Court auf: Etwa die

Simpsonwood Conference 2000 und die Vertuschung der Generation-Zero-Daten zur Quecksilberexposition, die Behauptungen des CDC-Wissenschaftlers Dr. William Thompson über die Zerstörung von Daten im Jahr 2004 in Bezug auf den MMR-Impfstoff (Masern-Mumps-Röteln) und Autismus sowie die Anschuldigungen wegen Unterschlagung gegen Dr. Paul Thorsen, einem der Hauptautoren von mehreren Studien, die keinen Zusammenhang zwischen Impfstoffen und Autismus zeigten. Es muss Golkiewicz hoch angerechnet werden, dass er dieser Frage nicht auswich.

„Ich würde das Folgende auf Ihre Frage antworten“, sagte der frühere *chief special master*. „Der *special master* ist wie jeder Richter auf Informationen angewiesen. Wenn diese Informationen nicht korrekt sind, würde das selbstverständlich die Information beeinträchtigen, die der Richter in Betracht zieht, und das könnte potentiell seine Entscheidung beeinflussen. In dieser Hinsicht unterscheiden sich die *special masters* nicht von irgendeinem anderen Richter. Ihre Entscheidung ist nur so gut wie die Informationen, die sie bekommen.“[5]

Die aufkommende Frage, auf die es aber keine Antwort gibt, ist die, wer die Informationen kontrolliert, die dem Vaccine Court vorgelegt werden.

Ich würde bald eine Lehre darüber erteilt bekommen, wie diese Torwächter von Informationen agieren, wenn qualifizierte Wissenschaftler als Sachverständige im Vaccine Court die Sicherheit von Impfstoffen ansprechen.

Ich war nicht begeistert sein von dem, was ich da erfuhr. Tatsächlich bin ich empört darüber.

* * *

Es ist wahrscheinlich wichtig, dass wir etwas Zeit darauf verwenden, die Simpsonwood Conference vom 7. und 8. Juni 2000 zu erklären. Robert F. Kennedy, Jr. hat großartige Arbeit geleistet, als er in einem Artikel mit dem Titel „Deadly Immunity“ [„Tödliche Immunität“] vom 16. Juni 2005 in *Rolling Stone* und *Salon* erklärte, was bei dieser Konferenz geschah. Mein Co-Autor hat in seinem ausgezeichneten Buch *INOCULATED: How Science Lost it's Soul in Autism* [etwa: *Geimpft: Wie die Wissenschaft ihre Seele an den Autismus verlor*] der Konferenz ein ganzes Kapitel gewidmet.

Über das Wochenende des 7. und 8. Juni 2000 trafen sich 53 Personen im Simpsonwood Conference Center. Diskutiert werden sollten die besorgniserregenden Forschungsergebnisse über Quecksilber und Aluminium im neuen Impfplan sowie der in den Daten immer wieder auftauchende Zusammenhang zwischen der Anzahl der Impfungen und dem Auftreten neurologischer Probleme – je mehr Impfungen man einem Kind gab, desto wahrscheinlicher hatte es ein neurologisches Problem.

In der Wissenschaft ist so etwas als „Anhaltspunkt" bekannt, und ein solcher kann dabei helfen, einen Sachverhalt besser zu verstehen.

Das Treffen wurde von Dr. Walter Orenstein geleitet, der zu dieser Zeit Leiter des National Immunization Program bei den Centers for Disease Control (CDC) war. Unter den 53 Anwesenden waren 15 Mitglieder der CDC. Es gab 14 Personen mit akademischen Anstellungen, die oft außerdem noch überschneidende Beraterfunktionen bei bestimmten Behörden im Gesundheitswesen innehatten. Zwölf Personen waren unmittelbare Vertreter des National Immunization Program. Fünf waren Vertreter der Impfstoffhersteller. Vier waren Vertreter der National Academy of Pediatrics. Drei Personen waren keine Mediziner: Paula Ray, die Projektmanagerin für das Northern California Kaiser Vaccine Study Center; Ned Lewis, der Leiter der EDV für die Kaiser-Gruppe; und Wendy Heaps, die Spezialistin für Gesundheitskommunikation für das National Immunization Program. Zwei Personen vertraten die staatlichen Gesundheitsbehörden und zwei weitere waren im Namen ausländischer Instanzen dort, nämlich für die European Agency for the Evaluation of Medicinal Products und die Weltgesundheitsorganisation WHO, die vom vielleicht berühmtesten Mitglied der Gruppe, Dr. John Clements, vertreten wurde.

Der Erstautor der Studie, Thomas Verstraeten, schaute sich die Daten an, die sie gesammelt hatten, und fasste die Ergebnisse zusammen. Er bezog sich auf das, was sie über die Quecksilberexposition und die damit verbundene Frage schlussfolgern konnten und auf das, was sie über den Einsatz von Aluminiumsalzen nicht verstanden.

> Aus meiner Sicht stellt sich die Sache so dar, dass man diese Daten untersuchen und sie dann herumdrehen kann. Dann untersucht man etwas anderes und fügt noch eine Ebene hinzu, und so erhalte ich ein sehr hohes Risiko. Ich kann auch mit sehr geringen Risiken aufwarten, abhängig davon, von

> welcher Seite ich die Sache betrachte. Man kann das Risiko für einige verschwinden lassen und dann kommt es für andere zurück. Wenn man es hier verschwinden lässt, wird es dort wieder auftauchen. Also, das untere Signal ist, okay, unser Signal wird nicht verschwinden …
>
> Ich persönlich habe drei Hypothesen. Meine erste Hypothese ist, es ist ein Verzerrungseffekt durch die Eltern. Die Kinder, die mit höherer Wahrscheinlichkeit geimpft werden, werden auch mit höherer Wahrscheinlichkeit herausgegriffen und diagnostiziert. Zweite Hypothese: Ich weiß es nicht. Es gibt eine Verzerrung, die ich noch nicht erkannt habe und niemand hat mir davon berichtet. Dritte Hypothese: Es stimmt, es ist das Thiomersal (Quecksilber).[6]

Lassen Sie uns diese Einschätzung einmal so positiv wie möglich betrachten. Sie haben eine Auswirkung festgestellt und wussten nicht, ob sie tatsächlich existierte. Ich denke, man könnte argumentieren, dass die Informationen nicht eindeutig waren und sie in der Öffentlichkeit keine Panik über etwas erzeugen wollten, das sich am Ende als nicht existent herausstellte.

Wenn man jedoch auch nur die geringste Sorge in Bezug auf die Sicherheit der Öffentlichkeit hegt, dann würde man doch zumindest wissen wollen, ob man Kinder schädigt, oder etwa nicht? Aber das scheint unter den Beamten der Gesundheitsbehörden und den Mitgliedern der Pharmaunternehmen nicht Konsens gewesen zu sein. Die vorherrschende Sichtweise wurde von Dr. John Clements ausgedrückt, der angesichts seiner Position bei der Weltgesundheitsorganisation wahrscheinlich den meisten Respekt genoss. In seiner Zusammenfassung sagte Clements:

> Es war mir eine Ehre, die Debatte zu verfolgen und zu hören, wie alles mit enormer Ausführlichkeit durchgearbeitet wurde. Und ich möchte, wie andere das bereits getan haben, zu der Arbeit gratulieren, die von dem Team geleistet wurde. Dann kommt das ABER. Ich bin wirklich besorgt darüber, dass wir gestartet sind wie ein Boot, das mit hoher Geschwindigkeit einen Arm im Mangrovensumpf hinunterfährt, obwohl tatsächlich vorher nicht besprochen wurde, welchen Weg das Boot überhaupt nehmen sollte. Und ich muss es wirklich riskieren, jeden hier im Raum zu beleidigen, indem ich sage, diese Studie hätte vielleicht gar nicht durchgeführt werden sollen.
>
> Weil das Ergebnis bis zu einem gewissen Grad hätte vorhergesagt werden können. Und wir haben jetzt alle diesen Punkt erreicht, an dem wir in der Luft hängen, auch wenn ich höre, dass die Mehrheit der Berater dem

> Ausschuss sagt, sie seien nicht überzeugt, dass es einen direkten kausalen Zusammenhang zwischen Thiomersal und verschiedenen neurologischen Auswirkungen gibt. Ich weiß, dass es extrem problematisch ist, wie wir von jetzt an damit umgehen.[7]

Interpretieren Sie diese Zusammenfassung genauso wie ich? Dass dies eine Studie sei, die vielleicht nicht hätte durchgeführt werden sollen? In meinem ganzen Leben habe ich keinen Wissenschaftler kennengelernt, der sich dagegen ausgesprochen hätte, neue Erkenntnisse zu gewinnen.

Und es ist nicht die Schädigung der Kinder, über die er sich Sorgen macht, sondern er sorgt sich darum, wie man mit dieser Information umgehen soll. Ehrlich gesagt, es scheint, als ob sie ziemlich gute Arbeit geleistet hätten, um in den nahezu zwei Jahrzehnten seit dieser Konferenz diese Information zu bewältigen.

Mein Co-Autor Kent ist nicht überrascht darüber, was mir im Laufe der Jahre passiert ist. „Sie wussten, irgendwann würde jemand wie du auftauchen, Judy“, sagte er. „Jemand, der sich nicht einschüchtern lässt, egal was sie tun, und der nicht aufgeben würde.“

Möglich, dass das stimmt, aber es macht mich traurig.

Ich bin aufgewachsen mit dem Respekt vor der Ehrlichkeit und der Integrität von Wissenschaftlern, die im Gesundheitswesen tätig sind.

* * *

Mehrere Anwälte, die seit langer Zeit an Prozessen im Vaccine Court arbeiteten, baten mich, als Sachverständige vor ihm aufzutreten. 2015 gründeten Frank und ich eine Beratungsfirma, Mikovits and Ruscetti Consulting, Inc., bzw. M. A. R. C. Inc. In einer unserer Verhandlungen mit dem Vaccine Court wurden Frank und ich gebeten, unsere Vorgeschichte und unseren Hintergrund zu beschreiben. Wir schrieben:

> Dr. Mikovits und Dr. Ruscetti haben seit 1980 wohl mehr als irgendjemand anderes die Praxis der Immunologie und der Medizin verändert. Als Pioniere der Translationalen Medizin haben wir während unserer gesamten beruflichen Tätigkeit in Teams mit Ärzten, Pflegekräften, Pflegekräften mit akademischer Weiterbildung [*nurse practitioners*] und Akademikern mit PhD-Abschluss zusammengearbeitet. Es war immer unsere Leidenschaft,

> mit anderen zusammenzuarbeiten, um neue Entdeckungen so schnell wie möglich und frei von Vorurteilen und Interessenkonflikten umzusetzen. Das ist der Grund dafür, warum wir erfolgreich waren. Es lag genau an dieser Vorgehensweise und an unseren Entdeckungen als Teil dieser Teams, dass wir die Paradigmen in der Behandlung nicht nur für HIV/AIDS, sondern auch für Krebs, Autoimmunerkrankungen und neuroimmunologische Erkrankungen (Autismus, ME/CFS, MS, ALS etc.) veränderten. Unseren Entdeckungen und Behandlungsansätzen, die auf den Teams beruhten und von diesen entwickelt wurden, ist die Rettung von Millionen von Menschenleben zuzuschreiben. Wir haben einige Beispiele dafür herausgestellt, die auf die Fragen 10 bis 14 eingehen und sich auf die Quelle unseres Wissens über die Impfstoffherstellung und die Verunreinigungen sowie auf die mit dem Immunsystem zusammenhängenden Behandlungsschäden, die mit Bestandteilen der Impfstoffe, mit Trägerstoffen und Schadstoffen in Verbindung stehen, beziehen.[8]

Dies sind einige der Leistungen, die wir für Frank aufzählten, der 39 Jahre mitten im Zentrum der staatlichen Wissenschaft zur Erforschung der menschlichen Gesundheit gearbeitet hat:

- 1978 hat Dr. Ruscettis Team Interleukin 2 entdeckt, das damals als T-Zell-Wachstumsfaktor bezeichnet wurde.
- Dr. Ruscettis Team erhielt für das Interleukin 2 eine Auszeichnung von der Gesellschaft für Immuntherapie bei Krebs. Es war eine Team-Auszeichnung für alle MDs und PhDs, die bei den ersten klinischen Tests mitgewirkt hatten.
- 1980 isolierte Dr. Ruscettis Team das erste pathogene humane Retrovirus HTLV-1, das das verursachende Agens der adulten T-Zell-Leukämie ist und mit Autoimmunität, erworbenen Immundefekten und Krebs zusammenhängt.
- Dr. Ruscettis Teams entdeckten auch weitere Pfade der Immunpathogenese und die Moleküle, die diese Pfade regulieren, darunter IL-5 und IL-15. Diese Entdeckungen waren der Schlüssel für das Verständnis der T-Zell-Immunologie, der Zytokinregulation bei Entzündungsprozessen und für die Wirksamkeit und Toxizität von Immuntherapien.
- Die Veröffentlichung von Dr. Ruscettis Team über das T-Zell-Wachstum wurde von der American Association of Immunologists

als die zweitwichtigste Publikation der ersten hundert Publikationsjahre ausgezeichnet.

- Im gleichen Zeitrahmen entwickelte Dr. Ruscetti eine Zelllinie aus einem Patienten mit akuter Promyelozytenleukämie (APL). Dies ermöglichte den Nachweis, dass mehrere biologische Agenzien eine vollständige Ausdifferenzierung der APL induzieren können. Die durch Retinsäure induzierte Ausdifferenzierung wurde zur Standardbehandlung.
- Dr. Ruscettis Teams brachten erstmals im Jahr 1980 das HTLV-1 mit adulter T-Zell-Leukämie in Verbindung. Hierfür erhielten wir von der International Retrovirology Association einen Preis für unsere Entdeckungen auf dem Gebiet der humanen Retrovirologie (development in the field of Human Retrovirology) und wurden als Co-Autoren bei einer der 30 führenden Publikationen gewürdigt, die in den 100 Jahren seit Publikationsbeginn der National Academy of Sciences veröffentlicht worden sind.
- Im Jahr 1991 wurde Dr. Ruscetti der NIH Distinguished Service Award [Auszeichnung der National Health Institutes] verliehen „in Anerkennung der grundlegenden Mitentdeckungen von Interleukin-2, dem ersten humanen Leukämie-Virus und für die Entdeckung der blutbildenden regulatorischen Aktivitäten des *transforming growth factor beta* [TGF-β – transformierender Wachstumsfaktor beta]".

Was mich betrifft, hatte ich eine ähnliche Auflistung von Leistungen:

- Dr. Mikovits gehörte zu dem Team, das 1980 Interferon alpha purifizierte. Es war dieses Interferon alpha, das die erste Immuntherapie bei Krebs darstellte, eine kurative Therapie für Haarzellleukämie.
- Im Jahr 1986 nahm Mikovits eine Stelle bei Upjohn Pharmaceuticals in Kalamazoo, Michigan, an. Das Ziel ihres Projektes war, Experimente zur Verfügung zu stellen, die zeigten, dass das genetisch veränderte Rinderwachstumshormon menschliche Zellen nicht schädigt. (Tatsächlich schädigte es sie.) Ein zweites Projekt in Zusammenarbeit mit Dr. Ruscetti beinhaltete

den Nachweis, ob Upjohns biologisches Arzneimittel mit dem Namen ATGAM, das aus menschlichem Blut gewonnen wurde, mit HIV kontaminiert war. Der Herstellungsprozess inaktivierte das HIV und beseitigte so das Risiko einer HIV-Übertragung.

- Mikovits wurde als Doktorandin des Jahres 1991 ausgezeichnet. Diese Arbeit veränderte das Paradigma der HIV/AIDS-Behandlung und hat Millionen von Menschenleben gerettet. Sie zeigte auch, dass HIV NICHT AIDS VERURSACHT, da eine genetisch resistente Person mit HIV infiziert sein kann und niemals AIDS entwickelt. Es war die Immunantwort auf HIV, nicht die Infektion, die den Schaden verursachte.
- 1992 begannen Mikovits und Ruscetti eine Zusammenarbeit mit Dr. Stephen B. Baylin von der Johns Hopkins University, um zu verstehen, wie Retroviren den Methylierungsmechanismus der DNA deregulieren. Diese bahnbrechende Publikation von 1998 beeinflusste unmittelbar die Therapieprotokolle für AIDS und Krebs und zeigte, wie Retroviren die zelluläre Genexpression deregulieren. Bis zur Veröffentlichung dauerte es vier Jahre, weil diese Erkenntnisse allen bekannten Dogmen widersprachen. Ein zentraler Aspekt dieser Arbeit war die Entdeckung, dass für die Deregulierung der DNA-Methylierung ein infektiöses Virus NICHT nötig war.
- Zwischen 1994 und 1998 publizierten wir Daten, die zeigten, dass der inflammatorische Pfad des NF-κB (*nuclear factor kappa B*) [ein spezifischer Transkriptionsfaktor] durch eine HIV-Infektion dereguliert war. Abermals ergab diese Entdeckung auf der Basis des damals herrschenden Dogmas über diese beiden Pfade keinen Sinn.
- Im Jahr 1999 wurde Dr. Mikovits zur Leiterin des Lab of Anti-Viral Drug Mechanisms [Labor für antivirale Medikamente] im Rahmen des Developmental Therapeutics Program [Entwicklungsprogramm für Therapeutika] des National Cancer Institute ernannt. Ziel des Labors war es, Therapeutika für mit AIDS verbundene bösartige Tumore zu entwickeln.
- Dr. Mikovits und ihr Team arbeiteten mit Dr. Louis Staudt zusammen, der bei der Entwicklung der Technik zur Genexpressionsanalyse Pionierarbeit leistete, um molekulare

Untergruppen von Lymphomen im Hinblick auf gezielte Therapien zu definieren.
- Im Mai 2001 verließ Dr. Mikovits das National Cancer Institute, um bei EpiGenX in Santa Barbara, Kalifornien, zu arbeiten und dort deren Cancer Biology Program zu leiten. 2005 wurde sie zum Forschungsvorstand ernannt. Im Rahmen dieses Programms wurden Hochdurchsatztechnologien für die Diagnose und Behandlung von Krebsarten entwickelt und umgesetzt, die verursacht werden durch die von Umwelttoxinen und Retroviren deregulierten DNA-Methylierungsmechanismen. Das Unternehmen wurde 2006 von einer großen Pharmafirma aufgekauft, die immer noch die Medikamente einsetzt, die Dr. Mikovits entwickelt hatte.
- Im Jahr 2006 entwarf und entwickelte Dr. Mikovits an der University of Nevada, Reno, das Forschungsprogramm des ersten neuroimmunologischen Instituts der Welt und setzte dabei einen systembiologischen/translationalen Teamansatz ein.
- 2009 waren Dr. Mikovits und Dr. Ruscetti Teil eines Teams, das in Zusammenarbeit mit der Cleveland Clinic eine neue Familie von Retroviren isolierte, die damals als XMRV bezeichnet und dann mit dem Chronischen Erschöpfungssyndrom/Myalgischer Enzephalomyelitis (CFS/ME) in Zusammenhang gebracht wurde. Diese Arbeit wurde in der Fachzeitschrift *Science* veröffentlicht.

Unsere zusammen beinahe 60 Jahre Erfahrung in der staatlichen wissenschaftlichen Forschung sollten doch sicherlich ausreichend sein, um uns dafür zu qualifizieren, ein medizinisches Gutachten darüber zu erstellen, ob eine Person einen Impfschaden erlitten hat. Als Antwort auf eine Frage, die speziell zu Impfstoffen und zu möglicherweise in der breiten Öffentlichkeit verbreiteten irrigen Vorstellungen über sie gestellt wurde, erklärten wir unsere Meinung wie folgt:

> Impfstoffe sind eine Immuntherapie und sie bergen das gleiche Risiko von immun-assoziierten gesundheitsschädigenden Auswirkungen wie andere biologische Medikamente und Immuntherapien. Unsere Arbeit veränderte die Behandlungsparadigmen von erworbenen Immundefekten und Krebs,

> indem wir auf der molekularen Ebene genetisch und epigenetisch anfällige Populationen definierten (das heißt diejenigen, die am wahrscheinlichsten immunbezogene schädliche Auswirkungen [Immune Related Adverse Events – IRAE] erlitten). Für den Laien ist es vielleicht nicht klar, dass Impfstoffe keine Arzneistoffe sind, die nur einen einzigen Inhaltsstoff – also nur das Antigen – beinhalten. Es sind vielmehr Präparate mit vielen Inhaltsstoffen, die speziell entwickelt wurden, um das Immunsystem in der Art und Weise einer tatsächlichen Krankheit intensiv herauszufordern. Verunreinigungen aus dem Herstellungsprozess (als Trägerstoffe bezeichnet, siehe CDC-Excipient-Tabelle 2 EXH_5) werden durch den Herstellungsprozess nicht entfernt und sind in dem Impfstoff in beträchtlicher Menge vorhanden.[9]

Mein Co-Autor Kent sagt mir immer wieder, ich müsse die Dinge vereinfachen und so herunterbrechen, dass der Laie meine Argumente klarer verstehen könne. Aber in meinen Augen dürfte der obige Abschnitt doch vollkommen klar sein.

Impfstoffe wirken, indem sie das Immunsystem stimulieren. Wir wissen, dass die Stimulation des Immunsystems eine Möglichkeit ist, um Krebs zu behandeln. Wenn wir jedoch Immuntherapien für Krebs untersuchen, dann überwachen wir sorgfältig, wie das Immunsystem auf unsere Eingriffe reagiert.

Mit Impfstoffen haben wir jedoch seit fast einem Jahrhundert die Immunsysteme von Menschen stimuliert und dabei praktisch überhaupt nicht kontrolliert, wie ihre Immunsysteme darauf reagieren.

Jeder Eingriff erhöht die Wahrscheinlichkeit einer gesundheitsschädlichen Auswirkung.

Wenn man die Anzahl der Eingriffe/Impfstoffe erhöht, erhöht man damit auf dramatische Weise auch die Wahrscheinlichkeit von schädlichen Auswirkungen. Das ist simple Logik. Wenn man zu dieser Komplexität noch die Tatsache hinzufügt, dass Impfstoffe zahlreiche Inhaltsstoffe enthalten, dann wird klar, auf welch wackeliger Grundlage wir unser gegenwärtiges Gesundheitssystem aufgebaut haben.

Frank und ich haben in dem Dokument außerdem festgehalten:

> MMR (Masern, Mumps, Röteln), Polio und Windpocken sind abgeschwächte Lebendimpfstoffe. Zu den Verunreinigungen und Trägerstoffen gehören MRC-5-Zellen (Medical Research Council cell strain 5), humane

> WI-38-Lungenzellen (Wistar Institute-38), Nierenzellen von Affen, Zellkulturen von Meerschweinchen und Rinderserum. Lebende Virusimpfstoffe werden alle auf humanen und tierischen Zelllinien gezüchtet, und diese tierischen und humanen Zelllinien enthalten humane und tierische Retroviren (zufällige Agenzien, die sich neu kombinieren können, um im Verlauf der Herstellung neue infektiöse Retroviren zu erzeugen). Zusätzlich zu den tierischen und humanen retroviralen Verunreinigungen kann das Karzinogen Formaldehyd enthalten sein. Dazu kommen Antibiotika, die die Flora im Magen-Darm-Trakt und im Nasen-Rachen-Raum deregulieren, Glutamat und biologisch inkompatible Verunreinigungen wie Nickel und Chrom (EXH 6), die synergetische toxische Effekte haben und zur Entwicklung von neuroinflammatorischen, neurodegenerativen und neuroimmunologischen Krankheiten und Krebs führen, die erst Jahrzehnte später klinisch in Erscheinung treten.[10]

Reden wir davon, was mir über Impfstoffe klar geworden ist. Die Impfstoffe enthalten menschliche Zellen, nämlich MRC-5 und WI-38-Zellen von abgetriebenen Föten.

Mein Freund, der verstorbene Dr. Jeff Bradstreet, war extrem besorgt darüber, dass das Einspritzen von menschlicher DNA in den Blutkreislauf von Kindern am Ende dazu führen könnte, dass sich diese DNA in die DNA der geimpften Kinder integriert und Schäden verursacht. Dr. Theresa Deisher, die ihren Doktortitel in Molekular- und Zellphysiologie an der Stanford University absolviert hat und auf deren Namen 23 Patente angemeldet sind, hat ähnliche Bedenken, die sie dann auch vor Gericht äußerte.

Für viele ist es moralisch bedenklich, Gewebe von abgetriebenen Föten zu verwenden, aber genauso ist es auch ein wissenschaftliches Problem. Tatsache ist, wir kennen die langfristigen Folgen nicht, die sich aus dem Einspritzen von menschlicher DNA in den Blutkreislauf von kleinen Kindern (übrigens auch Erwachsenen) ergeben. Wenn die menschliche DNA außerdem latente Retroviren enthält oder diese aktiviert, können diese auch reverse Transkriptase erzeugen, die eine genetische Neuordnung ermöglicht. Und von der wissen wir, dass sie die Entwicklung von Krebs fördert.

Hier ist ein Ausschnitt aus der Aussage, die Dr. Deisher an der Georgetown University im September 2008 abgegeben hat:

> Wie können die mit menschlicher DNA kontaminierten Impfstoffe zu Krankheiten beim Menschen beitragen? Erstens besteht die Möglichkeit, dass

> die kontaminierende DNA mit unseren eigenen Genen durch einen Prozess vermischt werden, der als homologe Rekombination bezeichnet wird. Die homologe Rekombination ist ein bekanntes biologisches Phänomen, bei dem ein Abschnitt der DNA einer Zelle durch einen anderen ähnlichen DNA-Abschnitt ersetzt wird. Das kann während der Zellteilung oder bei der DNA-Reparatur vorkommen.
>
> Homologe Rekombination tritt natürlicherweise auf, um bei unseren Nachkommen eine genetische Vielfalt zu erzeugen. Sie wird praktischerweise von Wissenschaftlern nutzbar gemacht, um experimentelle DNA in Zellen oder Tiere einzuschleusen. Wir wissen noch nicht, ob das mit der kontaminierenden DNA geschieht, die man in manchen unserer Impfstoffe findet, und wenn, in welchem Ausmaß. Man stelle sich die möglichen Folgen menschlicher DNA aus einem Impfstoff vor, einem Impfstoff, den man Kindern im Alter von durchschnittlich 15 Monaten einimpft, und die dann in das sich entwickelnde Gehirn des Kindes eingebaut wird. Man braucht kein Genie zu sein, um zu erkennen, dass diese Möglichkeit untersucht werden muss.
>
> Abgesehen von der Möglichkeit einer homologen Rekombination weiß man, dass DNA ein gewaltiges Immunstimulans ist. Krankheiten wie Graft-versus-Host, jugendlicher (Typ-1) Diabetes, Multiple Sklerose, Lupus und manche Formen von Arthritis werden als Autoimmunerkrankungen bezeichnet. Das sind Krankheiten, die durch einen immunologischen Angriff unseres eigenen Immunsystems auf unsere eigenen Organe hervorgerufen werden, eines Systems, das normalerweise dafür verantwortlich ist, eindringende Bakterien und Pathogene zu bekämpfen. Gezielte Selbstzerstörung, wenn man so will.
>
> Die Wissenschaft weiß außer bei der Graft-versus-Host-Krankheit noch nicht, was diese Autoimmunangriffe auslöst. Uns fehlen mit Sicherheit Studien, die den Zusammenhang zwischen Immunantworten auf Impfstoffe, die menschliche DNA enthalten, und Autoimmunerkrankungen untersuchen.[11]

Wir werden für einen Moment einmal die moralische Frage des Einsatzes von Gewebe von abgetriebenen menschlichen Föten beiseitelassen. Wahrscheinlich erwachsen aus dem Einsatz solchen Gewebes auch beträchtliche biologische Probleme.

Wenn wir uns den Tieren zuwenden, wird das Problem noch viel schlimmer. Es ist eine gut belegte wissenschaftliche Tatsache, dass einer der destruktivsten Faktoren in der menschlichen Geschichte das Überspringen von tierischen Viren auf den Menschen ist. Der mit dem Pulitzer-Preis ausgezeichnete Autor Jared Diamond argumentiert in seinem Buch *Guns, Germs and Steel* [*Arm und Reich: Die Schicksale menschlicher Gesellschaften*], dass der Grund dafür, dass der Kontakt der Europäer mit den Indianern so zerstörerisch war, darin liegt, dass wir mit Viren von unseren domestizierten Tieren infiziert waren. Diese stammten von unseren Pferden, unseren Kühen, unseren Ziegen, unseren Hunden und vielleicht Ratten, die sich in unseren urbanen Gebieten vermehrten, insbesondere in Kombination mit der Tatsache, dass wir in großen, konzentrierten Städten mit schlechten sanitären Einrichtungen lebten.

Das ist das perfekte Rezept für die Erzeugung von Krankheiten.

Demzufolge hatten wir eine Gruppe von krankheitsübertragenden Europäern, die an den Stränden Amerikas mit überlegenen Waffen gegen eine Population angingen, die dem nichts entgegenzusetzen hatte.

Mein Argument ist, dass das, was wir im Labor gemacht haben, das Schlimmste von dem nachahmt, was in europäischen Bevölkerungen und Tieren im Mittelalter geschah und dann über den Ozean reiste. Das Traurige daran ist, dass in diesem Szenario möglicherweise unsere Kinder und unsere Immungeschwächten die Indianer sind.

Wir vermischen tierisches und menschliches Gewebe in Laborkulturen und injizieren sie dann in Menschen auf eine Art und Weise, die ihre übliche Abwehr umgeht, etwa die Magensäure, die Krankheitserreger abbaut. Antibiotika, die wir mit alarmierender Regelmäßigkeit geben, sind dafür bekannt, dass sie die Bakterienflora in unserem Verdauungssystem deregulieren, und es gibt überzeugende Beweise für eine Schädigung durch viele der Chemikalien, die in Impfstoffen verwendet werden.

Mir ist klar, dass viele sich vielleicht zum ersten Mal mit meinen Befürchtungen befassen. Aber unter Berücksichtigung dessen, was ich vorgebracht habe, ist da irgendetwas dabei, das nicht von den wissenschaftlichen Fakten gestützt zu sein scheint?

Habe ich eine einzige Bemerkung gemacht, die Sie davon überzeugt, meine Meinung sollte nicht in einem Gerichtssaal angehört werden und die Wahrheit oder Unrichtigkeit dessen sollte nicht abgewogen werden?

* * *

Bei den Prozessen vor dem Vaccine Court, bei denen Frank und ich tätig waren, haben wir auch andere Schädigungen als Autismus überprüft. Eine davon war der Verlauf eines Typ-1-Diabetes bei einem Kind.

In einem Brief an den in diesem Fall zuständigen Anwalt schrieb Frank:

> Ich habe in diesem Fall bereits zuvor ein Gutachten vorgelegt, das unsere Behauptung in der Klageschrift stützt, dass die DTaP-Impfung [gegen Diphtherie, Tetanus und Keuchhusten], die am 14. Februar 2013 verabreicht wurde, **„J. B.s zugrundeliegende genetisch bedingte Anfälligkeit für Autoimmunität beträchtlich verschärfte und die Entwicklung des T1DM (Diabetes Mellitus Typ 1) verursachte, was ohne die Impfung wahrscheinlich nicht passiert wäre.“** Mein ursprüngliches Gutachten hob meine 40 Jahre Erfahrung in translationaler Forschung hervor. Diese Erfahrung umfasst die Entdeckung mehrerer Zytokine und ihrer Signalwege, die entscheidend für die Entwicklung der adaptiven Immunantwort sind, und die Mechanismen der Pathogenese der Dysregulation des Gleichgewichts zwischen der angeborenen und der adaptiven Immunantwort auf Infektionen bei der Entwicklung von chronisch inflammatorischen und Autoimmun-Erkrankungen und Krebs.
>
> Wie ich in meinem ursprünglichen Gutachten schrieb: **„Wir haben gelernt, dass das Immunsystem nicht statisch ist; es verändert sich mit dem Alter je nach Exposition gegenüber Umweltgiften, Infektionen und Impfungen. Impfstoffe sind eine Immuntherapie. Das bedeutet, sie sind dazu bestimmt, die Immunantwort auf ein Antigen/eine Infektion zu verändern. Wir wissen seit langer Zeit, dass der Grund, warum manche Personen auf Immuntherapien einschließlich Impfstoffen schlecht reagieren, während die Mehrheit der Menschen, die behandelt/geimpft werden, dies nicht tun, viel zu tun hat mit der genetischen Ausstattung des Empfängers und seinem Gesundheitszustand sowie mit seinem Immunsystem zum Zeitpunkt der Verabreichung der Immuntherapie/Impfung.“** [12]

In einem anderen Prozess haben Frank und ich den Fall eines dreizehnjährigen Mädchens begutachtet, das am Posturalen Tachykardiesyndrom (POTS) zu leiden schien, das durch eine HPV-Impfung (Humanes Papillomavirus) und eine Hepatitis-A-Impfung ausgelöst wurde. (Da sie minderjährig ist, beziehen wir uns auf sie einfach als CM.) POTS ist eine Erkrankung, bei der ansonsten gesunde Personen feststellen, dass sie beim Aufstehen von

Schwindel, Benommenheit, Kreislaufkollaps und Tunnelblick befallen werden. Untersuchungen zeigen eine anormale Pulsfrequenz, wenn die Personen aufstehen und belegen damit eindeutig eine biologische Grundlage für diese Erkrankung. Eine Übersicht der Mayo Clinic von 2012 führte Impfungen als mögliche Ursache des Leidens auf.

In unserem Gutachten schrieben wir:

> CM war eine gesunde Dreizehnjährige, die zu der Zeit, als sie am 20. März 2013 gleichzeitig gegen HPV und Hepatitis A geimpft wurde, für einen Triathlon-Wettbewerb trainierte. Fünf Wochen später bekam sie schwere Migräne-Kopfschmerzen und einen Ohnmachtsanfall, der sich von zwei vorangegangenen Ereignissen dieser Art in Dauer und Schwere unterschied. Zitat aus der Gerichtsentscheidung 4, Dokument 15, Abschnitt 7: „Am 9. Januar 2014 berichtete CM Dr. (Name entfernt) über Bauchschmerzen. Dr. (Name entfernt) vermerkte, dass CM vor dem Mai 2013 minderschwere Ohnmachtsanfälle gehabt hatte, die im Mai dann schwerwiegend wurden. Sie war bei diesen Ohnmachtsanfällen 20 bis 30 Minuten lang vollständig bewusstlos und wurde bradykard und hypoxisch mit anormalen Augenbewegungen.
>
> Zu dieser Zeit, fünf Wochen nach der Verabreichung der HPV- und Hepatitis-A-Impfungen, wurden bei CM zwei Autoimmun-/inflammatorische Erkrankungen diagnostiziert: POTS und atopische Dermatitis. POTS und atopische Dermatitis hängen miteinander zusammen, da sie beide immunvermittelt sind. Zur gleichen Zeit wurde bei ihr eine Sinusitis diagnostiziert …
>
> Um es zusammenzufassen: Obwohl bei CM Risikofaktoren vorlagen, die durch die in der Familiengeschichte vorgekommenen Medikamentenüberempfindlichkeiten und Allergien belegt waren, hatte CM vor der Impfung am 20. März 2013 niemals Symptome von POTS oder atopischer Dermatitis oder eine entsprechende Diagnose. Diese Symptome traten dann erst fünf Wochen nach der Impfung auf. Der zeitliche Ablauf ist deutlich innerhalb des Zeitrahmens für die Entwicklung für das HPV-Impfungssyndrom (ASIA/HANS). Deshalb sind wir mit einem begründeten Maß an medizinischer Sicherheit der Meinung, dass die HPV-Impfung CMs POTS, atopische Dermatitis, Fatigue, Gelenkschmerzen, Schlaflosigkeit, schwere Kopfschmerzen, Mangel an Konzentrationsfähigkeit, Benebeltsein, Gedächtnisstörungen, schwere Angstzustände, Stress und Panikattacken verursacht hat.[13]

Dieser Fall brach mir wirklich das Herz. Stellen Sie sich ein dreizehnjähriges Mädchen vor, das für einen Triathlon-Wettbewerb trainiert. Ist sie vielleicht eine zukünftige Medaillengewinnerin bei den olympischen Spielen? Ernsthaft, wie viele 13-jährige kennen Sie, die für einen Triathlon trainieren?

Sie sind unglaublich fit, aber auf einmal haben Sie Probleme beim Aufstehen. Einmal ist es so schlimm, dass Sie das Bewusstsein für 20 oder 30 Minuten verlieren. Zur gleichen Zeit entwickeln Sie eine schreckliche Hautkrankheit. Ein hübscher Teenager, der seine Haut und sein Gesicht wegen der Wunden und der sich schälenden Haut bedecken muss! Was ist der vielversprechendste Forschungsbereich im Gebiet der Hautkrankheiten?

Die Moderation der Immunreaktion.

Ich möchte, dass Sie beachten, wie unwissenschaftlich der Angriff auf Wissenschaftler wie Frank und mich ist, während wir versuchen, etwas zu beheben, was in der Medizin furchtbar schiefgelaufen ist. Frank und ich haben unser Leben der Erforschung des Immunsystems und seiner Wirkungen auf die menschliche Gesundheit gewidmet.

Wir waren die Vorreiter auf dem Gebiet der Modifizierung der Funktion des Immunsystems durch Immuntherapien als wegweisender Verbesserung der öffentlichen Gesundheit. Wir müssen jedoch verstehen, was wir da tun und sicherstellen, dass wir die Auswirkungen überwachen.

Niemand nimmt zur Kenntnis, dass Impfstoffe eine Immuntherapie gewaltigen Ausmaßes sind, und wir haben keine Vorstellung von den Auswirkungen, die sie auf die Bevölkerung haben.

Ist es da verwunderlich, dass die Bürokraten des Vaccine Court nicht an unserer Meinung interessiert waren?

Tatsächlich wollten sie nicht einmal unsere akademischen Qualifikationen zur Kenntnis nehmen.

* * *

Am 25. Mai 2018 ließ der *special master* des Vaccine Court Christian J. Moran in dem Prozess Dominguez versus Secretary of Health and Human Services, Nr. 12-378V, das Fallbeil auf uns niedergehen. Der Streitpunkt war der Stundensatz, den Frank und ich als PhDs und Immuntherapie-Experten in Rechnung stellten.

In unserem Brief vom Oktober 2017 an den Anwalt, der diesen Fall betreute, schrieben wir über die Zeit, die Frank und ich für diesen Fall aufwandten:

> Wir haben zu einem früheren Zeitpunkt ein Gutachten in dem Fall von G. D. gegen HHS eingereicht. Für die Vorbereitung dieses Gutachtens hat jeder von uns unabhängig voneinander die Krankengeschichten, frühere jährliche Arztbesuche, alle Diagnosen und Behandlungen gelesen und begutachtet (Anlagen 1–16).
>
> Wir haben als nächstes jeder mehr als 40 Stunden damit verbracht, Literatur zu suchen und durchzusehen, die sich mit der Entwicklung von Vaskulitis und granulomatöser Erkrankung befasst. Das schließt umfangreiche neuere Literatur ein über die angeborene und adaptive Immunantwort auf rekombinante Impfstoffantigene, abgeschwächte Viren, Impfstoff-Trägerstoffe, darunter unter anderen: Aluminium, Quecksilber, Zellbruchstücke, replikationsfähige Retroviren und virusartige Partikel, sowie über ihren Einfluss auf ihre Auswirkungen auf das Immunsystem …
>
> Diese gründliche Begutachtung wurde durchgeführt, weil wir angewiesen waren, alle möglichen Ursachen für die Entwicklung einer Vaskulitis und einer granulomatösen Erkrankung zu untersuchen. Wann immer möglich, haben wir bei der Vorbereitung der Zusammenfassung von sachdienlichen medizinischen Tatsachen direkt aus den Unterlagen zitiert. Wir haben keine der medizinischen Tatsachen interpretiert, die in den Anlagen 1–16 dargelegt werden. Wir haben sie einfach berichtet. Wann immer möglich, haben wir direkt aus den Aufzeichnungen des behandelnden Arztes zitiert und die diagnostischen Schlüssel eingefügt, die von den behandelnden Ärzten verwendet wurden.[14]

Was Frank und mir klar wurde, war, dass die Richter des VICP [des Vaccine Courts] uns nicht gerne in ihren Gerichten sahen. Vielleicht waren einige dieser Reibereien unvermeidlich, da wir Forscher waren, die schwierige und manchmal provozierende Fragen stellten, und das Gericht relativ konservativ eingestellt war.

Ich erlebte eine Menge an Frustrationen, denn mir scheint, dass ein Gerichtssaal – oder irgendetwas, das einem solchen irgendwie ähneln soll – ein Vehikel für die schonungslose Suche nach der Wahrheit sein sollte. Man kann sich nicht mit lückenhaften Antworten zufriedengeben.

Kann irgendjemand von uns ruhig schlafen, wenn eine unschuldige Person zum Tode verurteilt wurde? Nein, das beunruhigt uns alle.

Als ich für das Gericht arbeitete, schien es mir, dass die pharmazeutischen Unternehmen irgendeinen schrecklichen Trick angewendet hatten, der die Regierung der Vereinigten Staaten dazu brachte, sich zu ihrem Schutzschild gegen Produkthaftungsklagen zu machen. Statt es mit Kämpfern für die öffentliche Gesundheit zu tun zu haben, mussten wir uns mit faulen Bürokraten herumschlagen, die nur daran interessiert waren, ihre Zeit bis zu ihrer Pensionierung abzusitzen.

In diesem Fall reichten wir eine Rechnung über 33.950 Dollar mit einem Stundensatz von 350 Dollar ein. Achten sie auf die Respektlosigkeit des *special master* Christian Moran in der ersten Erörterung seiner Entscheidung:

> Die Kostenaufstellung entstammt einer Rechnung über 33.950 Dollar für eine Fachberatung durch Ms. Mikovits und Mr. Ruscetti. Obwohl sowohl Ms. Mikovits als auch Mr. Ruscetti das Expertengutachten unterzeichnet haben, war es Ms. Mikovits allein, die als Zeugin aussagte, und deshalb bezieht sich die Analyse hier allein auf sie.[15]

Ist es möglich, in ein paar kurzen Sätzen noch mehr Herablassung durchblicken zu lassen? Wenn *special master* Christian Moran nicht plötzlich den Vorsitz irgendeiner akademischen Oberaufsicht innehatte, von der ich nichts weiß, hätte er Frank und mich doch immerhin noch als Dr. Ruscetti und Dr. Mikovits ansprechen müssen. Soweit ich informiert bin, hatten wir immer noch unsere Doktortitel.

Und warum versucht dieser *special master* Moran, Franks Arbeit an dem Gutachten vollständig zu ignorieren? Ist es denn nicht einer der Vorteile bei einem von zwei Forschern verfassten Gutachten, dass sie gegenseitig ihre Arbeit kontrollieren? In Ordnung, ich bin mir darüber im Klaren, dass ich diejenige bin, die angegriffen und deren Ruf durch den Dreck gezogen wurde. Aber Franks Ruf ist immer noch so rein wie frisch gefallener Schnee. Bedeutet es denn nichts, dass er ebenfalls an dem Gutachten gearbeitet und es unterzeichnet hatte?

Es kommt noch schlimmer:

> Ein Stundensatz von 350 Dollar entspricht einem Stundensatz, der für sachkundige, medizinisch geschulte Immunologen mit umfangreicher Forschungspraxis vorgesehen ist, die im Vaccine Program als Zeugen aussagen. … Es stimmt, dass Ms. Mikovits einen Doktortitel in Biochemie

> verliehen bekommen hat, und weder Dr. Bellanti noch Dr. Shoenfeld haben einen PhD. Obwohl es an sich eine Leistung ist, einen PhD zu erwerben, ist ein höherer Abschluss weder ausreichend noch notwendig, um die wissenschaftliche Expertise nachzuweisen, die von einem Sachverständigen im Vaccine Program erwartet wird.[16]

Ich denke, es wäre wahrscheinlich weniger herabwürdigend gewesen, wenn er mir den Kopf getätschelt, mich ein nettes kleines Mädchen genannt und mich mit einem Lutscher weggeschickt hätte. Das hier ist die endgültige Beleidigung vom *special master* Moran in Bezug auf das Gutachten, das Frank und ich geschrieben hatten:

> Auf der Grundlage ihres Rufes und ihrer Vertrauenswürdigkeit sind Ms. Mikovits' Referenzen schlicht nicht in der gleichen Liga einzuordnen wie die von Experten, die 250 Dollar pro Stunde bezahlt bekommen. Obwohl das nicht heißt, dass Ms. Mikovits unfähig ist, bei speziellen Themen ein Expertengutachten zu liefern, bedeutet es, dass sie nicht erwarten kann, mit dem gleichen Stundensatz bezahlt zu werden wie diejenigen, die einen wesentlich besseren Ruf haben als sie. Personen mit einem besseren Ruf sind vermutlich sehr viel stärker gefragt. Aufgrund des Stundensatzes, den der Unterzeichnende als angemessen für einen nicht medizinisch geschulten Immunologen betrachtet, also 250 Dollar, nimmt der Unterzeichnende deshalb einen zusätzlichen Abzug von 40 Prozent vor. Dieser Abzug spiegelt Ms. Mikovits' relativen Mangel an Reputation auf dem Gebiet wider, verglichen mit vergleichbaren Experten. So ergibt sich ein Stundensatz von 150 Dollar für eine medizinisch nicht geschulte Immunologin mit dem Ruf einer Ms. Mikovits.[17]

Lassen Sie uns sichergehen, dass wir alles, was *special master* Moran da sagt, verstehen. Offensichtlich bedeuten meine 20 Jahre staatlicher Forschungserfahrung einschließlich der Leitung des weltberühmten Lab of Anti-Viral Drug Mechanisms am National Cancer Institute so gut wie nichts. Das Gleiche ließe sich sagen über meine Forschung, die die Behandlung von HIV/AIDS verändert und das Leben von Millionen gerettet hat. *Special master* Moran geht auch über Franks Ruf hinweg, eines der größten Wissenschaftler, die jemals auf dem Gebiet der Krebsforschung gearbeitet haben und der die Disziplin der humanen Retrovirologie mitbegründet hat. Was macht sich *special master* Moran aus der Tatsache, dass Frank das Gutachten in diesem Prozess ebenfalls unterzeichnet hat? Offensichtlich gar nichts. Glaubt dieser *special master* Moran, dass ich Franks Frühstückskaffee mit einem Betäubungsmittel versetzt habe, während wir zusammenarbeiteten, und ihn dann in seinem benommenen Zustand dazu gebracht habe, das Gutachten zu unterzeichnen?

Lassen Sie mich Ihnen sagen, was Frank über diese Schikanen des *special master* Moran denkt. Er denkt, es ist der alte, billige Trick, den Überbringer schlechter Nachrichten zu zerstören. Franks alleroberste Regeln waren immer Ehrlichkeit und Integrität. Wenn man diese Regeln befolgt, versucht man gewissenhaft, Fehler zu vermeiden und Verzerrungseffekte zu beseitigen. Außerdem ist man offen für Kritik, für andere Ideen und dafür, Daten und Ressourcen mit anderen zu teilen. Frank ist enttäuscht und erschrocken darüber, was in Zukunft passieren wird, wenn er sieht, was mit Projekten geschieht, nachdem sie im Labor abgeschlossen wurden. Er glaubt, dass der wissenschaftliche Informationsaustausch von den staatlichen Regulierungsbehörden, den wissenschaftlichen Fachzeitschriften, den Mainstream-Medien und von den Blogs von Wissenschaftlern, die ihre eigenen Interessen verfolgen, verfälscht wird.

Frank und ich lesen wissenschaftliche Artikel sorgfältig durch, weil wir wirkliche Forschung betreiben. Einer von Franks bevorzugten Artikeln über diesen Aspekt wurde von Richard Smith verfasst, dem langjährigen Herausgeber des *British Medical Journal.* Der provokante Titel dieses langjährigen Herausgebers einer Fachzeitschrift lautet „Doctors Are Not Scientists“ [„Ärzte sind keine Wissenschaftler“]. Das sind die Argumente, an denen Frank mich oft teilhaben lässt:

> Manche Ärzte sind Wissenschaftler – genauso wie manche Politiker Wissenschaftler sind – aber die meisten sind es nicht.
>
> Als Medizinstudenten werden sie vollgestopft mit Informationen über Biochemie, Anatomie, Physiologie und andere Wissenschaften, aber Informationen sind nicht das, was einen Wissenschaftler erzeugt – sonst könnte man ja auch ein Wissenschaftler werden, indem man den *Discovery Channel* anschaut. Ein Wissenschaftler ist jemand, der ständig fragt, falsifizierbare Hypothesen aufstellt und Daten aus gut konzipierten Experimenten sammelt …
>
> Die unvermeidbare Konsequenz ist, dass die meisten Leser der meisten medizinischen Fachzeitschriften nicht die Originalartikel lesen. Sie mögen

> das Abstract überfliegen, aber die wenigsten lesen einen Artikel von Anfang bis Ende und bewerten ihn in der ein oder anderen Weise kritisch. In der Tat sind die meisten Ärzte unfähig, einen Artikel kritisch zu bewerten. Man hat ihnen das nie beigebracht. Stattdessen müssen sie die Bewertung des Herausgeberteams und seiner Begutachter akzeptieren – bis eines der seltenen Exemplare einen Leserbrief schreibt und darauf hinweist, dass eine Studie wissenschaftlicher Unsinn ist.[18]

Bei den meisten Forschungsprojekten kann es mehrere unterschiedliche Erklärungen für die Ergebnisse geben, die gleichermaßen infrage kommen. Um zu einer Schlussfolgerung zu kommen, führt man in der Wissenschaft üblicherweise weitere Experimente durch und verbreitet nicht Behauptungen in den Medien oder der Politik oder ruft zwangsweise bereits veröffentlichte Artikel zurück.[19]

Aber es scheint, dass die Respektlosigkeit, mit der der Vaccine Court diejenigen behandelt, die behaupten, Impfstoffe würden Schäden verursachen, genau die gleiche Respektlosigkeit ist, mit der sie ihren eigenen Experten begegnen, die, wenn sie ihre eigene Forschung betreiben, zu den gleichen Schlussfolgerungen kommen.

Schauen Sie sich die Geschichte von Dr. Andrew Zimmerman an, dem Sachverständigen der Regierung im Autism Omnibus Hearing [einer Sammelklage über durch Impfstoffe ausgelösten Autismus] vor dem Vaccine Court.

* * *

Okay, ich bin also offensichtlich nicht qualifiziert genug, um genauso bezahlt zu werden wie andere Experten im Vaccine Court, obwohl ich einen PhD in Biochemie habe, mehr als 50 begutachtete Artikel veröffentlicht habe, die Behandlung von HIV/AIDS verändert habe, was Auswirkungen auf das Leben von Millionen hat, und ein Labor am National Cancer Institute geleitet habe.

Jemand, der sicherlich ohne jede Diskussion mehr verlangen könnte, ist Sharyl Attkisson, die Emmy-Preisträgerin und frühere *CBS-News*-Reporterin, die jetzt ihre eigene Nachrichtensendung mit dem Namen *Full Measure* beim *Sinclair Broadcasting Network* hat. Attkisson gehört zu den wenigen Journalisten, die meiner Meinung nach durchgängig über das Thema Impfstoffe und Autismus berichtet haben. Vor allem hat sie ein Interview mit Dr. Bernadine Healy geführt, der früheren Leiterin des U. S. Department of Health and Human Services (HHS). Dr. Healy sprach sich darin sehr dafür aus, auf gefährdete Untergruppen von Kindern zu achten, die auf eine Impfung negativ reagieren könnten.

Im Januar 2019 jedoch enthüllte Attkisson etwas, das wohl ihr bedeutendster Exklusivbericht in der Impfstoff-Autismus-Kontroverse war. Der Beitrag behandelte die Behauptungen des wichtigsten medizinischen Sachverständigen der Regierung in den Autism-Omnibus-Hearings im Jahr 2007. Hier ein Ausschnitt aus einem Artikel, den Attkisson im Januar 2019 für *The Hill* über die Sache schrieb:

> Ein weltberühmter medizinischer Experte, ein Impfbefürworter, ist die neueste Stimme, die zu der Masse an Beweismaterial hinzukommt, das nahelegt, dass Impfstoffe bei bestimmten anfälligen Kindern Autismus verursachen können.
>
> Der Kinderneurologe Dr. Andrew Zimmerman hat ursprünglich als medizinischer Sachverständiger für die Regierung gearbeitet, die im nationalen Vaccine Court Impfstoffe verteidigt. Er hatte ausgesagt, dass Impfstoffe bei bestimmten Patienten keinen Autismus verursachen.
>
> Dr. Zimmerman hat jetzt eine eidesstattliche Erklärung unterzeichnet, die einer Bombe gleichkommt. Er sagt, dass er, während eine Sammelklage von 5.000 Impfstoff-Autismus-Fällen vor Gericht angehört wurde, am 15. Juni 2007 die Anwälte des Department of Justice (DOJ) [Justizministerium], für die er arbeitete, beiseite genommen und ihnen gesagt habe, er habe „Ausnahmefälle [entdeckt], in denen Impfstoffe Autismus verursachen können“.
>
> „Ich erklärte, dass bei einer Untergruppe von Kindern das durch den Impfstoff hervorgerufene Fieber und die Immunstimulation eine regressive Gehirnerkrankung verursachten, die Merkmale einer Autismus-Spektrum-Störung aufwies“, sagt Dr. Zimmerman jetzt aus. Er sagt, seine Meinung basiere auf „wissenschaftlichen Fortschritten“ sowie seiner eigenen Erfahrung mit Patienten.[20]

Es war der wissenschaftliche Hauptzeuge der Regierung in der größten Kontroverse in der Medizin, der da sagte: „Ja, unter bestimmten Umständen können Impfstoffe Autismus auslösen.“ Wie kann es sein, dass das nicht die größte Schlagzeile in der Geschichte des Gesundheitswesens im einundzwanzigsten Jahrhundert war?

> Dr. Zimmerman fährt fort, dass man ihn in dem Moment, als die Anwälte des DOJ seine Position erfuhren, schnell als Sachverständigen hinauswarf und seine Meinung vor anderen Eltern und der übrigen Öffentlichkeit verheimlichte.
>
> Was noch schlimmer ist: Er sagt, dass das DOJ sich daran machte, seine Meinung im nationalen Vaccine Court falsch darzustellen, um weiterhin die Klagen über einen Zusammenhang von Impfstoffen und Autismus abzuschmettern.
>
> Aufzeichnungen belegen, dass am 18. Juni 2007 ein Anwalt des DOJ, mit dem Dr. Zimmerman gesprochen hatte, dem Impfgericht sagte: „Wir kennen (Dr. Zimmermans) Ansichten zu dieser Problematik … Es gibt keine wissenschaftliche Grundlage für eine Verbindung“ zwischen Impfstoffen und Autismus.
>
> Dr. Zimmerman bezeichnet das jetzt als „hochgradig irreführend“ und sagt, er habe ihnen genau das Gegenteil gesagt.[21]

Laut Attkisson wusste Dr. Zimmerman bereits im Juni 2007, dass Impfstoffe bei bestimmten anfälligen Kindern Autismus verursachen konnten, insbesondere bei denen, die nach einer Impfung Fieber entwickelten. Ich möchte betonen, dass der regierungseigene Sachverständige volle zwei Jahre, bevor ich eine solche Möglichkeit auch nur erwähnt hatte, zu dieser Schlussfolgerung kam. Wie kann er sich selbst als Arzt bezeichnen, wenn er für mehr als ein Jahrzehnt wissentlich den Hippokratischen Eid unterlief, der lautet „Zuerst einmal nicht Schaden“?

Ich habe wirklich Mühe, meinen Zorn zu zügeln, während ich dies hier schreibe.

Nur um das richtig zu verstehen: Lassen Sie uns also sagen, dass Zimmermann versuchte, das Richtige zu tun, indem er den Anwälten der Regierung sagte, dass Impfstoffe bei einer bestimmten Untergruppe von Kindern Autismus hervorrufen können.

Für seine Ehrlichkeit wird er aus dem Vaccine Court hinausgeworfen. Gut, das respektiere ich.

Aber dann unternimmt er in den nächsten zehn Jahren nichts?

Kein Anruf bei der *New York Times* oder der *Washington Post*? In all den Jahren hätte er einfach nur das Telefon nehmen und eines dieser Blätter anrufen und sagen können: „Hey, Mr. Reporter, ich bin der Leiter der Medical Research for Autism am Kennedy Krieger Institute der Johns Hopkins University und ich glaube, ich weiß, was zumindest einige der Autismusfälle in den Vereinigten Staaten verursachen könnte. Haben Sie Interesse an einem Interview mit mir?“

War ihm nicht bewusst, wie das Land und die Familien über diese Frage auseinandergerissen wurden? Hatte er denn keine Verantwortung dafür, den Mund aufzumachen? Das war ein Mann, der verstanden hatte, was vor sich ging, Jahre, bevor ich es verstanden habe, und dennoch bin ich diejenige, die den Mund aufgemacht hat und deren Ruf durch den Dreck gezogen wurde. Ich habe meine Bedenken geäußert, wurde in einer Machtdemonstration verhaftet, die eher für irgendeinen Drogenboss angemessen gewesen wäre, wurde fünf Tage ohne die Möglichkeit einer Kautionszahlung inhaftiert. Man hat mein Fahndungsfoto genommen und in *Science* abgedruckt, ich habe meinen Beruf verloren, bin in die Privatinsolvenz gezwungen worden. Und jetzt werde ich beleidigt und man verweigert mir die rechtmäßige Vergütung für Hunderte von Stunden ehrlicher Arbeit durch einen dämlichen, korrupten *special master* im Vaccine Court?

Vielleicht sage ich all das, was Dr. Andrew Zimmermann hätte sagen sollen.

Sharyl Attkisson bot Dr. Zimmerman an, ihn vor laufender Kamera zu interviewen, aber er lehnte das ab und schickte ihr stattdessen seine von ihm unterzeichnete eidesstattliche Erklärung. Deshalb lassen Sie nicht mich anstelle von Dr. Zimmerman oder Sharyl Attkisson sprechen, auch wenn sie eine Journalistin und Emmy-Preisträgerin ist.

Lassen wir Andrew Zimmerman in seinen eigenen Worten sprechen:

> Ich, Dr. Andrew Walter Zimmerman, erkläre hiermit unter Eid das Folgende:
>
> Ich bin zertifizierter Kinderneurologe und früherer Leiter der Medizinforschung des Center for Autism and Related Disorders [Zentrum für Autismus und verwandte Krankheiten] am Kennedy Krieger Institute und an der Johns Hopkins University School of Medicine.
>
> Ich war Gutachter für den Bericht der National Academy of Sciences von 2004 mit dem Titel „Immunization Safety Review: Vaccines and Autism“

[Überprüfung der Impfstoffsicherheit: Impfstoffe und Autismus], das vom Immunization Safety Review Committee [Gremium zur Überprüfung der Impfstoffsicherheit] im Auftrag der Centers for Disease Control and Prevention (CDC), der National Institutes of Health (NIH) und dem Institute of Medicine (IOM) erstellt wurde…[22]

Der nächste Abschnitt von Zimmermans eidesstattlicher Zeugenaussage bezieht sich auf einen anderen Autismus-Fall, bei dem er nicht glaubte, dass Impfstoffe zum Autismus des Kindes beigetragen hatten. Dann führt Zimmerman in seinen eigenen Worten genau aus, was er den Anwälten des Department of Justice gesagt hatte und wie diese auf das reagierten, was Zimmerman in seiner Zeugenaussage vorzutragen plante:

Am Freitag, den 15. Juni 2007, war ich bei einem Teil des O.A.P. [Omnibus Autism Proceeding – Sammelklage Autismus] anwesend, um die Zeugenaussage des Experten auf dem Gebiet der Kinderneurologie Dr. Marcel Kinsbourne anzuhören, der vom Kläger bestellt worden war. In einer Pause des Gerichtsverfahrens sprach ich mit Anwälten des DOJ [US-Justizministerium] und speziell mit dem leitenden Anwalt des DOJ, Vincent Matanoski, um mein schriftliches Expertengutachten zu erläutern.

Ich stellte klar, dass mein schriftliches Expertengutachten für Michelle Cedillo eine fallspezifische Meinung in Bezug auf Michelle Cedillo war. Mein schriftliches Expertengutachten über Michelle Cedillo war nicht gedacht als eine pauschale Erklärung in Bezug auf alle Kinder und die gesamte medizinische Wissenschaft.

Ich erklärte, dass ich der Meinung war, dass es Ausnahmen gebe, bei denen Impfungen Autismus verursachen könnten.[23]

Mein Co-Autor Kent zitiert gerne aus Rechtsdokumenten. Er möchte die Beweisstücke gerne in ihrer Gesamtheit aufzeigen. Aber ich ziehe es vor, sie in leichter verdauliche Einzelteile aufzuteilen und dann zusammenzufassen. Zimmerman war der Regierungsexperte für Impfstoffe und gab eine Stellungnahme im Fall Michelle Cedillo ab. Auf der Basis seiner Begutachtung ihrer Krankenunterlagen glaubte er nicht, dass Impfstoffe für ihren Autismus verantwortlich waren.

Er hatte jedoch nicht die Absicht, seine Meinung als allgemeingültig für alle Klagen über Impfschäden mit der Folge von Autismus zu erklären.

Tatsächlich glaubte er, dass es Umstände geben könne, in denen Impfstoffe Autismus verursachen KÖNNTEN.

Lassen Sie diese Aussage einmal sacken.

Stellen Sie sich vor, die Regierung würde sagen, wir überprüfen Behauptungen über die Entführung durch Außerirdische. Im Fall einer Person, die behauptete, sie sei entführt worden, kommt die Regierung an und sagt, wir glauben nicht, dass die Beweise diese Behauptung stützen. Aber was wäre, wenn die Regierung ankäme und sagte: „Hey, wir glauben, dass dieser andere Typ von Außerirdischen entführt wurde. Und um das in einem noch etwas größeren Zusammenhang zu bringen, wir glauben, dass 30 Prozent der Leute, die behaupten, von Außerirdischen entführt worden zu sein, die Wahrheit sagen.“

Die ganze Welt würde sich von einem Moment zum anderen verändern.

Eine bestimmte Gruppe von Kindern wird durch die Impfstoffe geschädigt, die sie bekommen, wenn sie zu ihren Vorsorgeuntersuchungen beim Kinderarzt gehen. Die Regierung verheimlicht diese Informationen vor den Ärzten und die betroffenen Kinder sind für den Rest ihres Lebens geschädigt.

Und die Anwälte der Regierung und wahrscheinlich auch ihre Vorgesetzten wussten das spätestens seit 2007.

In seiner eidesstattlichen Zeugenaussage beschrieb Zimmerman detaillierter die Grundlage für seine Überzeugung, dass Impfstoffe bei manchen Kindern Autismus hervorrufen könnten:

> Im Einzelnen erklärte ich, in einer Untergruppe von Kindern mit einer zugrunde liegenden Mitochondriendysfunktion könnten das durch den Impfstoff induzierte Fieber und die Immunstimulation, die die Energiereserven des Stoffwechsels übersteigt, eine regressive Enzephalopathie mit Merkmalen einer Autismus-Spektrum-Störung verursachen. Das war bei mindestens einem meiner Patienten der Fall.
>
> Ich erklärte, dass meine Meinung in Bezug auf Ausnahmen, bei denen Impfstoffe Autismus verursachen könnten, auf Fortschritten in der Wissenschaft, der Medizin und der klinischen Forschung beruhte, insbesondere bei einem meiner Patienten.
>
> Aufgrund der Schweigepflicht habe ich den Namen meines Patienten nicht genannt. Ich habe jedoch speziell auf eine Veröffentlichung im Bereich Medizin verwiesen und diese mit Mr. Matanoski und den anderen

> anwesenden DOJ-Anwälten diskutiert. Sie trägt den Titel „Developmental Regression and Mitochondrial Dysfunction in a Child with Autism“ [Entwicklungsrückschritt und Mitochondriendysfunktion bei einem Kind mit Autismus] und wurde im *Journal of Child Neurology* veröffentlicht. Co-Autoren sind Dr. Jon Poling, Dr. Richard Frye, Dr. John Shoffner und Dr. Andrew W. Zimmerman. Eine Kopie ist als Anhang C beigefügt.
>
> Kurz nachdem ich meine Meinung den DOJ-Anwälten gegenüber klargestellt hatte, wurde ich von einem der jüngeren DOJ-Anwälte kontaktiert und darüber informiert, dass ich nicht länger als Sachverständiger im Auftrag des HHS [Health and Human Services] benötigt würde. Der Telefonanruf, bei dem ich darüber in Kenntnis gesetzt wurde, dass das DOJ mich nicht länger als Zeuge im Auftrag des HHS brauchte, kam nach der oben beschriebenen Unterhaltung am Freitag, den 15. Juni 2007, und vor Montag, den 18. Juni 2007.
>
> Soweit ich mich erinnern kann, sollte ich am Montag, den 18. Juni 2007, im Auftrag des HHS als Gutachter aussagen.[24]

Zimmerman glaubt, dass eine Impfung und die begleitende Immunstimulation die Energieversorgung des Kindes überfordern und eine Enzephalopathie (eine Gehirnschwellung) verursachen könnte, die dann zu „Merkmalen“ von Autismus führt. Ich habe etwas Probleme mit Zimmermans Ausdruck „Merkmale einer Autismus-Spektrum-Störung“. Das bedeutet „Autismus“, und er hätte genau das sagen sollen. Es gibt keinen Unterschied zwischen „Autismus“ und „Merkmalen einer Autismus-Spektrum-Störung“.

Kommen wir jetzt zu einer der ältesten Geschichten der Welt: der Vertuschung einer unangenehmen Wahrheit.

Die Regierung hat bei der Vorbereitung ihres Prozesses nach einem der besten Experten des Landes gesucht und diesen gefunden – Dr. Andrew Zimmerman von der Johns Hopkins University.

Ein Experte wie Zimmerman würde zu eher konservativen Meinungen neigen und wahrscheinlich neuerlich vorgebrachten und interessanten Theorien so lange widersprechen, bis eine Reihe harter Beweise vorgelegt wurde. Für manche wäre das von Nachteil, aber für andere wäre es von Nutzen. Wenn Zimmerman etwas für wahr hält, dann können alle Seiten beruhigt sein, dass seine Ansicht gut fundiert, wenn nicht gar unangreifbar ist.

Im Cedillo-Prozess gab er sein Gutachten ab, dass der Autismus der Patientin nicht durch Impfstoffe verursacht worden sei.

Aber er hatte den Anwälten der Regierung gesagt, dass seiner ärztlichen Ansicht nach Impfstoffe bei bestimmten Kindern aufgrund einer vorgegebenen Schwäche in ihrer Energieproduktion Autismus verursachen könnten. Zumindest ein Kind hatte er beobachtet, auf das diese Diagnose zutraf, und darüber hatte er etwas publiziert.

Zimmerman hat den Anwälten des DOJ seine Ansicht am Freitag, den 15. Juni 2007, mitgeteilt, und er wusste, dass er am darauffolgenden Montag in einem anderen Fall als sachverständiger Zeuge aussagen sollte.

Irgendwann an diesem Wochenende rief das Department of Justice bei Zimmerman an und erklärte ihm, dass seine Dienste nicht länger gebraucht würden.

Ja, ich weiß, Korrelation ist nicht unbedingt gleichbedeutend mit Kausalität.

Wenn ich auf einen Zebrastreifen gehe und ein Auto darüber rast und ich dann zehn Meter durch die Luft fliege, heißt das noch lange nicht, dass ich von dem Auto erfasst wurde, nur weil es zur gleichen Zeit passierte.

Vielleicht gibt es eine andere Erklärung.

Vielleicht waren es die Außerirdischen.

Und zur gleichen Zeit haben sie das Auto mit ihrem Laserstrahl zerstört.

In seiner eidesstattlichen Erklärung fährt Zimmerman mit Informationen über das Kind fort, das er beobachtet hatte. Es handelt sich um Hannah Poling, zufällig die Tochter Dr. Jon Polings, eines seiner Neurologenkollegen.

> Zu dem Zeitpunkt des oben beschriebenen Gesprächs mit dem DOJ wusste ich nicht, dass Hazlehurst gegen HHS oder Poling gegen HHS mögliche Fälle im OAP [Omnibus Autism Proceeding – der Sammelklage Autismus] waren.
>
> Nach meinem Verständnis war das Zugeständnis des HHS im Fall Poling gegen HHS allgemein bekannt und in den internationalen Medien veröffentlicht worden. Neben anderer Berichterstattung habe ich mir das *CNN*-Interview mit Dr. Julie Gerberding, der früheren Leiterin der CDC, nochmals angesehen, in dem sie über das Zugeständnis des HHS im Verfahren Poling gegen das HHS sprach, sowie das Interview mit Dr. Jon Poling, dem Vater des Kindes. Der Fall endete mit einem Vergleich.
>
> Der Wortlaut der Zusammenfassung – „die Impfung … hat eine zugrunde liegende mitochondriale Störung maßgeblich verschärft, die sie für Defizite im zellulären Engergiestoffwechsel prädisponierte und sich

> als regressive Enzephalopathie mit Merkmalen einer Autismus-Spektrum-Störung manifestierte" – zeigt im Wesentlichen die Verursachungskette, die ich den DOJ-Anwälten und Vincent Matanoski während des oben beschriebenen Gesprächs am 15. Juni 2007 erklärte.
>
> Ich habe ausführlich die Krankenakten von William „Yates" Hazlehurst zu genetischen, Stoffwechsel- und anderen Faktoren durchgearbeitet. Nach meiner Meinung und mit einem vernünftigen Maß an medizinisch begründeter Sicherheit erlitt Yates Hazlehurst eine regressive Enzephalopathie mit Merkmalen einer Autismus-Spektrum-Störung als Folge einer Impfschädigung, und zwar auf die gleiche Weise, wie sie in dem DOJ-Vergleich im Fall Poling gegen HHS beschrieben wird, wobei bei Yates Hazlehurst noch hinzukommt, dass er geimpft wurde, während er krank war, während er mit Antibiotika behandelt wurde und nachdem er zuvor bereits an Symptomen gelitten hatte, die mit einer schweren Nebenwirkung übereinstimmten.[25]

Diese Abschnitte sind vielleicht die wichtigsten dieser eidesstattlichen Erklärung, aber ich werde Ihnen ein paar Hintergrundinformationen geben müssen, damit Sie deren Wichtigkeit ganz verstehen können.

Die Einrichtung des Omnibus Autism Proceeding beruhte darauf, dass fünf Testfälle stellvertretend für mehr als fünftausend eingereichte Klagen verhandelt werden sollten. Poling sollte der erste dieser Fälle werden, aber er war durch einen außergerichtlichen Vergleich vor Beginn des Prozesses beendet worden.

Cedillo war der nächste, und wie Sie gelesen haben, waren die Beweise laut Zimmermans Gutachten nicht zwingend genug, um eine Feststellung zu stützen, dass Impfstoffe Michelle Cedillos Autismus verursacht hatten.

(Mein Co-Autor Kent widerspricht dieser Schlussfolgerung massiv, aber lassen wir das für den Moment beiseite.)

Der Fall von William „Yates" Hazlehurst war als dritter Fall geplant, aber da Poling mit einem Vergleich beendet worden war (der einer Vertraulichkeitsvereinbarung unterlag), wäre dieser der nächste Fall nach Cedillo gewesen.

Nach Zimmermans Gutachten ähnelte der Hazlehurst-Fall sehr stark dem Fall von Hannah Poling, was bedeutet, dass Impfstoffe seine Schädigung verursacht hatten. Zimmerman war bereit, diese Tatsache in seiner Aussage vor Gericht zu bezeugen. Hier das, was Dr. Zimmerman in einem zweiseitigen Brief vom 30. November 2007 an Polings Anwalt zu Hannahs Fall schrieb:

> Die Ursache für die regressive Enzephalopathie bei Hannah im Alter von 19 Monaten war eine zugrunde liegende mitochondriale Dysfunktion, die durch das vom Impfstoff ausgelöste Fieber und die Immunstimulation, die die Energiereserven des Stoffwechsel überstiegen, verstärkt wurde. Dieser akute Verbrauch der Stoffwechselreserven führte zu irreversiblen Gehirnschäden.[26]

Wie groß wäre das Problem für die Regierung der Vereinigten Staaten gewesen, wenn es eine Entscheidung zugunsten von Yates Hazlehurst gegeben hätte?

Einer von Dr. Zimmermans Kollegen im Omnibus Autism Proceeding war Dr. Richard Kelley, ein Professor für Kinderheilkunde von der Johns Hopkins University (Kennedy Krieger Institute), der als einer der führenden Experten des Landes für mitochondriale Dysfunktionen anerkannt ist. 2018 schlossen sich Dr. Zimmerman und Dr. Kelley einem Verfahren im Namen von Yates Hazlehurst an und gaben eidesstattliche Erklärungen über ihre Meinung ab, was mit Yates und den Ereignissen rund um das Omnibus Autism Proceeding geschehen war. Hier ein Ausschnitt aus der schriftlichen eidlichen Zeugenaussage von Dr. Kelley im Fall Hazlehurst:

> Mit einem hohen Grad an medizinischer Sicherheit komme ich ebenfalls zu dem Ergebnis, dass die Reihe von Impfungen, die Yates im Alter von 11 Monaten verabreicht wurden, während er krank war, die unmittelbare Ursache seiner autistischen Regression waren. Dies geschah aufgrund der Auswirkungen dieser Impfungen, die die Fähigkeiten seiner geschwächten Mitochondrien, dem Gehirn als Gewebe mit dem höchsten Energieverbrauch des Körpers ausreichende Mengen an Energie bereitzustellen, weiter verschlechtert haben.[27]

Lassen Sie uns so etwas wie eine Arbeitshypothese für Autismus aufstellen. Aus irgendeinem Grund arbeiten die Mitochondrien nicht optimal. Wir wissen, dass Retroviren dazu neigen, die Tätigkeit der Mitochondrien herabzusetzen. Wenn wir also viele Kinder mit aktiven Retroviren hätten, dann wäre ein herabgesetztes Energieniveau die Folge. Ich denke, das ist eine vertretbare Hypothese.

J. B. Handley hat in seinem hervorragenden Buch von 2018 mit dem Titel *How to End the Autism Epidemic* ausführlich aus der eidesstattlichen Erklärung von Dr. Kelley im Hazlehurst-Fall zitiert. Hier ein Auszug daraus:

Anwalt: Würden Sie sagen, dass Sie ein Experte für mitochondriale Dysfunktionen sind, aber kein Experte für Autismus? Wäre das eine angemessene Beschreibung?
Dr. Kelley: Ich bin ein Experte für mitochondriale Erkrankungen. Und ich bin ein Experte für den Aspekt des Autismus, der auf die grob geschätzt 25, 30, 40 Prozent der Kinder mit Autismus aufgrund von mitochondrialer Dysfunktion zutrifft.[28]

Lassen Sie uns eine Rechnung aufstellen.

2007 wurde geschätzt, dass in den Vereinigten Staaten nahezu eine Million Kinder an Autismus erkrankt sind. 2007 ging Kelley davon aus, dass grob geschätzt ein Drittel oder mehr der Kinder mit Autismus eine mitochondriale Dysfunktion haben, die für ihren Autismus verantwortlich ist. Impfstoffe entleeren die mitochondrialen Reserven.

Lassen Sie uns diese Zahl auf 300.000 Kinder (30 Prozent von einer Million Kindern) festlegen, eine vorsichtige Schätzung, der Andrew Zimmerman sicherlich zustimmen würde.

Es wurde geschätzt, dass sich die Kosten für eine lebenslange Versorgung für ein Kind mit Autismus auf drei Millionen Dollar belaufen.

Was ergibt 300.000 mal drei Millionen?

Es sind 900 Milliarden Dollar.

900 Milliarden Dollar sind eine vorsichtige Schätzung der Entschädigungssumme, für die die Bundesregierung der Vereinigten Staaten aufkommen müsste, wenn Vincent Manatoski dem regierungseigenen medizinischen Sachverständigen erlaubt hätte, im Yates-Hazlehurst-Fall am 18. Juni 2007 seine eidesstattliche Erklärung abzugeben.

Aber es wird noch schlimmer, wenn das überhaupt möglich ist.

Der Anwalt des Department of Justice, Vincent Manatoski, hatte die von Dr. Zimmerman gelieferten Beweise nicht nur ausgeklammert, sondern er hatte das, was Dr. Zimmerman den Anwälten des Department of Justice ausdrücklich gesagt hatte, aktiv verdreht.

Zimmerman fährt in seiner Stellungnahme fort wie folgt:

Ich habe die angehängten Abschnitte der Abschrift von Vincent Matanoskis Schlussplädoyer in dem Verfahren Hazlehurst gegen HHS durchgesehen, das als Anhang D beigefügt ist. Die maßgeblichen Abschnitte der Abschrift lauten wie folgt:

„Ich möchte etwas über einen Experten erwähnen, der hier nicht erschienen ist, aber sein Name ist mehrfach erwähnt worden. Es war Dr. Zimmerman.

Dr. Zimmerman ist in der Tat hier nicht erschienen, aber er hat über diese Thematik als Zeuge ausgesagt, und das war im Fall Cedillo. Weil sein Name in dieser Angelegenheit mehrmals von den Klägern erwähnt wurde, möchte ich nur kurz verlesen, was seine Ansichten über diese Theorien waren, und ich werde aus dem Anhang FF des Beklagten im Cedillo-Fall zitieren, der soweit ich weiß Teil des Prozessmaterials in diesem Fall ist.

‚Es gibt keine wissenschaftliche Basis für einen Zusammenhang zwischen dem Masern-Mumps-Röteln-Impfstoff (MMR) oder einer Quecksilbervergiftung und Autismus, trotz wohlmeinender und wohlüberlegter Hypothesen und verbreiteter Überzeugungen über einen scheinbaren Zusammenhang mit Autismus und Regression. Es gibt keine vernünftigen Beweise, die einen kausalen Zusammenhang mit der Exposition gegenüber MMR und/oder Quecksilber stützen.‘

Wir kennen seine Ansichten zu dieser Thematik.“

Meiner Meinung nach war diese Aussage von Mr. Matanoski während seines Schlussplädoyers hochgradig irreführend und keine exakte Wiedergabe meiner Meinung in dem Zusammenhang. Meine Meinung über den Michelle-Cedillo-Fall war fallspezifisch. Ich habe mich hier nur auf die medizinischen Befunde bezogen, die ich in Bezug auf sie begutachtet hatte. Meine Meinung in Bezug auf Michelle Cedillo war nicht als Pauschalaussage für alle Kinder und die gesamte medizinische Wissenschaft gedacht. Und zweitens, wie oben erklärt, habe ich Mr. Matanoski und den anderen anwesenden DOJ-Anwälten ausdrücklich erklärt, dass es Ausnahmen gab, bei denen Impfstoffe Autismus verursachen können.

Meiner Meinung nach war es angesichts der oben zitierten Informationen, die ich den DOJ-Anwälten erklärte, vom Department of Justice hochgradig irreführend, weiterhin mein ursprüngliches schriftliches Sachverständigengutachten zu Michelle Cedillo als Beweis gegen die noch ausstehenden Anträge im OAP zu benutzen, während sie den Vorbehalt bezüglich der Ausnahmen, in denen Impfstoffe Autismus verursachen können, wegließen.[29]

Es klingt verrückt, wenn man eine Aussage wie die von Dr. Zimmerman liest. Was Matanoski danach getan hat, ist, die Beweise dafür zu verdrehen, dass Impfschäden vorkommen – selbst wenn genau das von ihren eigenen medizinischen Sachverständigen nachgewiesen wurde.

Aus solchen Gründen verstehe ich, warum Eltern von impfgeschädigten Kindern die Bundesregierung als ihren Feind betrachten.

* * *

Im Rückblick sollte ich mich vielleicht glücklich schätzen, dass der Vaccine Court 2018 ein Dokument veröffentlichte, in dem sie es ablehnten, Frank und mich mit unseren korrekten professionellen Titeln anzusprechen.

So habe ich ihre respektlosen Taten zumindest schriftlich.

Zimmerman hatte 2007 nur einfach einen Anruf bekommen.

Wir haben 2018 das Gleiche gesagt wie Zimmerman im Jahr 2007, wobei wir einen Vorsprung von elf zusätzlichen Jahren wissenschaftlicher Forschung auf unserer Seite hatten.

Und was 2007 eine 900-Milliarden-Haftung war, ist nur noch gewachsen – bei jetzt schätzungsweise 1,8 Millionen Kindern mit Autismus in den Vereinigten Staaten.

Es mag sein, dass mir meine Identität vom Vaccine Court gestohlen wurde, aber den Kindern und Familien in Amerika hat die Korruption dieses Gerichts noch so viel mehr geraubt.

Es muss für alle Gerechtigkeit geben. Ich bete dafür, dass der Tag der Abrechnung nicht mehr fern ist.

KAPITEL 9

Was ich wirklich über HIV und Ebola denke

Ich habe vor, dieses Kapitel zum am einfachsten verständlichen Kapitel dieses Buches zu machen.

Der Nachteil ist der, dass ich wahrscheinlich Ihr Vertrauen in Impfstoffe sowie in einen großen Teil des Gesundheitswesens vollkommen zerstören werde.

Wenn Sie dieses Kapitel beendet haben, werden Sie wahrscheinlich Impfstoffe nie wieder so betrachten wie bisher. Ich entschuldige mich im Voraus für alle Probleme, die Sie dadurch mit Ihren Freunden und in Ihrer Familie bekommen könnten.

Ich fordere Sie dringend dazu auf, meine Arbeit nachzuprüfen, um herauszufinden, ob ich irgendwelche Fehler in der Sache oder in meiner Interpretation gemacht habe, aber ich bin von dieser Sache so überzeugt wie von nichts anderem in meinem Leben.

* * *

Der erste Begriff, von dem ich möchte, dass Sie ihn verstehen, heißt Zoonose, oder genauer: zoonotische Krankheiten. Wenn Sie glauben, das sei ein lustiges Wort und Sie sofort das Bild eines Zoos vor Augen haben, dann ist das gar nicht so abwegig. Zoonosen sind im Wortsinn Krankheiten, die sich von Tieren auf den Menschen ausbreiten können.

Es mag Sie angesichts meines Rufes einer Abtrünnigen überraschen, aber ich glaube, die Centers for Disease Control (CDC) stellen gelegentlich gute, grundlegende Informationen für die allgemeine Öffentlichkeit bereit. Lesen Sie hier das, was sie auf ihrer Website über zoonotische Krankheiten schreiben:

> Jedes Jahr erkranken Zehntausende von Amerikanern an Krankheiten, die sich von Tieren auf den Menschen übertragen. Sie sind als zoonotische Krankheiten bekannt. Zoonotisch bedeutet infektiöse Krankheiten, die von Tieren auf Menschen überspringen. Weil sie beim Menschen Erkrankungen oder den Tod verursachen können, werden sie von den CDC stets beobachtet.
>
> Tiere bieten den Menschen viele Vorteile. Viele Menschen gehen in ihrem Alltag mit Tieren um, sowohl zu Hause als auch außerhalb ihres Zuhauses. Haustiere bieten Gesellschaft und Unterhaltung, und Millionen von Haushalten haben ein oder mehrere Haustiere …
>
> Einige Tiere können jedoch Träger schädlicher Gene sein, die sie an den Menschen weitergeben und die Erkrankungen verursachen – diese sind als zoonotische Krankheiten oder Zoonosen bekannt. Zoonosen werden durch schädliche Krankheitserreger wie Viren, Bakterien, Parasiten und Pilze verursacht. Diese Krankheitserreger können viele verschiedene Arten von Erkrankungen bei Menschen und Tieren hervorrufen, die von leichten bis zu schweren Erkrankungen reichen und sogar zum Tod führen können. Einige Tiere können sogar gesund erscheinen, auch wenn sie Krankheitserreger in sich tragen, die Menschen krank machen können.
>
> Zoonotische Krankheiten sind sehr verbreitet, sowohl in den Vereinigten Staaten als auch auf der ganzen Welt. Wissenschaftler schätzen, dass sechs von zehn bekannten Infektionskrankheiten beim Menschen von Tieren verbreitet wurden und dass drei von vier neu auftretenden Infektionskrankheiten beim Menschen von Tieren stammen.[1]

Das sind gute, solide Informationen der CDC und sie unterstreichen das Ausmaß des Problems. Zehntausende Amerikaner oder mehr werden jedes Jahr Opfer von Erkrankungen, die sie sich durch irgendeine Verbindung mit Tieren zuziehen. Zoonotische Krankheiten sind für mehr als 60 Prozent der bekannten Infektionskrankheiten und für mindestens 75 Prozent der neu auftauchenden Infektionskrankheiten verantwortlich. Das ist wahrscheinlich eine der größten Herausforderungen im Gesundheitswesen, von denen Sie je gehört haben, auch wenn Sie das an prominenter Stelle auf der Website der CDC finden können.

Sie mögen sich fragen, was das zum Beispiel für Krankheiten sind? Hier eine unvollständige Liste: Anthrax, Vogelgrippe, Rindertuberkulose, Katzenkratzkrankheit, Denguefieber, Ebola, von Zecken übertragene Frühsommer-Meningoenzephalitis (FSME), enzootische Fehlgeburt, hämorrhagische Colitis, Hepatitis E, Listerien-Infektion, Lyme-Borreliose, Malaria, Papageienkrankheit, Pest, Tollwut, Rattenbissfieber, Ringelflechte, Rocky-Mountain-Fleckfieber, Schweinegrippe, Toxoplasmose, West-Nil-Virus und zoonotische Diphtherie.[2]

Und die größte zoonotische Krankheit, die in dieser Liste nicht vorkommt, ist HIV/AIDS. Mehr als 60 Millionen Menschen sind davon betroffen, und es ist die größte Plage der modernen Welt. Es ist viel über die Frage geschrieben worden, wie Vorurteile gegenüber einem homosexuellen Lebenswandel unsere Bemühungen verzögert haben, die Krankheit sachgemäß zu behandeln. Unsere Aufgabe als Wissenschaftler besteht aber darin, eine Erklärung der Ereignisse in der Vergangenheit zu liefern und herauszufinden, wie solche Probleme in der Zukunft vermieden werden können.

Gehen wir nochmals auf die Terminologie ein. Das Humane Immundefizienz-Virus (HIV) hängt mit dem Leiden zusammen, das als erworbenes Immundefizienz-Syndrom (AIDS) bekannt ist. Für kurze Zeit wurde diese Krankheit als *gay-related immune disease* (GRID-Syndrom – etwa: mit Homosexualität zusammenhängende Immunkrankheit) bezeichnet. Viele Aktivisten behaupten, dass die Umbenennung in AIDS eine ausgewogenere Auseinandersetzung mit der Krankheit ausgelöst habe.

Wo aber ist der Ursprung des Retrovirus HIV? Woher stammt es?

Wir haben eine klare Antwort.

Das Virus kam von einem Primaten. Man ist sich auf dem Gebiet einig: Der Vorläufer von HIV war das Simiane Immundefizienz-Virus oder SIV.

Um es genauer zu sagen, das menschliche Virus kam von einem Affen- beziehungsweise Schimpansen-Virus.

Bis dahin herrscht allgemeine Übereinstimmung, aber über alles Weitere ist man sich uneins.

Ich erinnere mich lebhaft daran, als ich in den frühen 1980ern als Laborantin im Biological Response Modifiers Program [Programm für biologische Immunmodulatoren] am Fort Detrick arbeitete, wo es meine Aufgabe war, HIV aus Proben zu isolieren. Ich sollte eine passende Zelllinie oder ein Gewebe finden, um das Virus zu züchten. Wenn man ein Virus nicht außerhalb des menschlichen Körpers züchten kann, dann kann man es auch nicht erforschen.

Zur damaligen Zeit sagte man uns, dass die Krankheit wahrscheinlich auf den Menschen übergesprungen sei, weil Afrikaner vergessen hatten, ihr Essen zu kochen – in diesem Fall Schimpansen, die oft als „Buschfleisch" bezeichnet wurden. Weiterhin wurde behauptet, dass der promiskuöse sexuelle Lebensstil der afrikanischen Völker (mit der impliziten Andeutung möglicher Sodomie mit Primaten) zum Überspringen der Artengrenze und der Verbreitung des Virus in der menschlichen Population geführt habe. Heute bin ich entsetzt darüber, dass wir diese Annahmen damals nicht näher hinterfragt haben.

Seit dieser Zeit haben wir zwei konkurrierende und meiner Ansicht nach eng verwandte Theorien darüber, wie ein Schimpansenvirus auf den Menschen übergesprungen sein könnte.

Die erste Theorie wurde von dem Journalisten Edward Hooper in seinem ausführlichen Buch von 1999 *The River: A Journey to the Source of HIV and AIDS* [etwa: *Der Fluss: Eine Reise zur Quelle von HIV und AIDS*] bekannt gemacht, für das er mehr als sechshundert Interviews geführt hatte. Das Interview, das ihn am meisten beeindruckte, war eines mit dem Evolutionsbiologen Bill Hamilton, der übereinstimmend mit anderen unabhängigen Forschern wie Louis Pascal, Tom Curtis und Blaine Elswood eine Vorstellung einbrachte, die ich vor meiner Arbeit mit XMRV als ziemlich radikal angesehen hätte. Sie schlugen vor, dass das Überspringen vom Schimpansen auf den Menschen das Ergebnis von Impfstoffversuchen in Belgisch Kongo zwischen 1957 und 1960 war. Im Zuge dessen wurden mehr als 500 gewöhnliche Schimpansen und Bonobos (Zwergschimpansen) umgebracht, damit man ihre Nierenzellen und Sera nutzen konnte, um einen oralen Polio-Impfstoff herzustellen. Der Impfstoff wurde in dieser Zeitspanne anschließend mehr als einer Million Afrikanern verabreicht.

Hooper deutet an, dass es erheblichen Widerstand gegen diese Vorstellung gab, da es schon in den späten 1950ern und frühen 1960ern in der Öffentlichkeit wenig Unterstützung für den Plan gab, Schimpansen zu solchen medizinischen Versuchen einzusetzen. Außerdem unterstützte die belgische Königsfamilie öffentlich die Idee vom Schutz der Wildtiere, und die Aufdeckung solcher Taten wäre diesem Image zuwidergelaufen. Hooper glaubt, ein weiterer Grund für den Widerstand gegen diese Theorie bestünde darin, dass ihre Anerkennung das Vertrauen der Öffentlichkeit in das medizinische Establishment erschüttern sowie zu Multimilliarden-Dollar-Sammelklagen aufgrund der AIDS-Epidemie führen würde.

Hier ist das, was Edward Hooper auf seiner Website über die Begleitumstände der Erzeugung von HIV/AIDS durch diese Versuche schreibt und darüber, warum seine Theorie sinnvoller als die konkurrierende Buschfleisch- und „Cut-hunter-Theorie" [Schnittwunden-Jäger-Theorie] sei:

> Im Unterschied dazu schlägt die Theorie vom oralen Polio-Impfstoff (OVP) vor, dass der Ursprung der AIDS-Pandemie ein experimenteller OVP-Impfstoff ist, der vor Ort in Schimpansenzellen hergestellt und dann zwischen 1957 und 1960 in den damals von Belgien regierten Gebieten von Belgisch Kongo und Ruanda-Urundi im Rahmen von Impfstoffstudien an fast eine Million Afrikaner über den Mund verabreicht oder „gefüttert" wurde. Für diese Theorie gibt es einen historisch gestützten Hintergrund: Nämlich den, dass zwischen 1956 und 1959 mehr als 500 gewöhnliche Schimpansen (Pan troglodytes schweinfurthi und Pan troglodytes troglodytes) und Bonobos oder Zwergschimpansen (Pan paniscus) gemeinsam am Lindi Camp (nahe Stanleyville in Belgisch Kongo oder der Demokratischen Republik Kongo) untergebracht waren.[3]

Hooper fährt fort und erklärt, dass der Einsatz von Schimpansen eigentlich durch keine Konventionen verboten war, aber dass in den meisten Ländern der Welt zu dieser Zeit asiatische Makaken für die Aufbereitung des Poliovirus eingesetzt wurden. Was die Behauptung über andere Ausbrüche betrifft, so glaubt Hooper, sie passten sehr gut in den Rahmen seiner Theorie:

> Die OPV-Theorie führt die kleinen Ausbrüche von AIDS, die von anderen Varianten des HIV-1 verursacht wurden (Gruppe O, Gruppe N und die umstrittenere „Gruppe P"), auf andere (sowohl oral verabreichte als auch injizierte) Polio-Impfstoffe zurück, die in den Zellen von Schimpansen zubereitet und in Französisch-Äquatorialafrika (einschließlich Kongo-Brazzaville und Gabun) im gleichen Zeitraum der späten Fünfzigerjahre verabreicht wurden. Sie führt die Ausbrüche von HIV-2 (von denen sie behauptet, dass nur zwei davon epidemische Ausbrüche gewesen seien) auf andere (sowohl oral verabreichte als auch injizierte) Polio-Impfstoffe zurück, die in Rußmangaben (oder anderen Affen, die zusammen mit Rußmangaben in Käfigen eingesperrt waren) hergestellt und in Französisch-Westafrika im Zeitraum von 1956 bis 1960 verabreicht

> wurden. Buschfleisch-Theoretiker haben behauptet, dass alle anderen HIV-2-Gruppen nur eine einzige Person infiziert hätten. Einige Unterstützer der OPV-Theorie argumentieren, dass einmalige, nicht übertragbare Infektionen wie diese das natürliche Schicksal von SIVs sind, die Menschen über den Buschfleisch-Weg infizieren: dass sie einfach aussterben, es sei denn, man führt sie auf künstlichem Weg (wie etwa über einen Impfstoff) ein.[4]

Ich stimme mit Hoopers Analyse vollkommen überein. Ja, Viren können von einer Spezies auf eine andere überspringen, vielleicht auch durch den Verzehr eines infizierten Tieres. Aber der natürliche Prozess der Zersetzung durch das Verdauungssystem sowie das Kochen (selbst wenn das unvollständig geschieht) werden aller Wahrscheinlichkeit nach die meisten Krankheitserreger inaktivieren.

Die zweite plausible Theorie, die als die Buschfleisch-Theorie bekannt wurde, ist, dass irgendwann im frühen zwanzigsten Jahrhundert ein Individuum durch den Umgang mit einem Schimpansen oder mit Buschfleisch von Schimpansen mit SIV infiziert wurde. Zu dieser Theorie gehört ein anonymer eingeborener Jäger (oft als „*cut-hunter*" – „Schnittwunden-Jäger" – bezeichnet, weil er sich selbst schnitt, kurz nachdem er einen Schimpansen erlegt hatte). Zu diesem Szenario kommt die Urbanisierung hinzu, die auf den Dschungel übergreift und es ermöglicht, dass das Virus durch die neu eingeführten westlichen Übel von Prostitution und intravenösem Drogenmissbrauch verbreitet wird.

Diese Theorie wurde kürzlich ausgedehnt durch den Wissenschaftsautor David Quammen und sein Buch *The Chimp and the River: How AIDS Emerged from an African Forest* [etwa: *Der Schimpanse und der Fluss: Wie AIDS aus dem afrikanischen Busch auftauchte*]. Basierend auf der Hochrechnung einiger wissenschaftlicher Daten legt Quammen das Datum für den viralen Transfer vom Schimpansen auf den Menschen auf etwa 1908 fest, geschehen in dem Gebiet, das als Leopoldville (später Kinshasa) in der Demokratischen Republik Kongo bekannt ist.

> Lassen Sie uns ihm eine passende Gestalt verleihen: nicht irgendein Schnittwunden-Jäger, sondern *der* Schnittwunden-Jäger. Nehmen wir an, er lebte irgendwann in der ersten Dekade des zwanzigsten Jahrhunderts. Er fing diesen Schimpansen vermutlich mit einer Schlinge aus einer Waldweinrebe oder mit irgendeiner anderen Art von Falle und tötete das Tier dann mit

> einem Speer. Vielleicht war er ein Baka-Pygmäe, der mit seiner erweiterten Familie unabhängig im Wald oder als Leibeigener unter dem „Schutz“ eines Bantu-Dorfhäuptlings lebte … Es gibt keine Möglichkeit, seine Identität festzustellen, noch nicht einmal seine ethnische Zugehörigkeit, aber diese abgelegene südwestliche Ecke der damaligen deutschen Kolonie Kamerun bot eine Menge solcher Kandidaten …
>
> Der Schimpanse, am Fuß oder der Hand in der Falle gefangen, hatte zwar sicher Angst, als der Mann sich näherte, aber er war auch wütend und stark und gefährlich. Vielleicht brachte der Mann ihn um, ohne verletzt zu werden; wenn ja, dann hatte er Glück. Vielleicht war es ein wüster Kampf und vielleicht ist er von dem Schimpansen sogar verprügelt oder übel gebissen worden. Aber dann gewann er. Dann wird er seine Beute zerlegt haben, vielleicht sogar sofort …
>
> Ich stelle mir vor, wie er sich plötzlich einen langen Schnitt quer über den Handrücken seiner linken Hand zufügte, hinein in das Muskelgewebe zwischen Daumen und Zeigefinger, sein Fleisch roh und rosa schimmernd, beinahe bevor er den Schnitt sah oder spürte, weil sein Messer so scharf war … Sein Blut floss heraus und vermischte sich mit dem des Schimpansen, das Blut des Schimpansen floss in seine Wunde und vermischte sich mit seinem Blut, sodass er nicht genau sagen konnte, von wem welches Blut kam. Bis zu den Ellbogen steckte er im Blut. Er wischte seine Hand ab. Blut sickerte wieder in seine Schnittwunde, tropfte wieder aus dem Schimpansen in ihn hinein, und wieder wischte er es weg. Er hatte keine Möglichkeit zu wissen, hatte keine Sprache dafür, keine Worte oder Gedanken, durch die er begreifen konnte, dass dieses Tier SIV-positiv war. Diese Vorstellung gab es im Jahr 1908 noch nicht.[5]

Das ist ein mögliches Szenario. Ich kann nicht sicher sagen, dass so etwas nicht geschehen ist. Ich wundere mich nur, warum das nicht viele Jahrhunderte früher passiert ist. Afrikaner haben Tausende von Jahre Schimpansen gejagt und gekocht. Quammen fügt seiner Theorie einen interessanten Gedanken hinzu, nämlich dass sich das Virus anschließend langsam in der Bevölkerung ausbreitete. Aber dann gab es ab 1917 durch europäische Ärzte Impfkampagnen gegen die Schlafkrankheit, die wiederverwendbare Glasspritzen benutzten. Ein französischer Koloniearzt behandelte innerhalb von zwei Jahren mehr als 5.000 Fälle mit nur sechs Spritzen.[6] Diese Kampagnen hatten ihren Höhepunkt in den frühen 1950ern, und zu diesem Zeitpunkt war der Vorläufer des tödlichen HIV-Stamms bereits entstanden.

Wenn Sie darüber nachdenken, wird klar, dass es einen Streit zwischen verschiedenen Narrativen gibt, wobei die Wissenschaft einer davon entschieden den Vorzug gibt.

Im ersten Szenario haben unwissende Wissenschaftler eine Seuche ungeahnten Ausmaßes auf die Bevölkerung losgelassen, und zwar aufgrund ihrer problematischen Tierexperimente. Und sie haben damit mehr als 60 Millionen Menschen infiziert und den Tod von mindestens 39 Millionen Menschen verursacht.

Im zweiten Szenario führt das Zufallsereignis einer Begegnung mit einem infizierten Schimpansen im Dschungel zu einer Übertragung zwischen zwei Spezies. Außerdem ist es immer ein guter Schachzug, die Urbanisierung und die Prostitution zu beschuldigen und vielleicht ein bisschen unabsichtliche Hilfe durch die westliche Medizin, und schon hat man eine neue Krankheit!

Ist es wirklich überraschend, dass Wissenschaftler bei Weitem das zweite Szenario bevorzugen?

Obwohl ich nicht zu einer eindeutigen Schlussfolgerung kommen kann, welches Szenario wahrscheinlicher ist, so erscheint mir doch das erste Szenario sinnvoller, bei dem man die Organe von Schimpansen geerntet und darauf Polioviren gezüchtet hat. Dieses Szenario hat nicht so viele unbekannte Faktoren in der Gleichung.

In einem bestimmten Prozentsatz der 500 geopferten Schimpansen kommt das Virus vor. Sie werden aufgeschnitten und benutzt, um Polioimpfstoffe zu züchten, die dann oral an fast eine Million Afrikaner verabreicht werden. Und es gibt einen weiteren Teil der Geschichte, der Hoopers Bericht plausibler klingen lässt.

Nachdem Hooper seine Behauptung aufgestellt hatte, dass der orale Polioimpfstoff, der auf Schimpansengewebe gezüchtet und Menschen verabreicht wurde, die Quelle der HIV-AIDS-Epidemie sei, gab es eine „Untersuchung". Als ich Hoopers Bericht las, klang dieser für mich sehr ähnlich wie Ian Lipkins Untersuchung zu XMRV.

In dieser großartigen Untersuchung nahmen sie Stichproben von Beständen des Polioimpfstoffes aus der Zeit von 1957 bis 1960 und suchten nach Schimpansen-DNA oder Affenviren. Und siehe da, sie fanden NICHTS!

Es gibt da nur ein Problem: Alle diese Proben, die sie untersuchten, stammten aus den Vereinigten Staaten.

Sie hatten keinerlei Proben des Polioimpfstoffes aus Afrika. Bei den Proben der Polioimpfstoffe aus den Vereinigten Staaten wurde niemals Schimpansengewebe als Nährboden oder Zelllinie verwendet.

Sie haben in dieser Studie KEINE afrikanischen Proben des Polioimpfstoffes untersucht, für deren Produktion Schimpansengewebe benutzt wurde.

Folgendes schrieb Hooper über die angebliche Untersuchung zum Einsatz von Schimpansengewebe in der Entwicklung des Polioimpfstoffes, die im September 2000 von der Royal Society durchgeführt wurde:

> Anstelle der offenen und ehrlichen Diskussion und der unparteiischen Untersuchung der OVP-Theorie, die versprochen wurden, ist das, was tatsächlich stattfand, ein sorgfältig geplanter Versuch, die Theorie mit allen Mitteln zu unterdrücken. Die Konferenz konzentrierte sich auf die Untersuchung der Proben des CHAT-Impfstoffes, die das Mutterinstitut (The Wistar in Philadelphia) schließlich für eine unabhängige Untersuchung herausgegeben hatte. Die Impfärzte und die Organisatoren der Tagung bestanden darauf, dass die Impfstoffproben repräsentativ seien für die Chargen, die für den Einsatz in Afrika vorbereitet worden waren. Da sie negativ auf HIV, SIV und Schimpansen-DNA getestet wurden, schlussfolgerten sie, dass die OVP-Hypothese widerlegt worden sei – und eine fügsame Presse pflichtete dem weitgehend bei.
>
> Die Realität sah jedoch vollkommen anders aus. Keine der getesteten Proben ist jemals auch nur in der Nähe von Afrika gewesen, geschweige denn für die Versuche in Afrika hergestellt worden.
>
> Als die Wochen und Monate nach dieser Tagung vergingen, wurde klar, dass eine sorgfältig organisierte Schönfärberei durchgeführt wurde, teilweise durch die ursprünglichen Protagonisten (die unter anderem Druck auf die Zeugen ausgeübt hatten, entscheidende Teile ihrer Geschichten zu verändern) und teilweise durch wohlmeinende Forscher, die die Möglichkeit nicht zulassen konnten, dass ihre Arbeit der letzten zehn Jahre fehlerhaft gewesen sein könnte und die außerdem nicht willens oder unfähig waren, sich vorzustellen, dass ihre Kollegen vielleicht nicht die Wahrheit sagten.[7]

Ich habe Edward Hooper nie kennengelernt, aber er hatte das 2004 geschrieben, Jahre bevor ich jemals ähnliche Nachforschungen anstellte. Ich bin sicher, er muss eine vergleichbare Entwicklung durchgemacht haben – von einem hoffnungsvollen Fragensteller zu einem desillusionierten Kritiker.

Ist es so schwer sich vorzustellen, dass Mitglieder einer Organisation das Schlimmste über ihre eigenen Kollegen nicht wahrhaben wollen? Sehen wir nicht das gleiche Muster bei der Polizei, bei Mitgliedern des Klerus und bei unseren Politikern? Sind Mitglieder einer Organisation, die die Fehler der eigenen Gruppierung sehen, nicht äußerst selten?

Wir lassen Wissenschaftler in ihrer Forschung und ihrer Praxis allein und erwarten irgendwie, dass sie sich selbst überwachen können. Aber wir erlauben nicht einmal der Polizei, sich selbst zu überwachen. Es gibt Untersuchungsausschüsse von Bürgern, interne Ermittlungen und Aufsichtskommissionen.

Auf ähnliche Weise haben wir durch bittere Erfahrungen gelernt, dass es sich nicht ausschließt, Mitglied des Klerus zu sein und dennoch Verbrechen an Kindern zu begehen. Wir fangen auch an zu verstehen, dass diese Verbrechen sich nicht nur gegen die eigenen Schutzbefohlenen richten, sondern dass es mehr Nonnen und Schwestern in der Katholischen Kirche gibt, die von Vergewaltigung und sexuellen Übergriffen durch die männlichen Mitglieder des Klerus berichten. Diese Geschichten widern uns an, aber vielleicht haben wir einfach zu viel Vertrauen in verantwortungslose Autoritäten gesetzt.

Nun, Hooper irrt sich vielleicht mit seiner Anschuldigung, aber sie hört sich an wie ein ziemlich schwerwiegender Vorwurf. Angesichts dessen, was ich in der „offiziellen“ Untersuchung über XMRV beobachtet habe und wie sie dabei ungeniert grundlegende Prinzipien der Virologie umformulierten, neige ich eher dazu, Hoopers Bericht Glauben zu schenken. Die Mitglieder des wissenschaftlichen Establishments erzählen ihre Geschichten und erwarten, dass wir ihnen glauben.

Das Affenvirus wird auf den Menschen übertragen, und was dann geschieht, ist eine Frage der Immunaktivierung. Was geschah in der Homosexuellengemeinde in den späten 1970ern und frühen 1980ern?

Es gab eine Menge an gelegentlichem Drogenkonsum, und es ist ein wissenschaftliches Faktum, dass Analsex mit den daraus resultierenden Geweberissen die Immunaktivierung fördert. Die sexuelle Revolution in der heterosexuellen Bevölkerung und auch in der Gemeinde der Lesben war nicht mit diesem Risiko behaftet.

* * *

Sind die Gefahren für die Humanbevölkerung auf den Einsatz von Schimpansengewebe in der Entwicklung von medizinischen Produkten beschränkt oder ist das ein allgemeineres Problem in Bezug auf alle tierischen Gewebe? Ich neige dazu, das Letztere zu glauben und nutze hier als Beispiel die Kontroverse über das Simian-Virus 40 (SV-40) im gleichen Feldzug gegen Polio in den 1950ern und 1960ern. Es besteht die Befürchtung, dass diese Viren im Menschen inaktiv sind, bis irgendeine Form der Immunstimulation eintritt. So haben wir das bei HIV und dem Lebensstil von Homosexuellen gesehen, die zahlreiche Partner hatten und eine sexuelle Aktivität pflegten, die mit Analverletzungen und einem weitverbreiteten gelegentlichen Drogenkonsum einherging.

In ihrem mit dem Pulitzer-Preis ausgezeichneten Buch *The Pentagon's Brain* [etwa: *Das Gehirn des Pentagon*], in dem die Arbeit der Defense Advanced Research Projects Agency (DARPA) Organisation für zukunftsweisende Forschungsprojekte der Verteidigung] geschildert wird, liefert die Autorin Annie Jacobsen eine kurze Gesamtschau dieser Kontroverse. Einer der DARPA-Wissenschaftler, den sie für das Buch interviewte, war der Mikrobiologe Stephen Block, und das schrieb sie:

> Auch wenn die Vorstellung von einem Tarnkappenvirus oder einer stillschweigenden Viruslast unwahrscheinlich klang, zitierte Block eine wenig bekannte Kontroverse, die mit der Impfkampagne gegen Polio in den späten 1950ern und frühen 1960ern verknüpft ist. Laut Block riskierten im Rahmen dieser Bemühungen Millionen von Amerikanern, durch eine „kryptische Humaninfektion" mit einem Affenvirus infiziert zu werden, ohne dass man ihnen das jemals gesagt hätte. „Diese Impfstoffe", schreibt Block „wurden mithilfe von Nierenzellen von äthiopischen Grünmeerkatzen hergestellt, und die Chargen waren mit geringen Mengen eines Affenvirus kontaminiert, dem Simian-Virus 40 (SV-40), der den Qualitätskontrollen der damaligen Zeit entging. Die Folge war, dass eine große Zahl von Menschen – tatsächlich wahrscheinlich Millionen – unbeabsichtigt dem SV-40 ausgesetzt wurde."[8]

Die Kontroverse über das SV-40 bestand darin, ob es beim Menschen Jahrzehnte später letztendlich zu Krebs führen würde. Das Virus wurde oft in Krebsgewebe gefunden, was die Frage aufwarf, ob es einfach nur ein Passagier oder ein verursachendes Agens war. Das sind wieder die gleichen Befürchtungen, die entstanden, als man das Rinderleukämievirus in

Gewebeproben von Brustkrebs fand und man sich fragte, ob der Einsatz des Wachstumshormons bei Rindern die Expression dieses Virus angeregt hatte. Es ist auch wichtig zur Kenntnis zu nehmen, dass heutzutage praktisch keine Forschung darüber stattfindet, ob tierische Viren unsere Impfstoffe oder andere medizinische Produkte kontaminieren. Unsere Behörden im Gesundheitswesen gehen einfach davon aus, dass wir zäh genug sind, um diese kontaminierenden Viren zu bekämpfen. Jakobsen fährt fort:

> Block sagt, dass zwei mögliche Ergebnisse dieser medizinischen Katastrophe weiterhin diskutiert werden. Die eine Seite gibt an, dass die 98 Millionen geimpften Menschen einem ernsthaften Problem knapp entkommen sind. Die andere Seite glaubt, es gebe Beweise dafür, dass der Impfstoff Schaden anrichtete. „Es wird viel spekuliert, ob (das Simian-Virus) für einige Krankheiten verantwortlich ist", die viel später im Leben einer geimpften Person auftreten, sagt Block, und dazu gehört auch Krebs.[9]

Lassen Sie uns auf die Zweifler zurückkommen, die sich darüber einig sind, dass mindestens 98 Millionen Menschen mit einem Poliovirus-Impfstoff geimpft wurden, der mit SV-40 kontaminiert war. Ist es realistisch anzunehmen, dass von den 98 Millionen Kugeln, die da sinnbildlich abgefeuert wurden, keine einzige irgendeinen Schaden angerichtet hat?

Und dabei wird nur der Polioimpfstoff berücksichtigt. Alle Impfstoffe wurden auf tierischem Gewebe gezüchtet, üblicherweise auf Gewebe von etlichen unterschiedlichen Spezies wie Affen, Mäusen, Vögeln und Kühen. Jedes einzelne dieser spezies-übergreifenden Ereignisse birgt das Potenzial, einen Krankheitserreger auf den Menschen zu übertragen oder einen neuen Stamm zu erzeugen, der Schäden verursachen kann. Wir haben mehrere Milliarden Kugeln an biologischer Munition auf die menschliche Spezies abgefeuert, und es ist der Gipfel der Arroganz zu glauben, wir hätten damit keinerlei Schäden angerichtet.

* * *

Bei meiner Diskussion über Ebola möchte ich ein Schlaglicht auf eine Idee werfen, die viele andere in den vergangenen Jahren auf die eine oder andere Weise diskutiert haben, die aber wahrscheinlich die Art und Weise umgestalten wird, wie wir in Zukunft die Gesundheit der Menschen fördern.

Mehr als ein Jahrhundert lang haben wir zwei verschiedene Auffassungen unterstützt, die, wenn man darüber nachdenkt, einander widersprechen. Die erste Auffassung lautet: Wir müssen sicherstellen, dass unsere Nahrung, unsere Luft und unser Wasser so frei wie möglich von Verunreinigungen und Krankheitserregern sind. Ich habe kein Problem damit zu sagen, dass ich zu hundert Prozent für derlei Bemühungen bin.

Die zweite Auffassung beinhaltet den Glauben, dass wir unser Immunsystem mit abgeschwächten oder abgetöteten Krankheitserregern ankurbeln müssen, um mit allen Herausforderungen, die uns im Laufe unseres Lebens begegnen, fertigzuwerden. Das ist die grundlegende Vorstellung, auf deren Basis Impfungen durchgeführt werden.

Ich glaube, wir tun des Guten zu viel, was diese an sich gute Idee betrifft, und das führt zu unbeabsichtigten, tragischen Konsequenzen.

Wenn wir in einer relativ sauberen Umwelt leben und ordentliche Nahrung haben, dann entwickelt sich unser Immunsystem auf ganz natürliche Weise. Ich habe von vielen Aktivisten gehört, die behaupten, dass Impfungen eine „gefälschte" Immunität erzeugen, während ein robustes Immunsystem wahrscheinlich besser in der Lage ist, auf jeden Krankheitserreger zu reagieren, auf den wir im Laufe unseres normalen Lebens in einer relativ sauberen Umwelt stoßen könnten. Aus meiner Sicht spricht einiges für diesen Standpunkt.

Hier etwas, das mir als unbeabsichtigtes Ergebnis von Impfungen Sorgen bereitet: Wenn wir alle nur möglichen Krankheitserreger nehmen, schwerwiegende und leichte, denen wir im Laufe unseres Lebens möglicherweise begegnen, dann sind wir mehr Krankheitserregern ausgesetzt, als normalerweise zu erwarten wäre. In den meisten Fällen wird diese Exposition von der entscheidenden Immunität abgewehrt, etwa auf der Haut oder im Darm. Jede Herausforderung des Immunsystems durch eine Impfung birgt das Potenzial, das Immunsystem zu deregulieren. Wir haben keine Vorstellung davon, was passiert, wenn viele unterschiedliche Krankheitserreger zur gleichen Zeit injiziert werden.

Der Artikel, der meine Gedanken auf dem Gebiet am meisten vorangebracht hat, wurde im November 2009 veröffentlicht, in etwa zur gleichen Zeit, als ich meine Forschungsergebnisse zu XMRV in *Science* publiziert habe. Er wurde von einem meiner früheren Kollegen am National Institute of Health veröffentlicht. Der Titel lautete „War and Peace Between

Microbes: HIV-1 Interactions with Co-infecting Viruses“, [etwa: „Krieg und Frieden zwischen Mikroben: HIV-1-Wechselwirkungen mit viralen Co-Infektionen“] und es ist möglicherweise einer der wichtigsten Artikel der vergangenen 25 Jahre.

Aus der Einführung:

> Die Entwicklung der Immunologie im vergangenen Jahrhundert führte zu dem Konzept eines gesunden, „keimfreien“ menschlichen Körpers, der eindringende Mikroben durch die Erzeugung wirksamer Immunreaktionen vertreibt und ausschaltet. Über die Jahre wurde klar, dass ein gesunder Wirt nicht keimfrei ist und „Keime“ auch nicht immer bekämpft, sondern stattdessen in symbiotischer Beziehung mit einigen davon lebt …
>
> Das Simiane Immundefizienzvirus (SIV), das seit langer Zeit in Rußmangaben (SIVsm) und äthiopischen Grünmeerkatzen (SIVagm) verbreitet ist, führt nicht zu AIDS, trotz hoher Replikationsrate und dem Fehlen einer immunologischen Bekämpfung (Paiardini et al. 2009). SIV hat Schimpansen (SIVcpz) später infiziert als die Rußmangaben oder die äthiopischen Grünmeerkatzen, und es verursacht eine Krankheit, die offensichtlich weniger schwerwiegend ist als die vom Humanen Immundefizienz-Virus vom Typ 1 (HIV-1) erzeugte (Keele et al. 2009) … Dessen Invasion bringt die Balance des Körpers mit anderen Mikroben vollkommen aus dem Gleichgewicht …
>
> Die unkontrollierte Replikation der symbiotischen und neuerlich eindringenden Mikroben trägt zum Ungleichgewicht des Immunsystems bei, indem seine unkoordinierte Aktivierung aufrechterhalten wird, die ihrerseits die Progredienz in Richtung AIDS beschleunigt (Abb. 1B). Das Ergebnis ist genau dasselbe wie bei einem Orchester, dessen Dirigent plötzlich verschwindet und das dann fortfährt, Fragmente der gesetzten Tonfolgen zu spielen. Bei mit HIV-1 infizierten Personen trägt das Immunsystem einen chaotischen und unwirksamen Kampf gegen Mikroben aus.[10]

Hier gibt es sicher noch eine Menge zu entdecken, aber es ist ziemlich eindeutig.

Wir haben schließlich angefangen zu verstehen, dass es nicht ausreicht, uns einfach von Keimen fernzuhalten, sondern dass unser Immunsystem stark genug sein sollte, um diese Keime, denen wir ausgesetzt sind, entweder zu besiegen oder einen Gleichgewichtszustand mit ihnen herzustellen. Wir entdecken, dass eine natürliche Exposition wie etwa gegenüber Masern nicht nur eine lebenslange Immunität schafft, sondern das System auch dahingehend anpasst, dass man mit geringerer Wahrscheinlichkeit im fortgeschritteneren Alter an Krebs erkrankt.

Ich habe bereits über das Simiane Immundefizienz-Virus (SIV) gesprochen und über die Tatsache, dass es in Schimpansen, Rußmangaben und äthiopischen Grünmeerkatzen gefunden wird. Viren und Mikroben haben die Fähigkeit, das Immunsystem aus dem Gleichgewicht zu bringen. Das kann zur Aktivierung von zuvor inaktiven Viren führen oder zur Infektion mit anderen Erregern, die jetzt infolge eines herabgesetzten Immunsystems virulent geworden sind.

Das Bild von einem Orchester, das plötzlich seinen Dirigenten verliert, ist eine der besten Metaphern, die ich je gelesen habe, um diese Problematik zu verstehen. Ohne den Dirigenten kann das Orchester weiterhin Musik spielen, aber es ist wahrscheinlich das falsche Lied.

Und was dabei auf dem Spiel steht, ist unsere Gesundheit.

* * *

Und nun komme ich zu dem jüngsten Auftauchen von Ebola und Zika.

Ich möchte, dass Sie an dem Bild eines Immunsystem-Orchesters ohne Dirigenten festhalten.

Vielleicht erschreckt es Sie, dass ich zwischen 1992 und 1994 am Fort Detrick in einem Biosicherheitslabor der Stufe 4, der höchsten Sicherheitsstufe, mit Ebola gearbeitet habe. Der Zaire-Stamm wurde am US Army Medical Research Institute of Infectious Diseases (USAMRIID) erforscht, und es war meine Aufgabe, das Virus dazu zu bringen, humane Monozyten/Makrophagen zu infizieren, ohne sie dabei abzutöten. Denn wenn man ein Virus nicht züchten kann, kann man es auch nicht erforschen.

Es mag Sie überraschen zu wissen, dass Ebola von der westlichen Medizin vor 1976 niemals beobachtet wurde. Ja, das stimmt, in Hunderten von Jahren an Entdeckungsreisen nach Afrika und der Entwicklung in Afrika haben wir niemals Ebola gesehen. Aber es muss das Virus dort doch gegeben haben, nicht wahr? Ich bin sicher, es ist vorgekommen: in Fledermäusen oder bestimmten Primaten. Aber es hat bis dahin niemals den großen Sprung von Tieren in den Menschen gemacht.

Für eine kurze Geschichte von Ebola gehe ich nochmals auf die Website der CDC:

> Die Ebola-Virus-Krankheit (EVD), eine der tödlichsten Viruskrankheiten, wurde 1976 entdeckt, als zwei aufeinanderfolgende Ausbrüche von tödlichem hämorrhagischem Fieber in unterschiedlichen Teilen von Zentralafrika auftraten. Die ersten Ausbrüche traten in der Demokratischen Republik Kongo (dem früheren Zaire) in einem Dorf in der Nähe des Ebola-Flusses auf, der dem Virus seinen Namen gab. Zum zweiten Ausbruch kam es im jetzigen Süd-Sudan, etwa 850 Kilometer entfernt.
>
> Anfangs nahmen die Beamten des Gesundheitswesens an, dass diese Ausbrüche Einzelereignisse seien, die mit einer infizierten Person zusammenhingen, die zwischen den beiden Orten hin- und herreiste. Wissenschaftler haben jedoch später entdeckt, dass die beiden Ausbrüche durch zwei genetisch unterschiedliche Virenstämme verursacht wurden: das *Zaire-Ebola-Virus* und das *Sudan-Ebola-Virus* …
>
> Virus- und epidemiologische Daten lassen darauf schließen, dass das Ebola-Virus lange vor diesen registrierten Ausbrüchen auftrat. Faktoren wie das Bevölkerungswachstum, das Vordringen in bewaldete Gebiete und der unmittelbare Kontakt mit Wildtieren (wie der Verzehr von Buschfleisch) können zur Verbreitung des Ebola-Virus beigetragen haben …
>
> Afrikanische Flughunde sind wahrscheinlich auch an der Verbreitung des Ebola-Virus beteiligt und könnten sogar das Herkunftstier sein (das natürliche Wirtsreservoir).[11]

Sollen wir wirklich glauben, dass in den Tausenden von Jahren, in denen immer schon gejagt wurde, Afrikaner nicht an Ebola erkrankten? Es erscheint wirklich lachhaft, ein solches Szenario überhaupt nur anzunehmen. Ich glaube, dass diese Krankheitserreger in Afrikanern seit Tausenden von Jahren lebten, bis wir etwas taten, was das Gleichgewicht des Immunsystems der Leute auf diesem Kontinent durcheinanderbrachte. Das jüngste Auftauchen des krankheitserregenden Zika in Brasilien und Kolumbien wird von dieser Hypothese ebenfalls gestützt.

Was man mit einer Impfung macht, ist, einen Teil des Immunsystems vorübergehend lahmzulegen, da die Ressourcen vom Schutz gegen andere Viren abgelenkt werden, um das Virus aus dem Impfstoff ins Visier zu nehmen.

Mit mehrfachen Impfungen legt man mehrere Teile des Immunsystems zur gleichen Zeit lahm und tut nichts, um das Gleichgewicht des Systems wiederherzustellen.

Wir wissen nicht, welche Krankheiten wir verbreiten, indem wir geschwächte Immunsysteme anfällig machen. Es macht mich wütend, weil einige der besten Leute in der Welt wie die christlichen Missionare und medizinischen Entwicklungshelfer in diese Länder gehen und die Bedingungen für furchtbare Ausbrüche schaffen. Sie schicken unsere allerbesten Leute, die dann unwissentlich etwas tun, was für die Gesundheit der Menschheit ganz fürchterliche Folgen hat.

Lassen Sie uns zur Website der CDC zurückkehren und eine Liste von Ausbrüchen und der Anzahl der Toten ansehen, um herauszufinden, ob man nicht ein beunruhigendes Muster erkennen kann.

Bei dem Ausbruch im Sudan von 1976 wurden 284 Fälle mit 151 Toten gemeldet. Die CDC-Website berichtet: „Man geht davon aus, dass der Ausbruch bei Arbeitern in einer Baumwollfabrik begann, wo 37 Prozent der Arbeiter in der Stoffkammer infiziert wurden.“ [12] Sollen wir wirklich glauben, dass ausgerechnet Arbeiter in einer Stofffabrik am wahrscheinlichsten im Busch gewesen sind, um nach Affen zu jagen und sich dieses Virus einzufangen? Wo es doch Orte in Afrika gibt, an denen so etwas viel wahrscheinlicher wäre? Oder ist es wahrscheinlicher, dass, kurz bevor sie an Ebola erkrankten, eine Impfkampagne am Arbeitsplatz stattfand? Der andere Ausbruch in diesem Jahr in Zaire hatte 318 vermeldete Fälle mit 280 Toten, obwohl nicht viele Informationen über die Umstände dieses ersten Auftretens zur Verfügung stehen.

Im Jahr 1977 gab es nur eine einzige Person, die in Zaire an Ebola erkrankte und starb.

Wir springen als Nächstes ins Jahr 1979, als es einen weiteren Ausbruch im selben Gebiet des Sudan gab wie bei dem Ausbruch von 1976. Die Zahlen waren diesmal jedoch viel kleiner. Es gab 34 Fälle mit nur 22 Toten.

Volle zehn Jahre vergehen, bevor wir Ebola wiedersehen, dieses Mal im Jahr 1989 und an zwei Orten, einem in den Philippinen und einem in den Vereinigten Staaten.

Beides waren … jetzt kommt es … Anlagen, in denen Affen gehalten wurden.

Über die Situation in den Philippinen schreiben die CDC: „Eine hohe Sterblichkeit unter den Langschwanzmakaken wurde in einer Primatenanlage entdeckt, die für den Export der Tiere in die Vereinigten Staaten zuständig war. Drei Arbeiter in der Tieranlage entwickelten Antikörper, hatten aber niemals Symptome einer Ebola-Virus-Krankheit … Das Ebola-Reston-Virus wurde in Quarantäneanlagen in Virginia und

Pennsylvania durch Affen eingeschleppt, die von den Philippinen importiert worden waren.“ [13]

1990 wurde das gleiche Ebola-Reston-Virus wiederum durch Affen in andere Quarantäneanlagen in Virginia und Texas eingeschleppt, die von den Philippinen importiert worden waren.

1992 wurde das Ebola-Reston-Virus in Quarantäneanlagen in Siena, Italien, eingeschleppt – durch Affen von den Philippinen.

1994 wurde über eine hohe Sterblichkeit unter Schimpansen im Urwald in der Elfenbeinküste berichtet. Ein Wissenschaftler wurde krank, nachdem er an einem wilden Schimpansen eine Autopsie durchgeführt hatte, aber er erholte sich später. Im Verlauf des gleichen Jahres gab es einen Ausbruch in mehreren Dörfern, in denen Gold gefördert wurde, Dörfer im Regenwald in der Nähe von Makakou in Gabun. Dort gab es 52 gemeldete Fälle und 31 Tote.

1995 gab es einen Ausbruch in Verbindung mit einem Köhler in der bewaldeten Gegend um Kikwit in der Demokratischen Republik Kongo (dem früheren Zaire). Es gab 315 gemeldete Fälle und 250 Tote.

1996 gab es mehrere kleine Ausbrüche. Es gab einen gemeldeten Fall aus Russland, bei dem ein russischer Laborarbeiter infiziert wurde, als er an einer experimentellen Behandlung gegen Ebola arbeitete. Außerdem gab es zwei Ausbrüche in Affenanlagen auf den Philippinen und in Texas mit Affen, die von den Philippinen importiert worden waren.

In den nächsten vier Jahren war alles ruhig, bis zum Jahr 2000, als es in Uganda einen Ausbruch mit 425 gemeldeten Fällen und 224 Toten gab.

2001 gab es einen Ausbruch in der Demokratischen Republik Kongo mit 59 Fällen und 43 Toten und einen in Gabun mit 65 Fällen und 53 Toten.

2002 gab es einen weiteren Ausbruch in der Demokratischen Republik Kongo mit 143 gemeldeten Fällen und 128 Toten.

2003 gab es bei einem Ausbruch in der Demokratischen Republik Kongo 35 gemeldete Fälle und 29 Tote.

2004 wurde einem russischen Laborarbeiter, der an einem Ebola-Impfstoff arbeitete, versehentlich das Virus injiziert und er starb. Im Sudan gab es 17 gemeldete Fälle und 7 Tote.

2006 wurden keine Fälle berichtet, aber im Jahr 2007 tauchte in Uganda ein neuer Stamm auf, der deutlich weniger tödlich war. Es gab 131 Fälle, aber nur 42 Tote. In der Demokratischen Republik Kongo gab es 264 Fälle und 187 Tote.

2008 gab es einen weiteren kleinen Ausbruch in der Demokratischen Republik Kongo mit 32 Fällen und 15 Toten. Auf den Philippinen sprang das Ebola-Virus auf Schweine über und infizierte sechs Arbeiter auf der Schweinefarm, aber sie entwickelten keine Symptome.

In den kommenden drei Jahren wurden keine Krankheitsfälle gemeldet, bis 2011 eine einzige Person in Uganda infiziert wurde und starb.

2012 gab es einen Ausbruch in Uganda, der sechs Personen betraf und den Tod von drei Personen verursachte. In der Demokratischen Republik Kongo gab es einen Ausbruch mit 36 Fällen und 13 Toten.

Bis 2013 geschah nichts, aber 2014 wurden wir Zeugen der größten Anzahl von Ebola-Fällen, die es bis dahin gegeben hatte. In der Demokratischen Republik Kongo gab es 69 Fälle und 49 Tote. In den westafrikanischen Ländern Guinea-Bissau, Liberia und Sierra Leone gab es 28.610 Fälle mit 11.308 Toten. In Italien gab es den Fall eines italienischen Beschäftigten im Gesundheitswesen, der als freiwilliger Helfer bei der Epidemie tätig war, aber überlebte. In Mali schleppte ein infizierter Reisender die Krankheit ein, was zu 20 Fällen und 8 Toten führte. In Nigeria war ein infizierter Reisender für 20 Fälle und 8 Tote verantwortlich. Im Senegal war ein infizierter Reisender für einen Fall verantwortlich, aber niemand starb. In Spanien wurde ein Mitarbeiter im Gesundheitswesen infiziert, der einen aus Sierra Leone evakuierten Patienten behandelte, aber er erholte sich. In den Vereinigten Staaten gab es vier bestätigte Fälle, wovon zwei Krankenschwestern waren, die einen Ebola-Patienten auf amerikanischem Boden behandelten. Während des Ausbruchs in den Vereinigten Staaten starb eine Person.

Als Nächstes springen wir vorwärts in das Jahr 2017, als es in der Demokratischen Republik Kongo acht Fälle mit vier Toten gab.

Im Jahr 2018 gab es einen weiteren Ausbruch in der Demokratischen Republik Kongo mit 54 Fällen und 33 Toten. Am 24. Juli erklärte die Weltgesundheitsorganisation den Ausbruch für beendet. Das war der neunte registrierte Ausbruch von Ebola in der Demokratischen Republik Kongo.

Auf etwas mehr als zwei Seiten habe ich die etwa 20 bekannten Ausbrüche von Ebola und eine kurze Beschreibung der Umstände jedes Ausbruchs abgegeben. Nun lassen Sie uns wirklich versuchen zu überlegen, was da geschah.

* * *

Lassen wir für einen Moment die Frage beiseite, warum diese Krankheit im Jahr 1976 plötzlich auftauchte. Konzentrieren wir uns stattdessen auf die zehn Fälle von Ebola, die in wissenschaftlichen Einrichtungen oder Tieranlagen auftauchten.

Im Jahr 1989 gab es einen Ausbruch von Ebola in einer Primatenanlage auf den Philippinen.

1989 gab es einen weiteren Ausbruch von Ebola in einer Primatenanlage in Virginia und Pennsylvania.

1990 gab es einen Ausbruch von Ebola in einer Quarantäneeinrichtung für Affen in Virginia und Texas.

1996 wurde ein russischer Labormitarbeiter mit Ebola infiziert, als er an einer experimentellen Behandlung arbeitete.

1996 gab es einen Ausbruch von Ebola in Affenanlagen auf den Philippinen.

1996 gab es einen Ausbruch von Ebola in Affenanlagen in Texas mit Affen, die aus den Philippinen importiert worden waren.

2004 wurde einem Labormitarbeiter in Russland versehentlich das Virus injiziert, woraufhin er starb.

2008 sprang das Ebola-Virus irgendwie auf Schweine über und infizierte dadurch sechs Arbeiter auf einer Schweinefarm, aber keiner von ihnen entwickelte Symptome.

Ist es nur meine Einbildung oder sind die Orte der Welt, an denen man sich am wahrscheinlichsten Ebola einfängt, entweder ein wissenschaftliches Labor oder eine Einrichtung, in der man sich bei Käfigaffen herumtreibt, die wahrscheinlich unter ungesunden Bedingungen gehalten werden? Also nicht bei Affen in der Wildnis?

Lassen Sie uns auf den westafrikanischen Ausbruch zu sprechen kommen.

Bei ein paar wenigen Recherchen sind wir auf einen interessanten Bericht gestoßen, der von einem in Hongkong ansässigen Journalisten und früheren Herausgeber von *The Japan Times* in Tokio verfasst wurde – dem Wissenschaftsautor Yoichi Shimatsu.

> Das Rätsel im Zentrum des Ebola-Ausbruchs ist, wie der Zaire-Stamm von 1995 (ZEBOV), der seinen Ursprung in Zentralafrika hatte, etwa 4.000 Kilometer östlich in den kongolesischen (zairischen) Provinzen von

> Zentralafrika es schaffte, ein Jahrzehnt später plötzlich in Guinea-Bissau in Westafrika wieder aufzutauchen. Da keine Hinweise auf Ebola-Infektionen auf dem Transitweg in Flughäfen, Häfen oder auf Fernverkehrsstraßen gefunden wurden, muss die ursprüngliche Infektion von einer der zwei alternativen Wege stammen …
>
> Der Grund dafür, eine Impfkampagne statt eines individuellen Trägers zu verdächtigen, ist auf die Tatsache zurückzuführen, dass die Ansteckung mit Ebola nicht an einem einzelnen zentralen geografischen Punkt begann und sich dann entlang der Straßen ausbreitete. Stattdessen traten zeitgleich Ausbrüche von zahlreichen Fällen in weit voneinander entfernten Teilen des ländlichen Guinea auf, was auf eine umfassende organisierte Maßnahme schließen lässt, die zu der Infektion von Bewohnern unterschiedlicher Orte im selben Zeitraum geführt hat.
>
> Der Ebola-Ausbruch Anfang März fiel zusammen mit drei separaten landesweiten Impfkampagnen: einem oral verabreichten Choleraimpfstoff durch Ärzte ohne Grenzen unter Anleitung der Weltgesundheitsorganisation und von UNICEF finanzierte Präventionsprogramme gegen Meningitis und Polio.[14]

Lassen Sie uns einmal dahingestellt sein, dass diese Behauptungen vielleicht nicht bewiesen werden können.

Es erscheint mir jedoch klar, dass es drei separate Impfkampagnen VOR dem westafrikanischen Ebola-Ausbruch gab. Man muss einfach die Presseberichte zur Hand nehmen, um etwas über all diese Impfkampagnen zu erfahren.

Vielleicht war es ein Zufall. Ich glaube nicht an Zufälle.

* * *

Ich habe über eines der Hauptprobleme mit mehrfachen Impfungen gesprochen – den sogenannten „Krieg und Frieden unter den Viren“, bei dem jedes Virus einen unterschiedlichen Teil des Immunsystems beschäftigt, was zu einem geschwächten Immunsystem führt. Ich zeige Ihnen diese Veröffentlichung der CDC mit dem Titel „Emergence of Vaccine-Derived Polioviruses during Ebola Virus Disease Outbreak, Guinea, 2014–2015“ [etwa: „Auftauchen von aus Impfstoffen stammenden Polioviren während des Ebola-Virus-Ausbruchs in Guinea von 2014–2015“]. Haben Sie den Begriff „von aus Impfstoffen stammenden Polioviren“ bemerkt? Und es geschah während eines Ebola-Ausbruchs. Nicht unter denen, die an Ebola erkrankten, sondern einfach in der Gemeinde. Das Abstract lautet:

> Während des Ebola-Ausbruchs in Guinea 2014–2015 wurden 13 zirkulierende, aus Impfstoffen stammende Polioviren (cVDPVs) Typ-2 von sechs Polio-Patienten und sieben gesunden Kontaktpersonen isoliert. Um die genetischen Eigenschaften der cVDPVs und ihr Auftauchen zu klären, kombinierten wir epidemiologische und virologische Daten von Polio-Fällen in Guinea. Die Ablenkung von Ressourcen im Gesundheitswesen zu dem Ebola-Ausbruch unterbrach die Impfprogramme gegen Polio und die Überwachungstätigkeit, was die Verbreitung von neurovirulenten VDPVs in einem Gebiet mit niedriger Durchimpfungsrate und Immunität beförderte.[15]

Es gibt Zeiten, da bringen mich meine lieben Kollegen in der Wissenschaft dazu, mit meinem Kopf gegen die Wand rennen zu wollen. Nehmen wir den abschließenden Satz des Abstracts: „Die Ablenkung von Ressourcen im Gesundheitswesen zu dem Ebola-Ausbruch unterbrach die Impfprogramme gegen Polio und die Überwachungstätigkeit, was die Verbreitung von neurovirulenten VDPVs in einem Gebiet mit niedriger Durchimpfungsrate und Immunität beförderte."

Lassen Sie uns dieses Kauderwelsch in etwas Verständliches übersetzen. Dann werden Sie merken, warum dieser Satz keinen Sinn ergibt.

Er sollte in etwa so lauten: „Wegen des Ebola-Ausbruchs konnten wir unsere Polio-Impfstoffe nicht verabreichen, und das förderte die Ausbreitung von Polioviren aus unseren Impfstoffen." Ich ermutige Sie wirklich, mit irgendeiner anderen Übersetzung aufzuwarten.

Für mich bedeutet das tatsächlich: Unsere Impfstoffe erzeugen neue Viren, und in den Gebieten mit geschwächter Immunfunktion (denken Sie an arme und ausgelaugte Menschen oder an Menschen, die so viele Impfungen bekommen, dass ihr Immunsystem bei dem Versuch mitzuhalten völlig durcheinander gerät) sorgen wir dafür, dass diese Leute irgendeine Art von schwerer Viruserkrankung wie HIV, Ebola oder Zika bekommen.

* * *

Es gibt wahrscheinlich niemanden, der enger mit dem westafrikanischen Ebola-Ausbruch verknüpft wird als Dr. Kent Brantly, ein Arzt aus den

Vereinigten Staaten, der während des Ausbruchs in Liberia arbeitete, Ebola bekam, zur Behandlung in die Vereinigten Staaten ausgeflogen wurde und wieder gesundete. Ich habe großen Respekt vor Dr. Brantly, einem streng gläubigen Christen, der glaubte, sein religiös motivierter Dienst würde Menschen heilen. In dem Bericht über sein Martyrium, das im Buch *Called for Life* [*Berufen, den Menschen zu dienen*] festgehalten ist, finde ich viele meiner eigenen Überzeugungen wieder.

Im Vorwort des Buchs schrieb Brantly: „In den 38 Jahren, seit die Ebola-Virus-Krankheit identifiziert wurde, war jeder der Ausbrüche auf kleine ländliche Gemeinden beschränkt. Diesmal jedoch war es anders. Diesmal traf Ebola auf eine Verkettung unglücklicher Umstände und Faktoren und verbreitete sich schnell über drei Länder in große Ballungsgebiete."[16] Überdies stimmt sein Bericht über die Anzahl der Ausbrüche mit dem überein, was ich annehme: „Es hatte weniger als 20 Ebola-Episoden gegeben, seitdem das Virus im Jahr 1976 zuerst identifiziert wurde … Die meisten Toten durch einen Ebola-Ausbruch mit 280 Opfern gab es in Zaire im Jahr 1976."[17]

In Bezug auf die Ursache, warum der Ausbruch in Westafrika so heftig war, schreibt Brantly über die Hauptstadt Monrovia in Liberia: „In der Stadt gab es nur eingeschränkten Zugang zu sauberem Wasser, und so konnten viele Menschen keine ordentliche Hygiene betreiben."[18] Ich würde noch hinzufügen, dass Westafrika viele Jahre an Instabilität mit mehreren Kriegen erlebt hatte und dass die Menschen dadurch ernährungsmäßig in einem ausgelaugten Zustand und anfällig für Krankheitskeime waren, die möglicherweise aktiviert wurden.

Als Dr. Brantly mit Ebola diagnostiziert wurde, nahm er mit jemandem Kontakt auf, den er kürzlich kennengelernt hatte – Dr. Randy Schoepp, Leiter der Diagnostik bei USAMRIID [US Army Medical Research Institute of Infectious Diseases – das Forschungsinstitut für Infektionskrankheiten der US-Armee]. Sie mögen mir verzeihen, aber nach allem, was ich über die Jahre aus meinen Erfahrungen am Fort Detrick über Infektionsforscher beim Militär gelernt habe, bin ich ein bisschen misstrauisch gegenüber Personen in einer solchen Position.

Schoepp ging mit Brantly die Möglichkeiten der Behandlung durch, und sie einigten sich schließlich auf einen Cocktail von Antikörpern, von denen man annahm, sie würden das Ebola-Virus angreifen. Hier ist das, was

Brantly darüber schrieb, und Sie werden sicher sofort verstehen, was mich so sehr beunruhigt:

> Weil das Medikament zuvor noch keinem Menschen verabreicht worden war, gab es keine Möglichkeit zu wissen, ob es sicher war. Das Serum war von einem Mäuse-Antikörper abgeleitet und in Tabakpflanzen gezüchtet worden. Es ist eine Art monoklonaler Antikörper. Ich wusste, dass monoklonale Antikörper in Laboren entwickelt wurden, um Antikörper zu imitieren, die auf natürliche Weise durch das Immunsystem des Körpers produziert werden. Diese Art der Behandlung wurde bei anderen Krankheiten angewendet, und soweit ich wusste, wurde sie allgemein als sicher betrachtet.[19]

Ja, da haben wir wieder unsere niedliche kleine Maus. Und wir wissen nicht, welche Viren in diesem kleinen Nagetier schlafen, bereit aufzuwachen und im Immunsystem verheerende Schäden anzurichten. Und all das Vertrauen in biologische Produkte, die „in Laboren entwickelt wurden" und „allgemein als sicher betrachtet" werden, ist für mich ein wenig außerhalb des Bereiches, in dem ich mich sicher fühle. Trotzdem, wenn ich den wahrscheinlichen Tod durch Ebola vor Augen habe, dann entscheide ich mich für die Alternative, die mir die beste Chance zum Überleben bietet.

Aber wir müssen wissen, wie die ganze Katastrophe anfing. Das sind wir der Menschheit schuldig.

Ich glaube, dass der Kern dieser Finsternis nicht in den Dschungeln Afrikas liegt, sondern in unseren eigenen Forschungslaboren. Wir spielen Gott, ohne die Wahrheit über unser Scheitern zugeben zu wollen.

* * *

Aber es gibt nur wenig Verlangen danach, gute Forschung zu Impfstoffen zu betreiben. Stattdessen wollen die wissenschaftlichen Medien jeden niederschreien, der Fragen stellt. Was ist passiert mit der Macht des Arguments als geeigneter Methode innerhalb eines zivilisierten Diskurses in unserer Gesellschaft? Seit wann sind wir plötzlich autoritär geworden? Seit wann sind der Dialog und das Zuhören zu Zeichen von Schwäche geworden?

Schauen Sie sich diesen neueren Artikel aus dem *Scientific American* vom 21. März 2019 an. Der Titel lautet „Opting Out of Vaccines Should Opt You Out of American Society" (etwa: „Wer sich beim Impfen ausklinkt, sollte sich auch aus der amerikanischen Gesellschaft ausklinken").[20] Der Untertitel lautet: „Menschen, die in der Lage sind, Impfungen auszuhalten, diese aber ablehnen, sind das moralische Äquivalent von betrunkenen Autofahrern." Oha, das ist ein erstaunlicher moralischer Vergleich. Ich vermute, all die Jahre meiner wissenschaftlichen Untersuchungen und Forschungen haben mich betrunken vor Neugier gemacht!

Hier ein trauriges Beispiel für das, was in einem einst führenden Magazin als Diskussion wissenschaftlichen Fortschritts durchgeht:

> Es gibt moralisch gesehen keinen Unterschied zwischen einem besoffenen Autofahrer und einer mutwillig ungeimpften Person. Beide setzen das Leben von jedem, dem sie begegnen, auf egoistische, leichtsinnige und bewusste Weise aufs Spiel. Ihr Verhalten gefährdet die Gesundheit, die Sicherheit und die Lebensgrundlage von unschuldigen Dritten, die zufällig das Pech haben, ihren Weg zu kreuzen.
>
> Die Gründe dafür sind einfach und eindeutig. Impfstoffe sind nicht perfekt (d.h. ihre Wirkung kann mit der Zeit nachlassen) und nicht jeder kann geimpft werden. Es gibt nur einen einzigen Grund, eine Impfung auszulassen: immungeschwächt zu sein. Manche Menschen können aufgrund genetischer Fehler oder Krankheiten wie Krebs nicht geimpft werden. Andere sind zu jung. Impfstoffe wie die MMR-Impfung (Masern, Mumps, Röteln) können vor einem Alter von zwölf Monaten nicht verabreicht werden.[21]

Für mich als jemanden, der in der Kunst der wissenschaftlichen Argumentation geschult ist, ist es beinahe schmerzhaft, die beiden zitierten Abschnitte zu lesen. Der erste Abschnitt enthält nichts Stichhaltiges und ist nichts weiter als Panikmache. Lassen Sie uns auf den zweiten Abschnitt kommen.

Impfstoffe sind nicht perfekt. Eine ziemliche Untertreibung.

Aber was wird als einziges Problem diskutiert? Sie lassen mit der Zeit nach. Das ist in etwa so, als würde man sagen, das Einzige, was mit Schokolade nicht stimmt, ist, dass keine mehr da ist, wenn man sie aufgegessen hat. Ich hätte gerne ein bisschen mehr an Diskussion.

Nennen Sie mich eine neugierige Wissenschaftlerin.

Nur um die Thematik kurz anzureißen, ich glaube, eines der Hauptprobleme mit Impfstoffen ist, dass sie auf tierischem Gewebe gezüchtet werden und wir nicht wissen, welche Viren und Krankheitserreger durch die

Nadel zurückkommen. Eine kürzlich im Dezember 2018 von dem italienischen Labor Corvela durchgeführte Überprüfung des Impfstoffes Priorix Tetra von GlaxoSmithKline wirft ein Schlaglicht auf die erschreckenden Probleme, die unsere Technologie jetzt aufdecken kann, die zu untersuchen aber nur wenige den Mut haben. Aus dem Italienischen übersetzt stellt der Bericht fest:

> Wir haben sowohl die chemische als auch die biologische Untersuchung des Vierfachimpfstoffes Priorix Tetra gegen Masern, Röteln, Mumps und Windpocken fortgesetzt. Wir haben Folgendes gefunden … Proteobakterien, Fadenwürmer, 10 weitere Viren über ssRNA, Microviridae (Bakteriophagen oder Phagenviren) und zahlreiche Retroviren, darunter endogene humane und Vogel-Retroviren, Vogelviren, das Humane Immundefizienz-Virus und das Immundefizienz-Virus von Affen (Fragmente, die, wenn man sie in die Datenbank einspeist, Fragmente von HIV und SIV aufspüren), murines Leukämievirus, Equine infectious anemia virus von Pferden [Ansteckende Blutarmut der Einhufer], Lymphoproliferative Disease Virus (LPDV), Rous-Virus, Alphaendornavirus, Hepatitis-B-Virus und Hefeviren.[22]

Die Technologie ist vorhanden, mit der man die Frage beantworten kann, wie viele verschiedene Viren unsere üblichen Impfstoffe kontaminieren. Schauen Sie sich die Probleme mit diesem einen Impfstoff an. Es gibt Hinweise auf Viren von Menschen, Vögeln, Affen, Mäusen und Pferden, alles Tiere, die wir auf die eine oder andere Weise in der Impfstoffproduktion benutzen. Und was ist mit den Fadenwürmern, der Hefe und anderen Mikroorganismen, die in tierischem Gewebe normalerweise vorkommen?

Wenn Sie das tierische Gewebe einmal weglassen, bleibt immer noch Gewebe von abgetriebenen menschlichen Föten übrig, und ich denke, es gibt beträchtliche moralische und wissenschaftliche Probleme damit, was auf der genetischen Ebene passiert, wenn man menschliches Gewebe in den Blutkreislauf injiziert. Dann haben Sie das Problem mit den Chemikalien in den Impfstoffen wie Quecksilber, Aluminium, Formaldehyd, Polysorbat 80 und einer Menge anderer Chemikalien. Das fängt dann an auszusehen wie ein Hexengebräu, das man Kindern nur in einem verrückten Märchen verabreichen würde.

Ich habe meinerseits den Eindruck, dass ich einer der wenigen nüchternen Fahrer auf der Straße bin, wenn es um die Frage von Impfstoffen und der Gesundheit des Menschen geht.

KAPITEL 10

Mein Co-Autor bekommt in Australien Einreiseverbot

Manchmal braucht man ein wenig Humor, sonst wird man einfach verrückt.

Ich bin froh, dass mein Co-Autor Kent mich immer wieder zum Lachen bringt über die Absurdität von so vielem, was in der Wissenschaft und besonders in der wissenschaftlichen Presse heutzutage passiert. Und das, obwohl er ein schweres Leben mit einer stark autistischen Tochter hat.

Wenn ich es nicht besser wüsste, würde ich denken, er sei ein unentdecktes Mitglied der britischen Komikergruppe Monty Python, denn ich stelle ihn mir immer vor, wie er – genauso wie in deren Film *Das Leben des Brian*, einer Parodie auf die Geschichte Jesu Christi – das Lied „Always look on the Bright Side of Life" [„Schau immer auf die Sonnenseite des Lebens"] pfeift, als er gerade in den Medien gekreuzigt wird.

Sie glauben, ich mache Scherze?

Lassen Sie mich eine Geschichte erzählen.

* * *

Die Wissenschaft sollte eigentlich auf eine bestimmte, berechenbare Weise vorgehen.

Eine Hypothese wird aufgestellt und dann wird sie auf objektive Weise untersucht. Wenn die Daten repliziert werden können, wird die Hypothese zu einer akzeptierten Tatsache. Wenn nicht, dann ist die Hypothese widerlegt.

Das ist aber nicht immer der Fall. Kontroversen und Wissenschaftler mit diametral unterschiedlichen Ergebnissen sind auf vielen Gebieten aufgetaucht, wie etwa bei den Auswirkungen des Rauchens auf die Gesundheit, beim Blei im Benzin, bei Pestiziden und den möglichen negativen Reaktionen auf bestimmte pharmazeutische Produkte.

Man könnte sagen, wenn es um sehr viel Geld geht, ist die Wahrheit in Gefahr.

Im Jahr 1998 haben Dr. Andrew Wakefield und elf weitere Autoren einen fantastischen Artikel in *The Lancet*, einer bekannten Medizinzeitschrift, veröffentlicht, in dem ein möglicher Zusammenhang zwischen der MMR-Impfung (Masern, Mumps, Röteln), der Entwicklung von Autismus und einer speziellen Art von Magen-Darm-Problemen behauptet wird. Mit anderen Worten, der Impfstoff bewirkte irgendetwas, das den Darm schädigte, was wiederum das Gehirn beeinträchtigte. Ungeachtet dessen, was Sie glauben, über Dr. Wakefield zu wissen – wenn Sie jemals den Ausdruck „*gut-brain connection*" (Darm-Hirn-Achse) gehört haben, der eine Verbindung zwischen Verdauungsproblemen und geistiger Gesundheit zieht, dann haben Sie Dr. Wakefield für diesen Beitrag zur Wissenschaft zu danken. Dr. Wakefield erklärte Kent:

> Der Artikel beschreibt die Untersuchungsergebnisse bei zwölf Kindern mit einer Autismus-Spektrum-Störung, die im Zusammenhang mit einer leichten bis mittelschweren Entzündung der Lymphknoten in der Auskleidung des Dünndarms (Noduläre lymphatische Hyperplasie), insbesondere im letzten Abschnitt des Dünndarms (terminales Ileum), auftrat. Die Eltern von neun Kindern brachten den Beginn dieser Symptome in zeitlichen Zusammenhang mit der Masern-Mumps-Röteln-Impfung (MMR). Acht dieser Kinder wurden in dem Originalartikel beschrieben.[1]

Am 28. Januar 2010, nach Jahren hitziger Auseinandersetzung, befand das General Medical Council in Großbritannien [vergleichbar der Deutschen Ärztekammer] Dr. Wakefield für schuldig, sich bei seiner Forschung unethisch verhalten zu haben. Ungeachtet der Betrugsvorwürfe in den Medien bestand die Anklage in der Beschwerde gegen Dr. Wakefield in „kaltschnäuziger Missachtung" der Kinder, indem er sie den Standarduntersuchungen bei Magen-Darm-Problemen unterzog. Als Dr. Wakefield im Mai dieses Jahres aus dem Ärzteverzeichnis gestrichen wurde, berichtete die *Daily Mail* das Folgende über den Fall:

> Das Gremium sagte, er habe sich unethisch verhalten und eine „kaltschnäuzige Missachtung“ für die Qualen durch Schmerzen gezeigt, die die Kinder hätten erleiden können.[2]
>
> Die Kinder wurden den üblichen Magen-Darm-Untersuchungen unterzogen wie etwa einer Darmspiegelung, einer Rückenmarkspunktion und Gabe von Kontrastmitteln sowie darüber hinaus Urintests. All das gehört zum Standardvorgehen, aber für die Experten des General Medical Council war das gleichbedeutend mit Folter.
>
> Das Gremium entschied, viele der Kinder hätten niemals in die Forschung einbezogen werden dürfen. Es fand auch heraus, dass Dr. Wakefield und seine Kollegen keine Genehmigung des Ethikkomitees hatten, Kinder für ihre Forschung zu benutzen.
>
> Professor Terrence Stephenson, Präsident des Royal College of Pediatrics and Child Health [Berufsverband der Kinderärzte in Großbritannien], sagte, Dr. Wakefields Forschung habe „unermesslichen Schaden“ angerichtet.[3]

Ergibt das für Sie irgendeinen Sinn?

Wenn ein Arzt davon ausgeht, dass Sie ein Magen-Darm-Problem haben, dann bekommen Sie eine Darmspiegelung. Fragen Sie einfach mal irgendeinen Mann über fünfzig. Das ist das Alter, in dem Sie ihre erste bekommen haben sollten. Okay, und ein Urintest gehört zu den Dingen, die angeblich „Schmerzen und Qualen“ verursachen?

Keine der Untersuchungen, die bei den Kindern vorgenommen wurden, gingen über die üblichen Standarduntersuchungen hinaus, die beim Verdacht auf Magen-Darm-Probleme durchgeführt werden.

Und wie eine spätere Berufung feststellte, war eine ethische Genehmigung für diese Kinder erteilt worden. Sie wurden wegen Magen-Darm-Problemen behandelt, Herrgott noch mal! Lehnt man es etwa ab, sich die Daten anzusehen, nur weil sie im Laufe einer Behandlung erhoben wurden? Das wird als übliche medizinische Praxis bezeichnet.

Dr. Wakefield wurde die Approbation nicht wegen Betrugs aberkannt. Wenn man den Berichten über diese Angelegenheit glaubt, dann wurde ihm die Approbation entzogen, weil er ein paar unnötige Untersuchungen verordnet hatte.

Hinzu kommt, dass es den Eltern nicht ermöglicht wurde, als Zeugen auszusagen, um Dr. Wakefield zu unterstützen, obwohl dies die längste und teuerste Verhandlung in der mehr als 150-jährigen Geschichte des General Medical Council war.

Tatsächlich erlaubte das Council keinem der Eltern, sich zu äußern. Wie kann man ein Oberbösewicht sein, wenn es keine Opfer gibt?

* * *

Man mag fragen, was in dem Zeitraum von zwölf Jahren zwischen der Veröffentlichung von Wakefields Artikel in *The Lancet* und seiner Streichung von der Ärzteliste im Jahr 2010 geschah. Es hatte doch sicher auf höchster Ebene einige Forschungsarbeiten von unabhängigen Forschern über die Behauptung eines Risikos für Autismus durch die MMR-Impfung gegeben?

Die Antwort wäre: Ja, da gab es eine Untersuchung auf höchster Ebene durch die Centers for Disease Control (CDC), veröffentlicht im Jahr 2004 und bekannt als DeStefano-Artikel, benannt nach dem Erstautor Frank DeStefano. Überraschenderweise zeigte die Studie ein erhöhtes Risiko, aber es lag unter dem Niveau, das nötig gewesen wäre, um wegen eines ursächlichen Zusammenhangs die Alarmglocken zu läuten.

Aber im November 2013 ist etwas Bemerkenswertes geschehen. Dr. Brian Hooker, Vater eines autistischen Kindes, der die CDC seit langer Zeit für ihren seiner Meinung nach bestehenden Mangel an Transparenz bei dieser Thematik kritisierte, wurde von Dr. William Thompson kontaktiert, einem der Autoren der DeStefano-MMR-Studie.

Offenbar hatte Thompson über viele Jahre ein großes Geheimnis mit sich herumgeschleppt.

Thompson behauptete, seine Forschung habe einen Zusammenhang zwischen der frühzeitigeren Verabreichung der MMR-Impfung und der Häufigkeit von Autismus ergeben, insbesondere unter afroamerikanischen Jungen. Hooker wollte nicht, dass sein potenzieller Whistleblower ihm entgleiten würde, und so nahm er mit einem Anwalt Kontakt auf, um herauszufinden, wie er diese Gespräche auf legale Weise aufzeichnen konnte.

Hooker wurde gesagt, die Gesetze des Staates Washington würden es ihm als Teilnehmer eines Telefonats erlauben, Gespräche aufzunehmen, und so reiste Hooker mehrere Male von seinem Zuhause weit im Norden Kaliforniens an einen Ort im Staat Washington. Als Hooker ein paar Gesprächsaufzeichnungen beisammen hatte, wandte er sich an Dr. Andrew Wakefield, der sich dem Kampf für Kinder mit Autismus und der Wiederherstellung seines guten Rufes gewidmet hatte.

Das Material war dazu geeignet, wie eine Bombe einzuschlagen.

Letztendlich arbeiteten sie mit Del Bigtree zusammen, einem Emmy-Preisträger und Hollywood-Fernsehproduzenten, der bei der *The Dr. Phil Show* sowie in der Medizin-Talkshow *The Doctors* mitgearbeitet hatte. Diese Gruppe produzierte dann einen Dokumentarfilm über diesen Fall mit dem Titel *VAXXED: From Cover-Up to Conspiracy* [*VAXXED – Die schockierende Wahrheit!?*]. Die Beziehung zwischen Hooker und Thompson wurde so eng, dass Hooker Thompson schließlich davon überzeugen konnte, den nationalen Schutzstatus für Whistleblower zu beantragen und über seinen Anwalt eine Presseerklärung zu seinen Behauptungen abzugeben.

Thompson war über die Jahre hinweg tief bekümmert darüber gewesen, dass er gezwungen worden war, dieses Wissen zu verheimlichen, und jammerte manchmal Hooker gegenüber, er fühle sich nun jedes Mal schuldig und verantwortlich, wenn er ein autistisches Kind sehe.

Die Fundgrube an Dokumenten, die Thompson zurückgehalten hatte, wurde an den Kongressabgeordneten William Posey aus Florida (Republikaner) übergeben, der anbot, sie jedem daran interessierten Journalisten zur Verfügung zu stellen. Mein Co-Autor beantragte dies, und ihm wurde der Zugang zu den Dokumenten gewährt. Er schrieb schließlich ein Buch über den Thompson-Fall und andere Aspekte der Impfstoffproblematik mit dem Titel *INOCULATED: How Science Lost its Soul in Autism* [etwa: *Geimpft: Wie die Wissenschaft ihre Seele an den Autismus verlor*]. Es ist ein sehr gutes Buch, und ich empfehle Ihnen, es zu lesen.

Für mich ist es erschreckender als jeder Horrorroman von Stephen King.

Thompson hat schließlich ein langes und detailliertes Geständnis für den Kongressabgeordneten Posey geschrieben. Hier ist in Dr. Thompsons eigenen Worten der Schlussabschnitt darüber, wie die CDC in den Jahren zwischen 2001 und 2004 die Beweise über einen Zusammenhang zwischen der MMR-Impfung und Autismus aktiv verheimlichte.

> Ich glaube, wir haben brisante Untersuchungsergebnisse aus dem endgültigen Entwurf des Artikels von DeStefano et al. in *Pediatrics* absichtlich zurückbehalten. Wir sind dem abschließenden, genehmigten Prüfprotokoll nicht gefolgt. Wir haben von Oktober 2001 bis August 2002 ausführliche,

> gründliche RACE-Analysen durchgeführt und versuchten zu verstehen, warum wir große Auswirkungen der Impfung auf Afroamerikaner fanden. Die Tatsache, dass wir ein starkes, statistisch signifikantes Ergebnis bei afroamerikanischen Jungen fanden, bedeutet nicht, dass es einen wirklichen Zusammenhang zwischen der MMR-Impfung und den autistischen Merkmalen in dieser Teilpopulation gab.
>
> Dieses Ergebnis hätte wahrscheinlich zum Entwerfen zusätzlicher, besserer Studien geführt, wenn wir bereit gewesen wären, über die Ergebnisse der Studie sowie das damalige Manuskript, in dem wir sie gefunden hatten, zu berichten. Die signifikante Auswirkung einer frühen Impfung mit dem MMR-Impfstoff könnte auch stellvertretend für den Erhalt eines Thiomersal enthaltenden Impfstoffs im frühen Alter stehen, aber wir hatten nicht die entsprechenden Daten, um das Ausmaß der Thiomersal-Exposition aus den MADDSP-Schulakten zu kodieren. [MADDSP ist die Abkürzung für ein Überwachungsprogramm der CDC zu Entwicklungsstörungen und Behinderungen bei Kindern.]
>
> Zusätzlich zu den signifikanten Auswirkungen auf die afroamerikanischen Jungen fanden wir auch signifikante Auswirkungen in Bezug auf „isolierte Fälle von Autismus" und für die Altersschwelle von 24 Monaten. Wenn wir die Auswirkungen bezüglich der Altersschwelle von 24 Monaten berichtet hätten, dann wäre unsere Rechtfertigung für das Ignorieren der signifikanten Auswirkungen bei einer Impfung im Alter von 36 Monaten nicht mehr gestützt worden. In dem Diskussionsabschnitt des endgültigen, veröffentlichten Manuskripts vertraten wir den Standpunkt, dass die Suche nach medizinischer Hilfe der Grund dafür war, dass wir einen statistisch signifikanten Effekt bei 36 Monaten fanden. Das war eine nachträgliche Hypothese in Bezug auf die Ergebnisse, nachdem wir eine unserer ursprünglichen Hypothesen untermauert hatten.[4]

Führende Wissenschaftler der CDC, die damit beauftragt sind, die Sicherheit von Impfstoffen zu gewährleisten, wussten ohne geringsten Zweifel im Jahr 2004, dass eine Verabreichung der MMR-Impfung in früherem Alter zu einer erhöhten Häufigkeit von Autismus bei afroamerikanischen Jungen und zu einem geringeren Ausmaß in der gesamten Population führte. Es fällt schwer, sich ein noch größeres Verbrechen an der öffentlichen Gesundheit vorzustellen.

Es kommt mir vor, als ob Thompson in diesem Geständnis fünf konkrete Lügen ausführlich beschreibt.

Die erste Lüge besteht in dem Versäumnis, über eine signifikante Auswirkung auf afroamerikanische Jungen zu berichten, die eine MMR-Impfung im Alter von zwölf statt 36 Monaten erhielten.

Die zweite Lüge besteht in dem Versäumnis, die signifikanten Auswirkungen bezüglich „isolierter Fälle von Autismus" zu berichten, was eine plötzliche und unerwartete Entwicklung von Autismus bei Kindern bedeutet, die zuvor keine Verhaltens- oder Gesundheitsprobleme hatten.

Die dritte Lüge besteht in dem Versäumnis, die signifikanten Auswirkungen auf die Kinder zu berichten, die die MMR-Impfung im Alter von 24 Monaten statt 36 Monaten erhielten.

Die vierte Lüge besteht darin, dass trotz der Entfernung einer signifikanten Anzahl von afroamerikanischen Jungen mit Autismus aus der Studie mit der Begründung, sie hätten keine Geburtsurkunde aus dem Bundesstaat Georgia, ein statistisch signifikanter Effekt blieb. In Bezug darauf behaupteten sie, das sei wahrscheinlich das Ergebnis des „Suchens nach medizinischer Hilfe" und einer sagenhaften Vorschrift, eine Voraussetzung für solches Hilfeersuchen sei die frühere Verabreichung der MMR-Impfung.

Die fünfte Lüge besteht darin, dass durch das Auslassen all dieser Informationen die Befürchtungen über Schäden durch die MMR-Impfung bei Kindern aller ethnischer Gruppen verringert wurden. All das fand im Zeitraum 2001 bis 2004 statt.

Wäre Wakefield im Jahr 2010 einem Ermittlungsverfahren durch das General Medical Council unterworfen worden, wenn die CDC-Wissenschaftler ihre Ergebnisse im Jahr 2004 ehrlich berichtet hätten?

Wahrscheinlich nicht.

Wären Frank und ich von 2010 bis 2012 wegen meiner Befürchtungen, dass Impfstoffe und Retroviren eine Rolle bei der Entwicklung von Autismus spielen könnten, so brutal angegriffen worden?

Wahrscheinlich nicht.

Dr. Thompson arbeitet weiterhin an den CDC und wartet darauf, aufgefordert zu werden, vor dem Kongress auszusagen. Aufgrund des Würgegriffs, in den unsere pharmazeutischen Unternehmen unsere gewählten Vertreter genommen haben, bezweifle ich, dass diese Geschichte jemals ihren Weg in die Mainstream-Medien finden wird.

* * *

Es gibt einige wenige Personen im Kongress, die versucht haben, Fragen über Impfstoffe aufzuwerfen. Auch wenn diese Kongressabgeordneten auf anderen Gebieten über große Macht verfügen, sieht es so aus, als ob sie keine Berichterstattung in den Medien erreichen können, wenn sie anfangen, über Impfstoffe zu sprechen. Der frühere Kongressabgeordnete Dan Burton hatte genauso wie der Abgeordnete und Arzt Dave Weldon gute Arbeit geleistet. Der derzeitige Mann im Kongress, Bill Posey, versucht weiterhin, diese Geschichte an die Öffentlichkeit zu bringen.

Am 29. Juli 2015 hat Posey im Repräsentantenhaus das Wort ergriffen, um über die aktive Verheimlichung der CDC in Bezug auf diese Informationen zu sprechen. Man gab ihm nur fünf Minuten Redezeit, aber in diesen paar Minuten hat er eine Menge untergebracht.

> Mr. Speaker [Präsident des Unterhauses], ich erhebe mich heute, um über Angelegenheiten von Forschung und wissenschaftlicher Integrität zu sprechen.
>
> Um es voranzustellen, ich bin ein absoluter, resoluter Befürworter von Impfungen. Fortschritte in der Impfmedizin haben unzählige Leben gerettet und der öffentlichen Gesundheit einen großen Dienst erwiesen.
>
> Gleichwohl erschreckt es mich, dass in einem kürzlich stattgefundenen Hearing des Senats über Impfungen bei Kindern niemals erwähnt wurde, dass unsere Regierung über das National Vaccine Injury Compensation Program [den Vaccine Court] mehr als drei Milliarden Dollar für Kinder gezahlt hat, die durch Impfstoffe geschädigt wurden.
>
> Unabhängig von der jeweiligen Thematik verdienen es Eltern, die Entscheidungen hinsichtlich der Gesundheit ihrer Kinder treffen, die besten Informationen zur Verfügung gestellt zu bekommen. Sie sollten in der Lage sein, sich darauf zu verlassen, von den Regierungsbehörden die Wahrheit gesagt zu bekommen.
>
> Aus diesen Gründen bringe ich die folgende Angelegenheit vor den Plenarsaal des Repräsentantenhauses. Im August 2014 arbeitete Dr. William Thompson, ein führender Wissenschaftler bei den Centers for Disease Control and Prevention, mit einem Whistleblower-Anwalt zusammen, um meinem Büro Dokumente zur Verfügung zu stellen, die sich auf eine CDC-Studie von 2004 bezogen. Durch diese wurde die Möglichkeit eines Zusammenhangs zwischen der Mumps-Masern-Röteln-Impfung und Autismus untersucht.
>
> In einer Stellungnahme vom August 2014 sagte Dr. Thompson aus: „Ich bedaure, dass meine Co-Autoren und ich in unserem 2004 im *Journal of Pediatrics* veröffentlichten Artikel statistisch signifikante Informationen wegließen.“

Mr. Speaker, ich zitiere auch Dr. Thompson:

> *„Die hauptsächliche Aufgabe meiner Arbeit in der Abteilung für die Sicherheit von Schutzimpfungen in der Zeit von 2000 bis 2006 bestand darin, drei bedeutende Studien zur Impfstoffsicherheit zu leiten oder mitzuleiten. Die MADDSP-MMR Autism Cases Control Study wurde als Reaktion auf die* Lancet-*Studie von Wakefield durchgeführt, die auf einen Zusammenhang zwischen dem MMR-Impfstoff und einer autismusähnlichen Folge schließen ließ.*
>
> *Es gab im Herbst 2000 verschiedene erhebliche Befürchtungen unter Wissenschaftlern und Verbraucherschützern außerhalb der CDC in Bezug auf die Durchführung der Verstraeten-Studie.*
>
> *Eines der wichtigen Ziele war vorab im Frühjahr 2001 vor Beginn dieser Studien festgelegt worden, nämlich dass alle drei Studienprotokolle außerhalb der CDC überprüft werden sollten, und zwar vor Beginn der Analysen, sodass Verbraucherschützer nicht behaupten könnten, dass wir Analysen präsentieren würden, die unseren eigenen Zielen oder Tendenzen dienlich wären.*
>
> *Wir stellten die Hypothese auf, dass, wenn wir statistisch signifikante Auswirkungen bei der 18-Monats- oder 36-Monats-Schwelle finden würden, wir schlussfolgern könnten, dass die frühe Impfung mit dem MMR-Impfstoff zu autismusähnlichen Charakteristika oder Merkmalen führen könnte.*
>
> *Wir haben alle das Studienprotokoll und den Analyseplan erfüllt und finalisiert. Das Ziel war es, nicht vom Analyseplan abzuweichen, um das Debakel zu vermeiden, zu dem es bei der Verstraeten-Thiomersal-Studie kam, die 2003 in* Pediatrics *veröffentlicht wurde.*
>
> *Bei dem Treffen am 5. September besprachen wir im Einzelnen, wie wir die ethnische Zugehörigkeit sowohl für die Stichprobe als auch für die Geburtsurkunden-Stichprobe kodieren sollten. Am Ende von Abbildung 7 wird auch deutlich, dass für die Stichprobe ohne Geburtsurkunde die statistische Signifikanz des adjustierten Effekts für die ethnischen Gruppen riesig war.*
>
> ***Alle Autoren und ich trafen uns und entschieden irgendwann zwischen August und September 2002, in dem Artikel keine Effekte für die ethnischen Gruppen zu berichten. Irgendwann, bald nach dem Treffen, bei dem wir entschieden, alle Effekte bezogen auf die ethnischen Gruppen nicht zu berichten, planten die Co-Autoren ein Treffen, um alle Dokumente zu vernichten, die sich auf diese Studie bezogen.***
>
> ***Alle vier verbleibenden Co-Autoren trafen sich und brachten einen großen Abfalleimer in den Tagungsraum und überprüften und gingen alle ausgedruckten Dokumente durch, von denen wir dachten, wir sollten sie vernichten, und warfen sie in den riesigen Abfalleimer.***

> *Weil ich jedoch annahm, dass das illegal sei und sowohl gegen die Erfordernisse des FOIA [Freedom of Information Act – Informationsfreiheitsgesetz] als auch gegen Erfordernisse des Justizministeriums verstoßen würde, habe ich Ausdrucke von allen Dokumenten in meinem Büro aufbewahrt und alle damit verbundenen Computerdateien behalten.*
>
> *Ich glaube, wir haben in dem abschließenden Entwurf für den* Pediatrics-*Artikel absichtlich brisante Ergebnisse verschwiegen.“*
>
> Mr. Speaker, ich glaube, es ist unsere Pflicht sicherzustellen, dass die Dokumente, die Dr. Thompson zur Verfügung gestellt hat, nicht ignoriert werden; deshalb werde ich sie den Kongressmitgliedern und den Gremien des Repräsentantenhauses auf Anfrage zur Verfügung stellen.
>
> Angesichts der Brisanz der Dokumente des Whistleblowers sowie der Beteiligung der CDC sind eine Anhörung und eine gründliche Untersuchung gerechtfertigt.
>
> Mr. Speaker, ich ersuche, ich bitte, ich beschwöre meine Kollegen im Committee of Approbations [Bewilligungsausschuss des Repräsentantenhauses], solche Maßnahmen zu ergreifen.[5]

Wenn man das Medienecho bedenkt, das auf seine Bemerkungen folgte, hätte der Kongressabgeordnete Posey ebenso gut in jenem sprichwörtlichen Wald sprechen können, in dem niemand ist, der das Fallen eines Baumes hören könnte.

Posey stellte seine Dokumente schließlich allen Mitgliedern der Presse zur Verfügung, die sie anfordern würden. Soweit ich weiß, ist mein Co-Autor Kent der einzige, der sie jemals angefordert hat. Vielleicht hat Sharyl Attkisson auch darum gebeten, ich weiß es nicht.

Lassen Sie uns nochmals durchgehen, was Thompson zu sagen hatte.

Er hatte die Verantwortung für die Leitung von drei bedeutenden Studien für die Centers for Disease Control and Prevention über die Sicherheit von Impfstoffen. Ich denke, man hat ihn als Experten qualifiziert, um über die Glaubwürdigkeit der staatlichen Wissenschaft zu sprechen.

Thompson berichtet, dass das Studiendesign unter Beteiligung von Wissenschaftlern und Verbraucherschützern erstellt und von ihnen abgesegnet wurde. Verstanden? Sowohl die Wissenschaftler als auch die Eltern von impfstoffgeschädigten Kindern stimmten dem Studiendesign zu.

Als sie sich die Auswirkungen der früheren und der späteren Verabreichung der MMR-Impfung ansahen, stellten sie bei den untersuchten ethnischen Gruppen einen statistisch signifikanten Effekt fest, der in seinen Worten „riesig“ war.

Diese fünf Wissenschaftler an den CDC entschieden, über den Effekt unter den ethnischen Gruppen bei einer Verabreichung der MMR-Impfung in einem früheren Alter nicht zu berichten. Und vergessen wir nicht, sie haben nur solche Kinder untersucht, die entweder in einem jüngeren Alter eine Dosis der MMR-Impfung bekommen hatten oder solche, die später eine Dosis bekamen. Jeder, der auch nur die geringste Kenntnis von der Wissenschaft hat, weiß, dass man eine Kontrollgruppe braucht, wenn man eine fundierte Studie haben will.

Was bedeutet das?

Das bedeutet, man muss eine Gruppe von Kindern haben, die gar keine MMR-Impfung bekommen hat. Die Studie, die sie durchgeführt haben, gleicht einer, in der man nach der Häufigkeit von Lungenkrebs unter Rauchern sucht, die eine Packung Zigaretten am Tag rauchten und sie mit den Rauchern vergleicht, die zwei Packungen am Tag rauchten.

Und nur weil ich zufällig glaube, Wissenschaftler sollten bei ihren Untersuchungen gründlich vorgehen: Wie wäre es, eine Studie zu machen, die eine Gruppe von vollständig durchgeimpften Kindern und eine andere Gruppe von überhaupt nicht geimpften Kindern untersucht? Wenn man den CDC glaubt, ist das Folgende der Fall: Je gebildeter und wohlhabender jemand ist und je mehr Recherchen über Impfstoffe jemand anstellt, desto wahrscheinlicher wird der Plan der vorgesehenen Impfungen geändert.

Und als ob es nicht schon schlimm genug wäre, dass diese fünf CDC-Wissenschaftler entschieden haben, diese Informationen zu verheimlichen, trafen sie sich auch noch an einem Samstagnachmittag, um sie zu vernichten.

Wie könnte es wohl noch schlimmer kommen? Kann es in der Welt irgendeine wichtigere Neuigkeit geben als die, dass Kinder geschädigt werden, sobald sie die Praxis ihres Kinderarztes betreten?

Als die Regierung Impfstoffe und Thiomersal im Zeitraum 2000 bis 2003 untersuchte, entdeckten sie einen Anstieg von neurologischen Problemen, wie die Verstraeten-Studie zeigte. Aber natürlich haben sie die Daten reingewaschen, um das statistische Signal zum Verschwinden zu bringen und lösten damit das aus, was sie beschönigend eine „Kontroverse“ nannten. Aber das war keine „Kontroverse“, es war ein Verbrechen.

Als die Regierung im Zeitraum 2001 bis 2004 die MMR-Impfung und Autismus untersuchte, entdecken sie einen Zusammenhang. Aber sie entschieden, das zu verheimlichen, und gingen sogar so weit, sich an einem Samstag in den CDC zu treffen und all die inkriminierenden Beweise in einen großen Mülleimer zu werfen. Wir wissen das nur aufgrund von Dr. William Thompsons Enthüllung von 2014, die er mehr als zehn Jahre nach diesen Vorfällen vorbrachte.

Im Jahr 2007 hat der regierungseigene Sachverständige im Vaccine Court, Dr. Andrew Zimmerman, der Regierung berichtet, dass Impfstoffe bei manchen Kindern Autismus verursachen. Weniger als 48 Stunden, nachdem er sich mit dieser Information geäußert hatte, warf ihn die Regierung aus dem Prozess hinaus. Wir wissen das nur aufgrund einer beeideten Zeugenaussage, die Zimmerman 2018 unterzeichnete.

Lassen Sie es uns einfach klar aussprechen.

Jedes Mal, wenn die Regierung Impfstoffe untersucht, findet sie Probleme, und sie entscheidet, die Information zu verheimlichen.

* * *

Und jetzt kommen wir zum australischen Teil der Geschichte.

Nachdem Dr. Brian Hooker mit Dr. Andrew Wakefield Verbindung aufnahm und ihm von den Behauptungen von Dr. William Thompson berichtete, produzierten sie einen Dokumentarfilm über den Fall mit dem Titel *VAXXED: From Cover-Up to Conspiracy* [*VAXXED – Die schockierende Wahrheit!?*], in dem mehrere der legal aufgezeichneten Gespräche zwischen Dr. Thompson und Dr. Brian Hooker zu hören sind. Zu den Produzenten gehört auch eine Frau aus Großbritannien, Polly Tommey, Mutter eines autistischen Kindes und Mitgründerin des Magazins *Autism File*. Kent hat für *Autism File* mehrere Artikel geschrieben, er war also mit Polly bekannt.

Der Film war aus der Sicht von Menschen, die tatsächlich nie in einem Kino gesessen und ihn angesehen hatten, umstritten. Er wurde, wie allseits bekannt, zunächst für das renommierte Tribeca Film Festival akzeptiert und dann wieder abgelehnt, als der Gründer des Festivals, Robert De Niro, wegen des Films unter Druck gesetzt wurde. So viel zur Freiheit der Kunst! Es war keine Sternstunde für De Niro. Zu dieser Zeit wurde bekannt, dass er einen 18-jährigen Sohn mit Autismus hatte. Seine Frau sagte dazu, er habe sich nach einer Impfung verändert. Offenbar war De Niro damals bei Filmarbeiten und nicht zu Hause und meinte, er könne nicht genau bestätigen, was seine Frau behauptete. Auch eine Möglichkeit, seine Frau zu unterstützen! Vielleicht ist es nicht überraschend, dass Mr. De Niro und seine Frau sich einige Jahre später trennten?

Die *VAXXED*-Mannschaft brachte ihren Dokumentarfilm nach Australien, nur um dann von der Presse und der Regierung schikaniert zu werden, die nicht erwartet hatten, dass ein impfkritischer Film in ihrem Land aufschlagen würde. Die Schikanen der Medien und der Regierung waren ein Wendepunkt für die Tour, denn vor den Angriffen hatten sie nicht viele Eintrittskarten verkauft. Nach dem Aufschrei in den Medien waren alle Veranstaltungsorte ausverkauft.

Die australische Regierung war mit der *VAXXED*-Mannschaft aber noch nicht fertig. Als sie das Land verlassen wollten, wurden sie von der Einreisebehörde festgehalten. Ihre Materialien wurden durchsucht und fotografiert. Der Inhalt war offensichtlich nicht das, was sie suchten, vielleicht suchten sie nach Links oder Informationen über ihre eigenen einheimischen Impfgegner. Als die Einreisebehörde die Untersuchung des Gepäcks der Film-Crew am Flughafen abgeschlossen hatte, sagte einer der Beamten zu Polly Tommey: „Wenn wir gewusst hätten, dass Sie kommen, hätten wir Sie nicht ins Land gelassen."

Als Kent davon erfuhr, rief er schnell Polly an, erreichte sie in Neuseeland und führte rasch ein Interview für einen Artikel im *Bolen Report*, für den er regelmäßig schreibt. Polly erzählte Kent:

> Wir waren jeden Tag in den Zeitungen. Sie sind sich selbst der größte Feind. Sie machten die ganze Zeit Werbung für die Tatsache, dass wir in Australien waren, und für unsere Vorträge. Wenn sie den Mund gehalten hätten, hätte niemand überhaupt mitbekommen, dass wir da waren. Sie haben sich das selbst zuzuschreiben. Und je öfter sie sagten, *VAXXED* ist gefährlich und nichts weiter als eine Ansammlung von Lügen, desto mehr Leute wollten den Film natürlich sehen. Sie waren einfach dumm, so Werbung für uns zu machen, wie sie es getan haben. Bevor wir ankamen, waren wir nirgendwo ausverkauft. Aber von dem Moment an, als wir in Australien waren und die Presse die Story verbreitete, waren wir an jedem Veranstaltungsort ausverkauft. Es war total voll, und wir hatten eine Warteliste von Leuten, die *VAXXED* sehen wollten.[6]

All das brachte Kent auf eine Idee.

Ich habe schon vor langer Zeit gelernt, dass die Kombination von Kent und einer Idee interessant zu werden verspricht.

* * *

Obwohl Kent kein Interesse daran hatte, nach Australien zu reisen, beantragte er ein Visum, um zu einer Reihe von Vortragsterminen zu reisen, die er „Gefährliche-Wissenschaft“-Tournee taufte. Er hatte keine Vorträge geplant, keine Veranstaltungsorte festgelegt und nicht eine einzige Person in Australien kontaktiert. Er verkündete die Tournee mit großem Trara auf den Seiten des *Bolen Reports* und veröffentlichte sogar einen offenen Brief an den australischen Premierminister Malcom Turnbull, in dem er seinen geplanten Besuch genau beschrieb und erläuterte, was er zu erreichen hoffte. Dies ist das, was mein unruhestiftender Co-Autor schrieb:

> Sehr geehrter Premierminister Turnbull,
>
> ich freue mich sehr darauf, Ihr Land im Dezember 2017 auf meiner Tournee **„Gefährliche Wissenschaft“** zu besuchen, bei der ich über meine beiden Bücher *PLAGUE: One Scientist's Intrepid Search for the Truth About Retroviruses* und *INOCULATED: How Science Lost its Soul in Autism* sprechen möchte. Ich werde auch meine neuesten Bemühungen erörtern, in den Vereinigten Staaten über Petitionen an das Weiße Haus und an die FDA/CDC ein FÜNFJÄHRIGES MORATORIUM FÜR IMPFUNGEN AN KINDERN auf dem Wege des Administrative Practices Act [Gesetz über Verwaltungspraktiken] zu erreichen.
>
> Wenn Sie weitere Informationen über diese Bemühungen haben möchten, können Sie auf die Website tinyurl.com/vaccine moratorium gehen.
>
> Da Sie kein amerikanischer Staatsbürger sind, können Sie keine der Petitionen unterschreiben. Ich möchte Sie nicht in Schwierigkeiten bringen, aber vielleicht könnten sie Ihnen einige Anregungen für eine vergleichbare Gesetzgebung in Australien geben.
>
> Wie ich gehört habe, gibt es bei vielen Menschen in Ihrem Land eine Menge Verwirrung über den richtigen Ausdruck, wobei manche die Bezeichnung **„für sichere Impfstoffe“** oder **„für Impfstoff-Sicherheit“** für sich in Anspruch nehmen möchten. Aber nachdem ich auf dem Gebiet viel geforscht habe, denke ich, sollte man mich einfach als **„weltweit führender Impfgegner Nr. 1“** bezeichnen. Mir ist klar, dass es andere gibt, die der

Meinung sind, sie würden diesen Titel verdienen, und ich teile ihn gerne, aber lassen Sie uns ihn der Bequemlichkeit halber einfach einmal verwenden.

Ich glaube, Sie würden mein Buch ***INOCULATED: How Science Lost its Soul in Autism*** besonders aufschlussreich finden. Es beruht auf Dokumenten, die mir der US-Kongressabgeordnete William Posey zur Verfügung gestellt hat, der seinerseits diese Dokumente von dem Whistleblower Dr. William Thompson erhielt, einem Wissenschaftler für Impfstoff-Sicherheit an unseren Centers for Disease Control and Prevention (CDC). Thompson wartet derzeit auf die Aufforderung, eine Zeugenaussage vor dem House Oversight and Government Reform Committee unseres Kongresses zu machen. Darauf wartet er seit drei Jahren. Ich hoffe, dass sich die Dinge in Australien schneller vorwärtsbewegen, insbesondere angesichts von Thompsons Zeugenaussage darüber, wie die MMR-Impfung unsere afroamerikanische Bevölkerung zugrunde richtet. Ich vermute, sie wird die gleichen verheerenden Auswirkungen auch auf Ihre Aborigines haben.

Meine Absicht, nach Australien zu kommen, besteht darin, sowohl **PLAGUE** als auch **INOCULATED** zu den beiden am meisten verkauften Büchern in der australischen Geschichte zu machen und eine Bewegung für ein vergleichbares australisches **FÜNFJÄHRIGES MORATORIUM FÜR IMPFUNGEN AN KINDERN** ins Leben zu rufen.

Wenn Sie mich am Flughafen nach meiner Landung begrüßen möchten, wäre ich offen für eine solche Bemühung. Wenn Sie meinen, unser Treffen sollte besser in der Lodge, dem Wohnsitz des Premierministers, stattfinden, wäre mir das auch recht. Schließlich werde ich ja ein Gast in Ihrem Land sein.

Machen Sie sich bitte nicht allzu viel Mühe wegen meiner Bestrebungen, aber wenn Sie mir eine Auszeichnung zur Anerkennung meiner Arbeit zur Befreiung Australiens aus dem Griff der Pharmaindustrie überreichen wollen, würde ich sagen, **Offizier des Australischen Ordens** hört sich gut an. Vielleicht ist es der Imperialist in mir, aber das klingt einfach so majestätisch.

Ich füge auch zwei Artikel für Sie zur Durchsicht bei, **„Australia Bans Autism Mom as an ‚ENEMY OF THE STATE'“** [Mutter eines Autisten in Australien als „Staatsfeindin“ verbannt] (*Bolen Report* vom 10. August 2017) und „Kent Heckenlively – World's #1 Anti-Vaxxer“ [„Kent Heckenlively – Weltweit führender Impfgegner Nr. 1“] (*Bolen Report* vom 8. August 2017), damit Sie mit meiner Arbeit etwas vertrauter werden.

Ich freue mich darauf, Ihr schönes Land zu besuchen und die tapferen Bürger Australiens kennenzulernen!

Ihr ergebener Diener,
Kent Heckenlively

> PS.: Ich bin wirklich ganz BEGEISTERT von Ihrem neuen automatischen Antragsformular für Visa. Bis dieser Brief bei Ihnen ankommt, sollte mein Visum bereits genehmigt worden sein. Werfen Sie noch eine Garnele für mich auf den Grill, Kamerad![7]
>
> [Der Satz „Throw a shrimp on the barbie for me, mate!" lässt Australier erschauern, denn er entstammt einer US-Werbekampagne für Reisen nach Australien und ist bei den Australiern verhasst, da der Spot ihrer Meinung nach ihr Land vollkommen falsch und geschmacklos darstellt.]

Kent dachte, das sei ein lustiger Beitrag, der seinen Mitstreitern in der Gesundheitsfreiheitsbewegung gefallen würde, aber er hätte nie damit gerechnet, dass daraus eine internationale Geschichte werden könnte, die dann auf dem gesamten Globus in den Zeitungen ausgebreitet wurde.

Die Resonanz kam schnell und war urkomisch.

Im *Sydney Morning Herald* gab es am 31. August 2017 eine köstliche Überschrift, die verkündete: „,Weltweit führender Impfgegner Nr. 1' Kent Heckenlively wurde die Einreise nach Australien verwehrt". In dem Artikel stand:

> Dem selbsternannten „weltweit führenden Impfgegner Nr. 1" wurde die Genehmigung verweigert, Australien zu besuchen.
>
> Der Minister für Einwanderungsangelegenheiten Peter Dutton sagte am Donnerstag, Kent Heckenlively würde nicht gestattet, Ende des Jahres als Teil einer internationalen Kampagne, die ein Aussetzen von Impfungen bei Kindern fordert, auf Tournee durch Australien zu gehen.
>
> „Wir werden ihm nicht gestatten, hierherzukommen", sagte Mr. Dutton im Radio 2GB.
>
> „Diese Leute, die den Eltern erzählen, dass ihre Kinder nicht geimpft werden sollten, sind gefährlich. Wir waren sehr vorsichtig und haben diesen speziellen Fall gründlich abgewogen, und es ist für mich eindeutig nicht in unserem nationalen Interesse, dass er hierherkommt."[8]

Oha, demnach kann man also in Amerika eine Sozialistin sein, sich für die Abschaffung des kapitalistischen Systems engagieren, in den Kongress der Vereinigten Staaten gewählt werden und die Partei der Demokraten beherrschen. Ich bin sicher, dass Alexandria Ocasio-Cortez kein Problem hätte, ein Visum für Australien zu bekommen. Aber wenn jemand ein pharmazeutisches Produkt infrage stellt, das von einem Unternehmen hergestellt wird, das ungeheure Mengen Geld an Medienunternehmen und Politiker spendet, dann wird sogar der Einwanderungsminister des Landes eingeschaltet.

Über die Geschichte von Kents Einreiseverbot in Australien wurde nicht nur in australischen Zeitungen berichtet, sondern auch von der *BBC*, der britischen Zeitung *The Guardian*, der *International Business Times, Buzzfeed* in Amerika und der *South China Post*. Es gibt mehr als 500 Zeitungsartikel, die man über Kent und Australien bei Google News finden kann. Das ist sicher eine beachtliche Debatte, aber Kent hat keinen einzigen Anruf von diesen nationalen und internationalen Zeitungen bekommen, um ihn nach seiner Version der Geschichte zu fragen, geschweige denn, sie zu kommentieren.

Die Dokumente, die Kent von der Australischen Regierung bekam, waren interessant, denn es stellte sich heraus, dass das Land ursprünglich seinen Einreiseantrag bewilligt, dann aber später die Genehmigung zurückgenommen hatte. In einem Brief, den er am 31. August 2017 erhielt, stand: „Sehr geehrter Herr Heckenlively, ich möchte Sie darauf hinweisen, dass Ihr elektronisches Reiseberechtigungsvisum der Unterklasse 601 (ETA), das am 13. August 2017 bewilligt wurde, am 31. August 2017 nach Abschnitt 128 des Einwanderungsgesetzes von 1958 (‚das Einwanderungsgesetz') widerrufen wurde.“ [9]

So wie ich diese Antwort verstehe, scheint es, dass Kents Visum am 13. August bewilligt und dann mehr als zwei Wochen später wieder storniert wurde.

Es mag ein wenig trocken erscheinen, ausführlich aus einem bürokratischen Dokument zu zitieren, aber es ist entscheidend, weil dies die Regelungen sind, nach denen Regierungen entscheiden, welche Diskussionen geführt werden dürfen. Bitte bedenken Sie, dass Kent niemals wegen eines Verbrechens verurteilt wurde, und dass jeder, der ihn kennenlernt, ihn als freundlich und höflich beschreiben würde.

> Am 14. August 2017 erhielt das Ministerium von Herrn Heckenlively die Information, dass er beabsichtige, im Dezember 2017 eine Tournee durch Australien zu machen, um seine Ansichten über Impfgegnerschaft und seine impfgegnerischen Bücher zu propagieren.
>
> Frei zugängliche Informationen lassen darauf schließen, dass Herr Heckenlively auch plant, während seiner Tournee durch Australien zu

> diskutieren, wie die Pharmaindustrie und Regierungsorganisationen das Leben der Menschen gefährlicher gemacht haben. Er wird auch dahingehend zitiert, dass er sich selbst als den „weltweit führenden Impfgegner Nr. 1" betrachtet.
>
> Frei zugängliche Informationen der wissenschaftlichen und medizinischen Organisationen in Australien sagen aus, dass Impfungen unerlässlich sind, um den Schutz der australischen Bürger zu gewährleisten und dass die Gesundheit der australischen Bürger ohne das in Australien durchgeführte Impfprogramm ernsthaft bedroht wäre. Das Impfprogramm der australischen Regierung finanziert kostenlose Impfprogramme, verwaltet das Impfregister für Kinder und stellt der australischen Öffentlichkeit und den Mitarbeitern im Gesundheitswesen Informationen zur Verfügung.
>
> Die Website des Commonwealth Department of Health [das Gesundheitsministerium Australiens] besagt, dass Impfungen die sicherste und wirksamste Art und Weise sind, Kinder vor Krankheiten zu schützen und dass eine ausreichende Anzahl geimpfter Personen unter den Bürgern Australiens dabei hilft, die Verbreitung dieser Krankheiten zu verhindern oder sie vollständig auszurotten.
>
> Auf der Grundlage dieser Informationen bin ich davon überzeugt, dass Herrn Heckenlivelys Absichten, seine Ansichten über Impfgegnerschaft zu propagieren, ein Risiko für die allgemeine Sicherheit und Ordnung Australiens darstellen oder sein könnten.[10]

Mein liebenswerter Co-Autor Kent ist eine Bedrohung der „Sicherheit und Ordnung" einer starken und blühenden Demokratie? Er hat mir unzählige Stunden zugehört und Bücher mit Hunderten von Fußnoten geschrieben, um seine Behauptungen zu untermauern. Und er wird von seiner Familie verspottet, weil er sich an Geschwindigkeitsbeschränkungen hält, den Zebrastreifen benutzt, wenn er die Straße überquert und jeden Abend Zahnseide benutzt. Das Buch, das er über die Korruption im Impfprogramm der CDC schrieb, basiert auf Dokumenten, die er vom Kongress der Vereinigten Staaten erhalten hat. Er setzt sich für die Durchführung zuverlässiger Forschung bezüglich der Auswirkungen von Impfungen ein, eine Forschung, die gegenwärtig nicht stattfindet.

Nun, die australischen Behörden könnten sagen, dass Kent in seinem Brief ein wenig respektlos war. Wir wissen, dass der Staatschef eines jeden Landes mit „Ihre höchste und erhabene Exzellenz und Gebieter von allem" angesprochen werden sollte.

So funktioniert eben anständige Diplomatie.

Und er hat zu einer Schiffsblockade des Landes aufgerufen, bis die Demokratie wiederhergestellt ist, sowie zur Bereitstellung von nicht tödlichen Mitteln für die australischen Impfgegner-Rebellen. Aber diese beiden letzten Aufrufe wurden erst veröffentlicht, NACHDEM man ihm in Australien Einreiseverbot erteilt hatte. Und bevor Kent diese Aufrufe veröffentlichte, hat er ihnen eine Ausgabe seines Buches *INOCULATED: How Science Lost its Soul in Autism* geschickt und sie aufgefordert, irgendwelche sachlichen Fehler aufzuzeigen, durch die er sich als unwürdig erwies, nach Australien zu reisen.

Er drohte in einem Artikel, heimlich unter falschem Namen und mit einer Verkleidung nach Australien zu reisen, die in Wahrheit aus einer unechten Brille mit schwarzem Gestell sowie einer großen Nase und buschigen Augenbrauen bestand. Er veröffentlichte sogar ein Foto von sich, auf dem er mit dieser geplanten Verkleidung vor einer Landkarte von Australien stand, aber er erteilte allen seinen Lesern die Anweisung, dies den australischen Behörden nicht zu verraten.

Die Regierung hat keinen weiteren Kontakt zu Kent aufgenommen.

Aber die endgültige Beleidigung sollte noch kommen.

* * *

Kent war in Florida, wo seine Frau zusammen mit einem anderen Mitglied der Familie bei einem Halbmarathon mitlaufen wollte, als er einen Anruf von seinem Bruder in Kalifornien bekam. Sein Bruder musste am Telefon so furchtbar lachen, dass Kent kaum verstehen konnte, was er sagte.

„R. Kelly wurde die Einreise nach Australien verwehrt“ – das konnte Kent schließlich aus dem heraushören, was sein Bruder ihm sagte. „Es steht im *Sacramento Bee*.“

Kent erinnerte sich dunkel daran, dass R. Kelly ein Musiker war, der beschuldigt wurde, sich gegenüber jungen Mädchen unanständig benommen zu haben. „In Ordnung, aber was hat das mit mir zu tun?“

„Sie erwähnen dich in dem Artikel über R. Kelly!“, konnte er schließlich inmitten seines Gelächters sagen.

Kent ging schnell ins Internet, gab seinen Namen zusammen mit R. Kelly ein und fand einen Artikel aus dem *Hollywood Reporter*:

> Kellys Karriere kam zum Erliegen, als eine #MuteRKelly-Kampagne [Bringt-R.-Kelly-zum-Schweigen-Kampagne] im vergangenen Jahr an Fahrt aufnahm, um gegen seinen mutmaßlichen sexuellen Missbrauch von Frauen und Mädchen zu protestieren, den Kelly bestreitet. Die Dokumentarserie in Lifetime *Surviving R. Kelly* aus dem vergangenen Monat lenkte noch mehr Aufmerksamkeit auf die Anschuldigungen und seine Plattenfirma hat ihn Berichten zufolge fallen gelassen.
>
> Australien hat auch anderen Ausländern aus Gründen ihres Charakters die Einreise verwehrt, darunter dem in eine Schieflage geratene R&B-Sänger Chris Brown, Chelsea Manning, die wegen des Verrats geheimer Dokumente verurteilt wurde, dem Impfgegner Kent Heckenlively sowie Gavin McInnes, Gründer der ausschließlich aus Männern bestehenden rechtsradikalen Gruppe Proud Boys (Stolze Jungs).[11]

Der ausgewachsene Angriff der Medien auf meinen Co-Autor hatte seinen offensichtlichen Höhepunkt erreicht. Als ob es nicht genug wäre zu behaupten, er sei eine Bedrohung von Australiens „Recht und Ordnung“, wurde er nun in einen Topf geworfen mit dem mutmaßlichen Sexualverbrecher R. Kelly, mit dem wegen häuslicher Gewalt verurteilten Chris Brown, der verurteilten Dokumentendiebin Chelsea Manning (obwohl ihr Urteil von Präsident Obama im Strafmaß herabgesetzt wurde) und einem mutmaßlichen Mitglied der radikalen Rechten, Gavin McInnes.

Kent dachte, das sei doch irrwitzig komisch und schrieb eine boshafte Satire mit dem Titel *I Fail the Australian Character Test with R. Kelly and Chelsea Manning* [etwa: *Ich falle zusammen mit R. Kelly und Chelsea Manning beim australischen Charaktertest durch*]. Darin gesellt er sich zu der Gruppe in dem Film *Das dreckige halbe Dutzend* hinzu, der nach dem Muster der unzähligen Reihen an billigen Filmen über den Zweiten Weltkrieg gestrickt ist, in denen zur Ausführung eines unmöglichen Auftrags eine Bande von Außenseitern zusammenkommt.[12]

In diesem Fall bestünde der unmögliche Auftrag darin, Australien aus dem Griff der Pharmaindustrie zu befreien.

Aber Kent nahm das alles gelassen hin. „Also zumindest bin ich immerhin noch in sechs von sieben Kontinenten willkommen“, sagte er zu mir.

Kent schaut eben immer auf die Sonnenseite des Lebens.

KAPITEL 11

Optionen für die Zukunft

Ja, ich habe in diesem Buch viel geklagt über den bedauernswerten Zustand der heutigen Wissenschaft.

Aber das habe ich nur getan, weil wir das Problem genau kennen müssen, bevor wir irgendeinen bedeutenden Schritt in Richtung einer Lösung tun können.

Eines meiner liebsten Bücher und Filme ist Andy Weirs *The Martian* [*Der Marisaner*]. In der Geschichte sitzt die Hauptfigur Mark Watney, ein Astronaut, auf dem Mars fest, nachdem seine Mannschaft ihn während eines Sandsturms, der ihre Basis bedrohte, tot glaubte, weshalb sie ohne ihn starteten. Der Schauspieler Matt Damon hat ganze Arbeit geleistet, um diesen Charakter lebendig werden zu lassen. Es gefiel mir, wie Watney am Ende des Films vor ein paar Astronautenrekruten über die Frage spricht, wie man eine Herausforderung vernünftig meistert. Als er, der Überlebende einer unglaublichen Odyssee, durch den Raum schreitet, sagt er: „Irgendwann wird alles schiefgehen. Alles wird schiefgehen. Und ihr werdet sagen ‚Das war's dann. Das ist mein Ende.' Also, ihr könnt das entweder akzeptieren oder ihr könnt euch an die Arbeit machen. Das ist alles. Ihr fangt einfach an. Ihr rechnet alles durch. Ihr löst ein Problem. Dann löst ihr das nächste Problem. Und dann das nächste. Und wenn ihr genug Probleme gelöst habt, dann habt ihr die Möglichkeit, nach Hause zu kommen."[1]

Ich glaube, wir sind uns alle einig, dass mit der Gesundheit der Menschheit etwas gründlich schiefgegangen ist. Und es gab Zeiten, in denen ich mich so vollkommen verlassen fühlte, als sei ich die einzige Astronautin, die in einer fremden Welt zurückgelassen wurde. Ich hätte sagen können: „Das war's dann. Das ist mein Ende."

Aber mein Glaube an Gott und mein Glaube an die Wissenschaft haben mir nicht erlaubt, das zu tun.

Wir fangen einfach an. Wir machen uns an die Arbeit. Wir lösen ein Problem und dann das nächste.

Lassen Sie mich erzählen, wie die Realität für die Patienten heutzutage aussieht.

Dies ist ein Patient, den ich über ein paar Jahre hinweg beraten habe. Seine Geschichte macht mich so wütend wie nichts von alldem, was ich Ihnen bis jetzt mitgeteilt habe. Ich nenne ihn hier Sean, was nicht sein wirklicher Name ist. Aber es stimmt, dass er gegenwärtig 42 Jahre alt ist, an einer der besten zehn Elitehochschule studiert hat und als Leiter einer Gruppe von Technikern eines Hightech-Unternehmens im Silicon Valley über 300.000 Dollar im Jahr verdiente, bevor er die Probleme bekam, die ich im Folgenden schildere.

Die Probleme fingen im Jahr 2004 an, als er in ein Krankenhaus ging und über Fieber und Brustschmerzen klagte. Die Untersuchungen ergaben nichts. Man hat ihm Vicodin [ein schmerz- und hustenlinderndes Opioid] gegeben und ihn nach Hause geschickt.

2015 hatte er mehrere Tage lang Fieber und bekam dann massive Schmerzen in der Brust, die er beschrieb, als hätte man ihm eine „große Bowlingkugel" gegen die Brust gedonnert. Als er ins Krankenhaus ging, stellten sie gleich fest, dass sein Blutdruck hoch und sein EKG auffällig war. Sie machten eine Blutuntersuchung auf Troponin, das ins Blut abgegeben wird, wenn eine Schädigung des Herzgewebes vorliegt. Alles über dem Wert null heißt, dass etwas nicht stimmt, während über zwei bedeutet, dass man einen Herzinfarkt erlitten hat. Seans Troponinwert lag über 14.

In der Intensivstation diagnostizierte man eine akute Herzmuskelentzündung und Sean ist überzeugt, dass das Team einen großartigen Job gemacht hat, um sein Leben zu retten.

Nachdem er sich stabilisiert hatte, kam der Arzt ins Zimmer und bat, mit Sean alleine und ohne Anwesenheit seiner Frau zu sprechen.

Sean antwortete, alles, was er zu sagen hätte, könne auch seine Frau hören.

Also fuhr der Arzt fort und fragte Sean, ob er intravenöse Drogen konsumieren würde, kürzlich eine Bluttransfusion erhalten hätte oder ungeschützten Sex mit anderen Frauen außer seiner eigenen gehabt hätte, etwa mit Prostituierten.

Sean musste über diese Fragen lachen. „Ich bin ein langweiliger Software-Ingenieur. Nichts dergleichen habe ich jemals getan."

Der Arzt schien etwas verärgert über Sean zu sein. „Ich versuche mit Ihnen ernsthaft zu reden, weil ich glaube zu wissen, was Sie haben. Ich habe etliche Fälle von akuter Herzmuskelentzündung wie die Ihre gesehen, und alle diese Patienten hatten AIDS."

Seans Gedanken kreisten um das, was der Arzt ihm erzählte, aber nichts davon ergab irgendeinen Sinn. Schließlich sagte Sean: „Sie haben eine Menge Blutuntersuchungen gemacht. Ich nehme an, darunter war auch ein HIV-AIDS-Test. Haben Sie schon die Ergebnisse?"

„Nein, sie sind noch nicht da, sollten aber bald kommen."

„Also, dann kommen Sie wieder, wenn Sie die Ergebnisse haben."

Ein paar Stunden später kehrte der Arzt zurück. Sean hatte kein HIV-AIDS. Der Arzt war ratlos.

Sean erholte sich langsam und nach ein paar Monaten versuchte er zur Arbeit zurückzukehren, aber er bekam schon nach kurzen Aktivitäten ventrikuläre Extrasystolen. Die Ärzte führten eine Reihe von Untersuchungen durch und stellten fest, dass seine Symptome nach den Richtlinien der American Heart Association stärker als die im Stadium 3 von Herzinsuffizienz waren.

Sean ging mit der gleichen unermüdlichen Tatkraft vor, die ihn an die Elitehochschule gebracht hatte und die er in allen seinen vorherigen Jobs im Silicon Valley bei fünf verschiedenen Start-up-Unternehmen an den Tag gelegt hatte. Schließlich fand er einen ausgezeichneten Kardiologen für Herztransplantationen, der eine Menge über akute Herzmuskelentzündung wusste, denn viele solcher Patienten benötigen am Ende eine Herztransplantation.

Der Herzspezialist ging seine Krankengeschichte gründlich durch und versuchte, etwas zu finden, das er vielleicht übersehen hatte, als er eine beunruhigende Entdeckung machte. „Wir wissen, dass die Fünfjahres-Überlebensrate für Menschen, die eine Attacke von akuter Herzmuskelentzündung hatten, etwa bei 50 Prozent liegt. Aber wenn ich mir Ihre Unterlagen ansehe, sieht es so aus, als ob etwas Ähnliches – wenn es auch damals nicht so schlimm war – schon im Jahr 2004 vorgekommen ist", sagte er zu Sean.

„Und Sie haben keine verlässlichen Statistiken zur Überlebensrate für Menschen, bei denen es zwei solche Vorfälle gab?"

„Stimmt."

„Und wenn ich eine dritte Attacke habe?"

„Tja, das ist ein großes Problem."

Der Kardiologe war darauf konzentriert, Lösungen für Sean zu finden, und vermutete, dass er irgendeine Art von chronischem Immunproblem hatte, das ihn anfällig für diese wiederholten Herzmuskelentzündungen machte. Er testete Sean auf Lyme-Borreliose. Der Test zeigte volle fünf Banden und erfüllte damit sowohl die Standards des Bundesstaates New York als auch der CDC für die Diagnose einer Lyme-Borreliose.

Der Kardiologe überwies Sean dann zu einem Immunologen, der Verbindungen zu den National Institutes of Health hatte. Der Kardiologe war daran interessiert, Sean auf eine Expression endogener Retroviren, seine angeborene und erworbene Immunität als auch auf reverse Transkriptase testen zu lassen. Sean wusste, dass der Immunologe an der Columbia University (vermutlich mit Dr. Ian Lipkin) studiert hatte, und das war der Punkt, an dem die Sache anfing zu entgleisen. Der Einfachheit halber lassen Sie uns diesen Immunologen schlicht Dr. Bad-Medicine [Dr. Schlechte-Medizin] nennen.

Im ersten Teil seines Termins schien alles gut zu laufen, bis Dr. Bad-Medicine sagte, er müsse einige der Testergebnisse eingeben, die er in der Datenbank der National Institutes of Health abfragen wolle. Dr. Bad-Medicine sagte, er sei für ein paar Minuten weg, kam aber erst nach etwa einer Viertelstunde zurück.

Sean erinnert sich, dass Dr. Bad-Medicine ein leichtes Lächeln im Gesicht hatte, als er zurückkam, und dass er auf den Boden schaute, bevor er seine Aufmerksamkeit Sean zuwandte. „Haben Sie schon einmal von CFS, dem Chronischen Erschöpfungssyndrom gehört?", fragte er.

„Ja."

„Ich glaube, Sie haben CFS."

Sean antwortete: „Also das hat noch niemand vermutet. Und normalerweise haben CFS-Patienten zwar Symptome, aber nur wenig anormale

Testergebnisse. Ich habe zahlreiche Herz-Kreislauf-Belastungstests, die eine beträchtliche biologische Fehlfunktion zeigen, die so weit geht, dass sie die Voraussetzungen für eine langfristige Erwerbsunfähigkeit übertreffen. Ich habe viele Blutuntersuchungen von LabCorp und Quest, die eine sehr hohe Immunantwort auf zahlreiche Viren zeigen. Ich habe MRTs, die eine Entzündung im Gehirnstamm mit erheblicher Virusaktivität zeigen."

Dr. Bad-Medicine sagte: „Es kann sein, dass Sie auch noch andere gesundheitliche Probleme haben, aber ich denke, CFS ist auch dabei. Und sobald CFS dazu gehört, brauchen wir keine weiteren Untersuchungen, weil Untersuchungen nicht sinnvoll sind, wenn jemand CFS hat. Leider weiß niemand wirklich etwas über CFS."

Sean versuchte auf verschiedene Art und Weise mit dem Arzt zu reden, indem er beispielsweise darauf hinwies, dass sein Blutgerinnungsfaktor VIII niedrig war oder seine TGF-Beta-1-Werte so hoch waren, dass sie inneren Blutungen entsprechen.

„Wenn jemand CFS hat, sind überhaupt keine Untersuchungen nötig. Wenn Sie CFS haben, dann ist das alles, was Sie haben."

Sean griff auf seine mathematischen und technischen Fähigkeiten zurück. Das war grotesk. „Sie wollen mir sagen, dass alles plus CFS einfach nur das Gleiche ist wie CFS? Wie bei einer Gleichung?"

„Leider weiß niemand wirklich viel über CFS", sagte Dr. Bad-Medicine.

„Wann habe ich also CFS bekommen? War das, nachdem ich mit einer Herzmuskelentzündung auf der Intensivstation war? Oder hatte ich es schon vorher, obwohl ich siebzig Stunden die Woche gearbeitet habe?"

„Es kommt nicht darauf an, wann Sie CFS bekommen haben. Worauf es ankommt ist, dass Sie jetzt CFS haben."

„Das schließt auch die Blutuntersuchungen ein, die gemacht wurden, als ich 18 war?"

„Sobald jemand CFS hat, bedeutet keine der früheren Untersuchungen mehr irgendetwas."

Sean fuhr mit seinen Einwänden fort. Irgendwann erwähnte Dr. Bad-Medicine, es gebe vielleicht an den NIH [National Institutes of Health] klinische Studien, oder er könne vielleicht mit Dr. José Montoya an der Stanford University Kontakt aufnehmen, aber er war von keiner dieser Aussichten begeistert.

Sean protestierte. „Ich möchte in der Lage sein, mit meiner Familie das Leben zu genießen, mit meinen Kindern zu spielen, aber ich kann das nicht, wenn ich weiterhin schon nach wenigen Minuten Anstrengung diese Herzprobleme bekomme."

„Es gibt keine Behandlung, mit der man Ihren Zustand verbessern könnte", sagte Dr. Bad-Medicine. „Und weil es keine Möglichkeit gibt, wieder gesund zu werden, gibt es keinen Grund, Untersuchungen welcher Art auch immer durchzuführen. Sie werden die Untersuchung, die Sie möchten, hier nicht bekommen. Sie werden diese Untersuchung, die Sie möchten, nirgendwo bekommen. Es gibt keine Behandlungsmöglichkeiten, um Ihnen hier zu helfen. Es gibt nirgendwo Behandlungsmöglichkeiten. Sie finden den Weg nach draußen sicher alleine."

Und mit diesen Worten verließ Dr. Bad-Medicine den Raum.

Ich kann nicht glauben, dass man diesem Mann erlaubt, einen Heilberuf auszuüben.

Wenn ich so leidenschaftlich über die Angriffe auf mich und die Wissenschaft spreche, dann deshalb, weil ich weiß, dass das, was Sean erlebte, das unmittelbare Ergebnis der Pest der Korruption ist, die meinen guten Ruf zerstört hat. Wir hatten seit mindestens einem Jahrzehnt die Antwort! Es sind die Retroviren, die die Impfstoffe kontaminieren. Bei Herz-Kreislauf-Erkrankungen ist es das Retrovirus, das Gary Owens entdeckte und über das er bei der Tagung in der Cleveland Clinic am 10. November 2009 sprach – XMRV-2! Sehen Sie, Gary Owens' Spezialgebiet ist die Kardiologie. Und was haben John Coffin und die NIH getan? Sie sorgten dafür, dass Owens' Labor seine Ergebnisse erst 2013 veröffentlichen konnte, und in dem Artikel wurde auch nur Coffins Labor erwähnt und das Virus wurde in BV2 umbenannt. Wieder einmal Betrug und Vertuschung. Es gibt in der Medizin der entwickelten Welt heutzutage nichts, was der Wahrheit annähernd nahekäme.

Wir dürfen nicht zulassen, dass das so weitergeht.

* * *

Frank Ruscetti ist, statt Arzt zu werden, in die wissenschaftliche Forschung eingestiegen, weil er überzeugt davon ist, dass die Entdeckung grundlegender Tatsachen dabei hilft, die Gesundheit der Menschen auch noch lange nach seinem Tod zu fördern. Er hatte immer an der Idee Gefallen gefunden, etwas bislang Unbekanntes zu entdecken. Ich teile diese Leidenschaft. Seine Begeisterung für die wissenschaftliche Forschung hat sich nicht geändert, aber er räumt ein, dass die Forschung schwieriger geworden ist, weil wir mehr Informationen haben. Die Wissenschaftler müssen heute ein größeres Instrumentarium an Techniken mitbringen, um ein Problem zu lösen.

Um in Ordnung zu bringen, was in der heutigen Wissenschaft verkehrt läuft, schlägt Frank vier konkrete Maßnahmen vor:

1. Schafft alle Geldprämien für Wissenschaftler ab, da sie der Kooperation schaden.
2. Schafft jegliche Anonymität von Gutachtern ab, die über Fördergelder und Veröffentlichungen entscheiden. Wenn ein Wissenschaftler etwas nicht öffentlich sagen kann, warum sagt er es dann überhaupt?
3. Begrenzt die Summe an öffentlichen Fördergeldern, die ein einzelner Forscher erhalten kann. Je mehr praktizierende Wissenschaftler wir haben, desto besser wird das für die Wissenschaft im Allgemeinen sein.
4. Legt ein verpflichtendes Ruhestandsalter fest, um Möglichkeiten für die nächste Generation an Wissenschaftlern zu eröffnen.[2]

Ich stimmte Franks Vorschlägen zu, wie wir die Art und Weise der zurzeit betriebenen Wissenschaft und Medizin verändern sollten. Ich würde noch die Notwendigkeit hinzufügen, das Bayh-Dole-Gesetz aufzuheben, nach dem vom Nationalstaat finanzierte Wissenschaftler Entdeckungen patentieren dürfen. Ich habe mich immer über dieses Gesetz geärgert. Wie kann ich „geistiges Eigentum" beanspruchen, wenn der Steuerzahler für meine Ausbildung, meine Materialien, meine Ausstattung mit Geräten und meine Betreuung bezahlt hat? Als ich auf dem Gebiet zu arbeiten begann, war das noch vor dem Bayh-Dole-Gesetz, und es schien, als hätte es damals unter Wissenschaftlern einen partnerschaftlicheren Geist gegeben. Die Wissenschaft beruht auf der Arbeit von anderen. Da gab es kein „Ich" in der wissenschaftlichen Erkenntnis, nur ein „Wir". Ich war gern bereit, eine geringere Bezahlung zu erhalten, dafür aber intellektuelle

Freiheit und die Gelegenheit zu haben, die menschliche Erkenntnis voranzubringen.

Ich habe immer geglaubt, Wissenschaftler seien die Besten unter uns, teilweise weil die meisten – genauso wie ich – sich nicht wegen des Geldes der Wissenschaft verschrieben haben. Ich habe immer geglaubt, die intelligentesten, kreativsten und leidenschaftlichsten Menschen in der Forschung seien auch die bescheidensten. Ich glaube nicht, dass das System heutzutage diese Qualitäten unter den Wissenschaftlern belohnt. Wir machen diese wunderbaren Menschen zu Geächteten.

* * *

Okay, das sind also Franks Gedanken, wie wir die Wissenschaft wieder in Ordnung bringen sollten.

Aber wie helfen wir nun denjenigen, die gegenwärtig leiden? Wir haben da ein paar Ideen.

Wenn wir unter ständigen Attacken durch Viren und Retroviren stehen, ganz zu schweigen von den Angriffen durch Chemikalien, die das ordnungsgemäße Funktionieren unseres Immunsystems durcheinanderbringen (und lassen Sie mich gar nicht erst anfangen von den negativen Auswirkungen elektromagnetischer Strahlung durch Mobiltelefone und Mobilfunkmasten): Was können wir tun, wenn wir unsere Gesundheit wiedergewinnen wollen?

Wir haben in diesem Buch oft erwähnt, wie viele wissenschaftliche Artikel wir gelesen haben in dem Versuch zu verstehen, was mit unserer Gesundheit wirklich los ist. Und es leuchtet ein, dass alles, was wir hier vorschlagen, der bestmögliche Plan ist, über den ich jetzt, also im Jahr 2019, verfüge. Wer weiß, was 2020 geschehen wird oder in den Jahren danach? Wir glauben jedoch, dass die Leitgedanken, die wir hier äußern, vernünftig sind. Wir sind immer bereit, etwas Neues auszuprobieren, wenn es vielversprechend erscheint und ungefährlich ist. Es sind Arbeiten, die noch im Werden sind, aber wir glauben, dass man zumindest die Grundzüge für die nächsten fünf, zehn oder 15 Jahre von jetzt an gerechnet aufrechterhalten kann.

* * *

Wenn wir den Verdacht haben, jemand leide an einer mit Retroviren zusammenhängenden erworbenen Immundysfunktion, ist Deuterium-reduziertes Wasser eine der ersten Möglichkeiten, die wir ausprobieren könnten. Ich bin Dr. Petra Dorfsman zu Dank verpflichtet, die mir diese Informationen eröffnet hat, da sie in den Vereinigten Staaten eine Pionierin in seiner Verwendung ist. Mit dieser erstaunlich einfachen Lösung unterstützt sie auch meine Gesundheit.

Ich habe nie gedacht, dass wir mit etwas so Einfachem wie Wasser anfangen könnten. Jeder weiß, dass Wasser aus zwei Wasserstoffatomen und einem Sauerstoffatom besteht (H_2O). Es wird behauptet, dass Deuterium, ein Isotop des Wasserstoffs (D_2O), unsere Mitochondrien verstopft und damit deren Leistung vermindert. In unseren Zellen reichert sich dann Deuterium an. Petra Dorfsman zog unsere Aufmerksamkeit auf sich, als sie uns berichtete, dass Deuterium als Wachstums- und Transformationsfaktor bei allen Mikroben agiert, und dazu gehören auch Retroviren und die Zellen, in denen diese Mikroben leben. Zudem ist Deuterium in jeder Säugetierzelle mit Mitochondrien ein krebsverursachendes Onko-Isotop. Nun erinnern Sie sich, wir haben in der Wissenschaft als Krebsforscher angefangen. Als wir Deuterium-reduziertes Wasser erforschten, wurde unser Interesse geweckt, denn wir fanden heraus, dass es in medizinischen Einrichtungen begleitend zur traditionellen Chemotherapie eingesetzt wird.

Der wichtigste medizinische Experte, der diese Theorie vorbringt, ist Dr. Laszlo Boros aus Ungarn. 2015 hat Dr. Boros zusammen mit der University of California, Los Angeles, der University of Arizona und der Johns Hopkins University eine Studie durchgeführt. Im Abstract der entsprechenden Veröffentlichung heißt es:

> Das natürlich vorkommende Isotop des Wasserstoffs, Deuterium, könnte eine wichtige biologische Rolle spielen. Deuterium-reduziertes Wasser verzögert die Tumorprogredienz bei Mäusen, Hunden, Katzen und Menschen … Es wird ein Modell vorgeschlagen, das den terminalen Komplex der mitochondrialen Elektronentransportkette hervorhebt, die den molekularen Sauerstoff zu Deuterium-reduziertem Wasser (DDW) reduziert; das beeinflusst die Glucogenese sowie die Oxidation von Fettsäuren … DDW wird hier vorgeschlagen, um Krebsprävention und Behandlung zu verbinden mit natürlicher ketogener Diät, Trinkwasser mit niedrigem Deuteriumgehalt sowie der DDW-Produktion, die der nachgelagerte mitochondriale Mechanismus

> von gezielten Krebsmedikamenten wie Avastin und Glivec ist. Die Rolle von Deuterium in der Biologie ist potenziell ein fehlendes Bindeglied in dem schwer fassbaren Rätsel Krebs, das dem Anschein nach mit der Epidemiologie von Krebs in westlichen Bevölkerungen in Beziehung steht – als Folge von ausgeprägter Deuteriumbelastung durch den Verzehr von verarbeiteten Kohlenhydraten anstelle des Verzehrs natürlicher Fette.[3]

Wenn es irgendetwas gibt, das meine berufliche Laufbahn geprägt hat, dann ist es, offen zu sein gegenüber neuen Ideen und nachzuschauen, wie sie in das hineinpassen, was wir bereits wissen oder glauben zu wissen. Frank hat mir beigebracht, neue Informationen einzubeziehen, um ein Problem besser verstehen zu können. Ich würde gerne glauben, dass diese Art des zusammenführenden Denkens in der Wissenschaft weit verbreitet sei, aber das ist nicht der Fall. Ich kann Ihnen gar nicht sagen, wie oft ich erlebt habe, dass eine neu gewonnene Information vorgetragen wurde, darunter wirkliche Durchbrüche, und dann beobachten musste, wie ein führender Wissenschaftler, der einen auch nur geringfügig anderen Ansatz hat, diese neue Information nicht einmal in Erwägung zog. Meiner Meinung nach gibt es in der Wissenschaft keinen Platz für persönliches Geltungsbedürfnis.

Als Petra mir berichtete, dass Deuterium als Wachstumsfaktor für Mikroben einschließlich Retroviren wirkt, schoss mir blitzartig etwas durch den Kopf. Wenn wir das als eine Arbeitshypothese benutzten, würden viele der Puzzleteile plötzlich ein Gesamtbild ergeben. Ja, der Einsatz von tierischem Gewebe bei der Herstellung von Impfstoffen und anderen medizinischen Produkten war sicherlich ein Teil des Puzzles. Aber wenn man dann dieses Wasser mit hohem Deuteriumgehalt, das die Leistung der Mitochondrien beeinträchtigt, zu diesem Puzzle hinzufügt, dann eröffnet sich eine Reihe anderer interessanter Wege. Ich zähle mich selbst zu den Leuten, die glauben, dass wir bis zu einem gewissen Grad immer Krebszellen in uns haben, aber ein ordentlich funktionierendes Immunsystem hält sie in Schach.

Gibt es andere Beweisketten, die nahelegen, dass Deuterium-reduziertes Wasser eine nützliche Waffe in unserem Arsenal zur Förderung der Gesundheit sein könnte? Es ist bekannt, dass es einen Zusammenhang zwischen dem Verzehr von zu stark verarbeiteten Nahrungsmitteln und einem schlechten Gesundheitszustand gibt. Petra und andere gehen davon aus, dass verarbeitete Nahrungsmittel vermutlich große Mengen an Wasser mit hohem Deuteriumgehalt enthalten. Frische Nahrungsmittel, insbesondere gesunde Fette, sind wahrscheinlich Quellen von Wasser mit niedrigem Deuteriumgehalt. Das ist einer der Gründe, warum viele Menschen mit Epilepsie Erfolg mit der sogenannten ketogenen Diät haben. Die Diät zwingt den Körper dazu, Energie aus gesunden Fetten zu gewinnen. Diese gesunden Fette sind reich an Wasser mit geringem Deuteriumgehalt. Das kann auch der Grund sein, warum viele vom Fasten profitieren: Weil Fasten den Körper dazu zwingt, die Fettreserven zu verbrennen. Das verursacht die Freisetzung von Deuterium-reduziertem Wasser aus den eigenen Fettzellen und führt damit zu gesünderen Mitochondrien.

Das erklärt wahrscheinlich den gesundheitlichen Nutzen, den Menschen aus gesunden Fetten ziehen. Sie haben das richtige Wasser in sich. Und das wirft ein anderes Licht auf die ganze Low-Fat-Kampagne. Wir haben uns nicht entwickelt, indem wir Mahlzeiten mit niedrigem Fettgehalt aßen. Wir stopfen unnatürliche Nahrungsmittel in unseren Körper in dem Glauben, die Art von Nahrungsmitteln, die wir über Millionen von Jahren gegessen haben, würde uns schädigen. Das ist verrückt. Neulich sah ich, wie mein Mann David dabei war, gezuckertes fettarmes Milchpulver in seinen Kaffee zu schütten. Ich griff danach, goss es in den Abguss und sagte: „Was glaubst du denn, was du da tust?“ Der arme Mann war ganz erschrocken. Ich sagte: „Schau dir mal den ersten Inhaltsstoff an: Maissirup mit hohem Fruchtzuckergehalt. Mein Liebster, bitte iss Nahrungsmittel mit vollem Fettgehalt. Sie schmecken besser und sie sind gesünder für dich.“

Ich kann das auch mit einer persönlichen Geschichte bezeugen. Bevor ich anfing über XMRV zu forschen, wurde ich halbjährlich auf HIV getestet, denn ich arbeitete mit diesem Virus im Labor. Bei der XMRV-Forschung war ich eine negative Kontrollperson, genauso wie andere Labormitarbeiter. Im Jahr 2011 rief Frank mich unvermittelt an und verkündete die Neuigkeit, dass Patient Nr. 2623 mit Serologie und Protein-Assays positiv auf XMRV getestet wurde. Patient Nr. 2623 war aber kein Patient. Das war ich! Ich hatte meine Arbeit immer unter der Biosicherheitsstufe 2+ durchgeführt. Wir haben zwei Paar Handschuhe übereinander an, autoklavieren allen Abfall [Erhitzen unter Überdruck] und desinfizieren alles mit Bleiche. Wenn ich mit XMRV infiziert worden war, dann gab es nur eine Möglichkeit, wie ich das Virus eingefangen haben konnte. Das Virus war aerosolisiert, das heißt, es konnte durch die Luft schweben. Genauso wie Madame Curie, die radioaktive Strahlung untersuchte und am Ende durch die radioaktive Verstrahlung starb, war ich ein Opfer des Monsters geworden, das ich zu erforschen trachtete.

Die Menschen, die an ME/CFS leiden, klagen oft, ihr Denken sei wie benebelt und sie seien, ähnlich wie Patienten mit Multipler Sklerose, unfähig zu laufen und zu sprechen. Ich habe solche Episoden ebenfalls erlebt, insbesondere nach langen Flügen, von denen man weiß, dass sie oxidativen Stress erzeugen. Ja, ich leide jetzt unter vielen der gleichen Symptome wie die Patienten, die ich erforsche. Die Antwort auf die Frage, wie man diese Krankheiten behandeln kann, ist für mich keine rein akademische Frage mehr.

Es ist eine ganz persönliche Frage.

Petra schlug vor, das Deuterium-reduzierte Wasser auszuprobieren, und ich fand das eine gute Idee. Ich bin immer bereit, etwas Neues auszuprobieren, wenn es ungefährlich ist, und was könnte ungefährlicher sein als Wasser zu trinken? Für mich waren die Ergebnisse beachtlich. Ich war wieder die Alte. Ich habe buchstäblich die gleiche kognitive Leistungsfähigkeit, die ich hatte, bevor ich die letzten zehn Jahre mit der am leichtesten übertragbaren human-pathogenen Retrovirus-Familie gearbeitet habe – den XMRVs. Wenn ich meine Mitochondrien anschauen könnte, stelle ich mir vor, wie sie nun die richtige Menge an Energie erzeugen anstatt der Gefahrensignale, die sie aussenden, wenn sie unter Stress stehen.

Ich denke, es gibt noch einen anderen möglichen Nutzen von Deuterium-reduziertem Wasser, und ich möchte sichergehen, dass ich das genau erkläre. Wenn wir ein Wassermolekül mit dem richtigen Isotop des Wasserstoffs haben, dann sieht das Molekül tatsächlich anders aus. Diese richtige Form des Wassers bedeutet, es kann die Zellen leichter durchdringen und mit Wasser versorgen. Die Mitochondrien werden dann vom Aussenden von Gefahrensignalen umschalten auf die Bereitstellung der Energie, die die Zellen brauchen, um ihre Aufgaben der Erholung und Reparatur zu erfüllen. Wenn das Kraftwerk des Körpers effizient arbeitet, können alle anderen Organe des Körpers ihre Arbeit machen, da sie wissen, sie haben genügend Energie dafür zur Verfügung. Wenn es nicht genügend Energie gibt, müssen die Organe des Körpers wie der Vorarbeiter in einer Produktionsstätte Möglichkeiten für Kürzungen herausfinden, um die Dinge am Laufen zu halten. Vielleicht müssen einige Teile des Werks stillgelegt werden in der Hoffnung, dass nicht zu viel Schaden entsteht, bis die Energieversorgung wiederhergestellt ist. Deuterium-reduziertes Wasser kann man im Internet auf verschiedenen Verkaufsportalen finden.

Wenn Sie nur die althergebrachten Theorien über Gene und ihre Funktion studiert haben, mag dies ketzerisch klingen. Aber wir haben entdeckt, dass es buchstäblich eine ganze Sinfonie an Wechselwirkungen zwischen unserer Umgebung und unseren Genen gibt.

Der offizielle Name dieses Wissenschaftszweiges lautet „Epigenetik".

Einfach ausgedrückt bedeutet das, Ihre Umgebung beeinflusst die Funktionsweise Ihrer Gene. Die DNA-Methylierung ist ein epigenetischer Hauptweg, über den Gene an- und abgeschaltet werden. Aber es ist nur einer von vielen. Wenn Sie in einer verschmutzten Umwelt leben, werden einige Gene an- und andere abgeschaltet. Man hat herausgefunden, dass das Gleiche geschieht, wenn Menschen unter hohem Stress stehen. Dann schalten sich manche Gene an und andere ab.

Unter anderem aus diesen Gründen habe ich Angst vor dem, was sich aus den genveränderten Organismen (GMOs – *genetically modified organisms*) in unserer Nahrung ergeben könnte. Wir haben buchstäblich keine Ahnung, was diese GMOs in unserer inneren Umwelt anrichten können und welche Gene ungewollt an- oder abgeschaltet werden. Ich halte sehr viel von einer Wissenschaft, die natürliche Prozesse untersucht und dann versucht, ihnen so gut wie möglich zu folgen.

* * *

Obwohl ich mein ganzes Leben die Freizeitdroge Marihuana vermieden habe, bin ich jetzt eine begeisterte Befürworterin von medizinischem Cannabis bei chronischen Erkrankungen. Mein Co-Autor Kent lacht darüber, wie das bei uns zwei Spießern sein kann. Sein erster juristischer Job war die Arbeit für die Drogenabteilung der US-Bundesstaatsanwaltschaft in San Francisco, wo er sich aufgezeichnete Gespräche von Drogenbaronen in Oakland anhörte. Nun sind wir beide starke Befürworter von medizinischem Cannabis.

Wir denken, Cannabis hat kurative Eigenschaften, was bedeutet, dass eine bestimmte Zubereitung von Cannabis bei Menschen mit chronischen

Krankheiten eine Hilfestellung sein kann. Aber für die große Mehrheit wird es kein „Heilmittel" sein. Ich vergleiche die Wirkung von Cannabis im Körper mit einem Abblendschalter für Neuroinflammation. Wenn Sie nur ein relativ leichtes Problem haben, dann kann Cannabis sicherlich wie ein Heilmittel erscheinen, aber das liegt nur daran, dass Sie nicht sehr weit davon entfernt sind, das immunologische endocannabinoide Gleichgewicht wiederherzustellen.

Es ist vielleicht hilfreich, wenn Sie die Bedeutung von Cannabis verstehen und das, was wir das endocannabinoide System nennen. Obwohl es erst 1978 entdeckt wurde, ist es meiner Meinung nach eines der wichtigsten Systeme im Körper. Das endocannabinoide System wurde als „Supercomputer, der die Homöostase im Körper reguliert" bezeichnet. Es besteht aus einer Gruppe von Molekülen, den Cannabinoiden und den Rezeptoren, an denen sie andocken. Wir haben gelernt, dass diese Rezeptoren eine Vielzahl von Funktionen regulieren, darunter Appetit, Schmerz, Inflammation, Thermoregulation, Muskelkontrolle, den Stoffwechsel, und es steuert sogar unsere Stressantwort. Professor Raphael Mechoulam, weithin als der Vater der Cannabis-Medizin anerkannt, ging so weit zu sagen, dass das „endocannabinoide System bei praktisch allen Krankheitszuständen beteiligt ist".[4] Man hat herausgefunden, dass Cannabis unter anderem krampflösende, entzündungshemmende, antipsychotische, antioxidative und antidepressive Eigenschaften hat.

Wenn unsere Körper unter Stress geraten, können wir unsere natürlichen Cannabinoide nicht selbst herstellen. Das trifft sicherlich auf diejenigen mit ME/CFS und auf Kinder mit Autismus sowie auf Krebspatienten zu. Es mag Sie überraschen zu entdecken, dass neben Hanf und Cannabis die einzige andere reiche Quelle für natürlich vorkommende Cannabinoide in der Muttermilch zu finden ist. Ja, das ist richtig, Muttermilch enthält Cannabinoide. Wie viele wunderbare Dinge können wir noch darüber sagen, was Mutter Natur uns alles durch die Muttermilch zur Verfügung stellt?

Ich glaube, mit der Entdeckung, dass Cannabinoid-Rezeptoren im Gehirn und in Stammzellen vorhanden sind, haben wir eine Erklärung dafür, warum Cannabis bei vielen chronischen Krankheiten einen therapeutischen Nutzen hat. Sogar kleine Dosen von aus Pflanzen gewonnenen Cannabinoiden können dem Körper das Signal geben, mehr seiner eigenen Cannabinoide zu produzieren. So wird auch die Bildung von mehr

Cannabinoid-Rezeptoren angeregt. Ein funktionsfähiges Endocannabinoid-System ist für unsere Gesundheit unerlässlich.

Aufgrund von Zensur und Korruption in der Cannabis-Forschung wurden viele der Studien in der Öffentlichkeit und in medizinischen Kreisen verheimlicht oder falsch dargestellt. Wie bei jedem Naturprodukt, aus dem man ein Therapeutikum macht, benötigt man das Fachwissen und das Engagement von Wissenschaftlern, um vorurteilsfreie Wissenschaft in nützliche Therapeutika umzusetzen.

Wir denken jedoch, dass Zubereitungen von Cannabis zu den ersten Dingen gehören sollten, die ein praktischer Arzt einsetzt und die bei einer Vielzahl von Gegebenheiten als preiswerte und äußerst gefahrlose Intervention helfen können. Unsere Aufgabe als translationale Wissenschaftler ist es, diesen ungefährlichen, unterstützenden Therapien schnell nachzugehen und sie von politischen Vorurteilen zu befreien. Das ist bislang nicht geschehen.

Sie haben vielleicht etwas über den Wassernotstand in Flint, Michigan, gehört, wo hohe Bleiwerte im Trinkwasser zugelassen waren. Als das bekannt wurde, sagte ich: „Werft einfach etwas Cannabis ins Wasser. Das ist eine Pflanze, mit der man auf natürliche Weise das Wasser von Schwermetallen entgiften kann. Man darf sie danach nur nicht mehr benutzen. Reinigt sie davor.“ Ich spreche von einem Extrakt von der gesamten Pflanze, die man von Verunreinigungen befreit hat. Sie ist ein sehr gutes Mittel zur Entgiftung und zieht alle Schwermetalle heraus. Es gibt sehr einfache, preiswerte und wirksame Möglichkeiten, diese Schwermetalle aus dem Körper herauszuziehen. Wenn wir den Feind erst einmal kennen, können wir Strategien entwickeln, ihn zu bekämpfen.

Ein anderer Vorteil von Cannabis ist, dass das endocannabinoide System ein System ist, in dem Signale über Lipide übertragen werden und das entscheidend ist für die Funktion der hämatopoetischen (blutbildenden) und der mesenchymalen Stammzellen. Wir sprechen über das einwandfreie Funktionieren des Gehirns, des Immunsystems, des Verdauungssystems und des Herzens. Es ist wahrscheinlich hilfreich, sich den Körper als ein gigantisches Signalübertragungssystem vorzustellen. Die Mitochondrien stehen im Zentrum dieses Signalübertragungssystems, denn wenn nicht ausreichend Energie zur Verfügung steht, müssen alle Organe des Körpers das kompensieren, indem sie sich abschalten oder mit verminderter Kraft und Funktion arbeiten. Eines der Dinge, die wir zu verstehen versuchen, ist, wie die biologischen Marker eines Bären im Winterschlaf aussehen. Wir nehmen an, dass viele den Markern von Menschen mit ME/CFS oder anderen neuroimmunologischen Krankheiten ähneln.

Eines der wirklich erschreckenden Dinge, die ich im Laufe der Jahre im Zusammenhang mit Energiearmut gehört habe, ist, wie schnell bei verstorbenen autistischen Kindern die Leichenstarre eintritt. Überlegen Sie einmal, was das wirklich bedeutet. Ihre Körper versuchen so verzweifelt am Leben zu bleiben, dass in dem Moment, in dem sie ihren Geist aushauchen, die Leichenstarre sehr schnell eintritt. Ich habe das gleiche Phänomen bei meiner Tante gesehen, die 2011 an Bauchspeicheldrüsenkrebs starb. Chronische Krankheit bedeutet, Ihr Körper versucht, am Leben zu bleiben. Sie sind dem Tod so nahe, dass es nicht lange dauert, bis die Leichenstarre einsetzt. Wie grauenhaft.

Ich war schockiert darüber, wie schnell das bei meiner Tante passierte, und ich habe es nicht richtig verstanden, bis ein Forscher, Dr. Robert Naviaux von der University of California in San Diego, es mir erklärte. „Chaos ist Entropie", sagte er. „Keine Bewegung." Wir stellen uns Chaos als unberechenbare Bewegung vor, weshalb es mich verblüffte, mir Entropie als Beliebigkeit oder Stille vorzustellen. Ich dachte dabei nicht an die Kinder mit Autismus, sondern an die ME/CFS-Patienten, die den größten Teil des Tages in abgedunkelten Räumen leben müssen und sich nicht bewegen dürfen. Kein Licht, keine Geräusche. Jegliche Energie, die sie verbrauchen, bezahlen sie mit entsetzlichem Leiden. Was für eine furchtbare Existenz, immer dicht am Rande des Todes zu leben und sich weder in die eine noch in die andere Richtung bewegen zu können. Ich glaube an eine Hölle nach dem Tod, aber das klingt für mich definitiv nach einer Hölle auf Erden.

Neuere Entdeckungen legen nahe, dass es noch eine andere Möglichkeit gibt, neurodegenerative Krankheiten und Gehirntumore zu heilen. Ich denke da an „Gehirnwäsche", aber eine gutgemeinte.

Wir kennen seit Jahrzehnten das Lymphsystem des Körpers, das im Wesentlichen eine Flüssigkeitsautobahn ist, auf der eine proteinreiche Flüssigkeit alles wegspült, was Ihr Körper loswerden möchte, wie etwa Bakterien, Krebszellen, abgestorbene Zellen und Giftstoffe. Eine einfache Möglichkeit, das Lymphsystem zu erklären, besteht darin zu sagen, es ist die gesamte Flüssigkeit des Körpers, die nicht Blut ist. Es gibt ein Netzwerk von

Steckern und Pumpen, die Transportmoleküle für Immunzellen enthalten (die ich mir gerne als kleine Müllfahrzeuge vorstelle), die all die schädlichen Stoffe schlucken und sicher entsorgen. Dazu gehört hauptsächlich Makrophagen.

Man war allgemein davon überzeugt, das Gehirn sei immunprivilegiert, das heißt, Antigene, die eindringen, könnten keine Immunreaktion auslösen oder eine Entzündung im Gehirn erzeugen. Im Jahr 2015 wurde dann entdeckt, dass das Gehirn in der Tat sein eigenes Lymphsystem hat. Aus dem Bericht auf den Seiten der *Neuroscience News*:

> In einer verblüffenden Entdeckung, die Jahrzehnte an Lehrbuchwissen umstürzt, haben Forscher an der University of Virginia School of Medicine festgestellt, dass das Gehirn direkt mit dem Immunsystem über Gefäße verbunden ist, von denen man dachte, es würde sie nicht geben. Dass solche Gefäße ihrer Entdeckung entgangen sind, obwohl doch das lymphatische System für den gesamten Körper so gründlich kartiert wurde, ist an sich schon überraschend. Aber die wirkliche Bedeutung dieser Entdeckung liegt in den Auswirkungen, die sie auf die Untersuchung und Behandlung von neurologischen Krankheiten haben könnte, von Autismus über Alzheimer bis zu Multipler Sklerose …
>
> Die unerwartete Existenz der Lymphgefäße wirft eine gewaltige Anzahl an Fragen auf, die jetzt beantwortet werden müssen, sowohl über die Funktionsweise des Gehirns als auch über die Krankheiten, die im Gehirn auftreten können.[5]

Das ist außerordentlich wichtig, denn obwohl es weitgehend anerkannt ist, dass Impfstoffe die Funktionsweise des Immunsystems auf negative Weise beeinträchtigen können, glaubte man, sie könnten im Gehirn keine Schädigung verursachen. Der Gedanke war der, dass es sozusagen keinen Zugang zum Gehirn gibt und es dadurch geschützt ist. Diese Entdeckung bedeutet schlicht, dass das Gehirn in der Tat mit dem Immunsystem verbunden ist, sodass alles, was eine Reaktion im Immunsystem hervorruft, auch die Funktionsweise des Gehirns beeinträchtigt.

Das ist wohl das, was man als großes Erwachen bezeichnet und als eine Widerlegung der Vorstellung, die Wissenschaft sei jemals in Bezug auf irgendetwas abgeschlossen.

Deshalb kann bei vielen Menschen Cannabis eine entscheidende Rolle für ihre Erholung spielen, indem es die Entzündungsprozesse im

Nervensystem beruhigt, die zellulären Signalwege unterstützt und das Gleichgewicht im endocannabinoiden System wiederherstellt.

* * *

Im vorhergehenden Abschnitt über Cannabis habe ich die Beobachtungen von Dr. Robert Naviaux erwähnt, einem Forscher von der University of California, San Diego, den ich als einen der besten Vordenker zu Autismus und mögliche Genesungswege betrachte.

Naviaux stellt die Hypothese auf, unsere moderne Welt löse ein uraltes zelluläres Abwehrsystem aus, die sogenannte „*cell danger response*" – die Reaktion der Zelle auf Gefahr. Er vergleicht das mit einer Burg im Mittelalter, die als undurchdringliche Festung gedacht war und von der ortsansässigen Bevölkerung in Notzeiten aufgesucht wurde. Wenn Eindringlinge kamen, die von den Truppen des Königs nicht geschlagen werden konnten, liefen die Dorfbewohner in die Burg, die Zugbrücken wurden hochgezogen und die Bevölkerung konnte dort in Sicherheit bleiben, bis die Gefahr vorüber war. Naviaux glaubt, unsere Zellen setzen eine ähnliche Strategie ein, wenn sie mit Krankheitserregern konfrontiert werden. Was passiert aber, wenn die Gefahr andauert? Die Dorfbewohner würden aus der Burg nicht mehr herauskommen. Der normale Warenverkehr könnte nicht wieder aufgenommen werden. Während bei den Menschen ein solches Szenario zum Hungertod und wahrscheinlich zu Kannibalismus führen würde, müsste die Zelle in einen Zustand von faktischem Winterschlaf fallen.

Ein Artikel über Naviaux' Forschung aus *Science Daily* vom 13. März 2013 beschreibt die Kernaussagen seiner Theorie:

> „Wenn Zellen klassischen Arten von Gefahren ausgesetzt werden wie einem Virus, einer Infektion oder Umweltgiften, dann wird ein Abwehrmechanismus aktiviert", erklärt Naviaux. „Das führt zu einer Veränderung des Stoffwechsels und der Genexpression und vermindert die Kommunikation mit benachbarten Zellen. Einfach ausgedrückt, wenn Zellen aufhören, miteinander zu sprechen, dann sprechen auch die Kinder nicht mehr." [6]

Das eröffnet ein großes Gebiet an möglichen Erklärungen und Forschungsrichtungen, nicht wahr? An Naviaux' Theorie schätzen wir, dass sie uns befreit von der engen Fragestellung nach der Substanz, die das

Problem verursacht. Stattdessen ermöglicht sie eine breitere Fragestellung danach, wie dem Körper Schaden zugefügt wird. Wir brauchen einen eindeutigen Marker, damit wir die Frage beantworten können, ob der Körper im Zustand einer *„cell danger response"* [einer Reaktion auf Gefahr] ist und was wir tun könnten, um dem Körper das Entwarnungssignal zu geben.

Auch wenn ich Ihnen nicht zu viel Fachchinesisch zumuten möchte, sei immerhin so viel gesagt: Naviaux identifizierte siebzehn inflammatorische Signalmoleküle, die anzeigen, dass die Mitochondrien im gestressten Zustand einer *„cell danger response"* sind. Diese Signalmoleküle werden als „Mitokine" bezeichnet und Naviaux maß sie in seinem Labor mit einem speziell programmierten Massenspektrometer. Er identifizierte siebzehn dieser Mitokine und hatte damit ein klares Ziel für seine Intervention.

Naviaux machte auch ein vielversprechendes Medikament ausfindig, das wahrscheinlich die Reaktion der Zelle auf Gefahr beruhigen könnte. Sein Name ist Suramin und es wurde mehr als hundert Jahre in der Behandlung der afrikanischen Schlafkrankheit eingesetzt. Ich war mit Suramin vertraut, weil ich damit in den frühen Medikamentenstudien zu Krebs und AIDS gearbeitet hatte. Bei manchen Patienten hatte es zu fantastischen Besserungen geführt. Damals konnten wir kein Muster erkennen, aber ich bin seitdem zu der Überzeugung gelangt, dass die HIV-AIDS-Patienten, die am schnellsten starben, außer mit HIV auch noch mit XMRV infiziert waren. Naviaux hat diese Gefahrenreaktion der Zellen zuerst bei Mäusen hervorgerufen (indem er eine Injektion benutzte, die dem Immunsystem der Mäuse eine Infektion vortäuschte) und hat dann das Suramin an ihnen getestet. *Science Daily* berichtete:

> Das Medikament hat 17 Arten von Multisystem-Anomalien wieder in den alten Zustand gebracht, darunter die Struktur der Synapsen im Gehirn, die Signalübertragung zwischen den Zellen, soziales Verhalten und Bewegungskoordination. Außerdem hat es den Stoffwechsel der Mitochondrien normalisiert. „Die erstaunliche Wirksamkeit, die diese Studie mit APT (antipurinerge Therapie) gezeigt hat, um die Reaktion der Zelle auf Gefahr umzuprogrammieren und die Inflammation zu reduzieren, demonstriert eine Möglichkeit, eine vollkommen neue Klasse von anti-inflammatorischen Medikamenten zu entwickeln, um Autismus und etliche andere Krankheiten zu behandeln", sagte Naviaux.[7]

Naviaux hat diesen anfänglichen Studien an Mäusen weitere hinzugefügt. Darunter war eine mit Mäusen, die ein Alter hatten, das dreißig Jahren beim Menschen entspricht, und außerdem eine Studie an Mäusen mit Fragilem X-Syndrom, das oft auch als genetisch bedingter Autismus bezeichnet wird. Wir stellen uns Autismus als eine Krankheit mit beschleunigter Alterung vor, weshalb die molekularen Pfade bei genetisch bedingten Krankheiten wie dem Fragilen X-Syndrom und dem Rett-Syndrom maßgebliche Ähnlichkeiten haben könnten. (Das Rett-Syndrom wird durch Mutationen auf dem MECP2-Gen [Methyl-CpG-bindendes Protein 2] verursacht.) Die Ergebnisse waren bei zwei anderen Studien ähnlich erfolgreich und zeigten, dass möglicherweise sogar Alter oder genetischer Status den Erfolg dieser medikamentösen Behandlung nicht beeinträchtigen.

Naviaux wurde schließlich die Genehmigung erteilt, dieses jahrhundertealte Medikament gegen die afrikanische Schlafkrankheit bei Kindern mit Autismus zu erproben. Im Mai 2015 wurde diese Suramin-Autismus-Behandlungsstudie an der UCSD [University of California, San Diego] begonnen, und sie wurde im März 2016 beendet. Es war eine Blindstudie, bei der fünf Kindern das Medikament und weiteren fünf Kindern ein Placebo gegeben wurde. In einer aktuellen Mitteilung über die klinische Studie vom 18. Januar 2016 schrieb Naviaux:

> Suramin führte zu Verbesserungen bei allen Kernsymptomen des Autismus. Alle fünf Kinder, von denen wir annehmen, dass sie das Medikament erhielten, zeigten beachtliche Fortschritte in Sprache, sozialer Interaktion und Interessensbekundung. Suramin scheint auf einer fundamentalen Ebene zu wirken. Indem Entwicklungsbarrieren beseitigt werden, die durch die Reaktion der Zellen auf Gefahr [*cell danger response*] verursacht wurden, ermöglichte Suramin den Kindern mit Autismus damit zu beginnen, die Entwicklungsstadien zu durchlaufen, die sie zuvor nicht abgeschlossen hatten. Hinlänglich bekannt sind bei Autismus physiologische Anomalien, die vom Gehirnstamm gesteuert werden und mit einem niedrigen parasympathischen Tonus verbunden sind. Viele dieser Symptome wurden innerhalb von Stunden nach der Gabe einer einzigen Dosis Suramin behoben.[8]

Das ist ein Bericht der Eltern von Fall Nr. 1 der UCSD-Suramin-Studie. Ich möchte, dass Sie sich vorstellen, wie Sie reagieren würden, wenn das Ihr eigenes Kind wäre. Die Eltern dieses Kindes sind beide Ärzte; man kann ihren Beobachtungen also im Allgemeinen trauen:

> Können Sie sich vorstellen, Eltern eines der Patienten mit Locked-in-Syndrom in dem Film *Awakenings* [„Zeit des Erwachens"] zu sein? Unser Sohn ist 11 Jahre alt. Mit anderthalb Jahren kannte er Farben, Formen und Zahlen in Englisch, Spanisch und Farsi. Er konnte Puzzles schneller zusammensetzen als irgendein anderes Kind seines Alters. Er war gesellig und nahm andere Menschen in Beschlag. Mit drei Jahren hatte er all seine Sprachfähigkeiten und seine Geselligkeit verloren und wurde mit Autismus diagnostiziert.
>
> Am ersten Abend, nachdem er sein Essen vollständig verzehrt hatte, schaute er ruhig zu mir hinauf und sagte: „Ich bin fertig mit dem Abendessen." Das hatte er noch niemals zuvor gesagt. Normalerweise hatte er gesagt: „Ich bin fertig." Zwei Tage nach der Infusion sagte er bei der Kontrolluntersuchung im Infusionszentrum klar und deutlich zu der Krankenschwester: „Ich möchte noch mal zur Toilette gehen." Das war wahrscheinlich der längste Satz, den er in seinem Leben gesprochen hatte. Sechs Tage nach der Infusion begann er, um neue und unterschiedliche Nahrungsmittel zu bitten. Er aß Salat! Das war eine große Veränderung, denn er ist normalerweise sehr wählerisch mit dem Essen.
>
> Wir haben uns sehr bemüht und in den vergangenen Jahren jede neue Behandlung für Autismus ausprobiert, die sinnvoll erschien. Nichts hatte auch nur annähernd eine solche Wirkung wie das Suramin. Nur eine einzige Dosis des Suramin gab uns einen flüchtigen Blick auf das Kind, das durch diese Krankheit in sich selbst gefangen war.
>
> Können Sie sich also vorstellen, Vater oder Mutter von diesem Patienten mit Locked-in-Syndrom in dem Film „Awakenings" zu sein? Wenn die Patienten schließlich aufwachen und lächeln und tanzen? Und dann wird Ihnen alles wieder genommen?[9]

Wohl wissend, was wir tun, um das Leiden der Kinder mit Autismus und ihrer Eltern zu lindern, fällt es mir schwer, diesen Bericht zu lesen und nicht zu fragen, warum die Bundesregierung der Vereinigten Staaten nicht mit aller nur möglichen Geschwindigkeit die Genehmigung für den Einsatz dieses Medikaments bei Autismus vorantreibt?

Kann das denn so schwierig sein?

Suramin ist seit über einem Jahrhundert im Einsatz und steht auf der WHO-Liste der unentbehrlichen Arzneimittel. Dies sind Arzneimittel, die als am wirksamsten und gefahrlosesten betrachtet werden, um den wichtigen Erfordernissen in einem Gesundheitssystem zu entsprechen. Der einzige Grund, warum es ein Problem gab, war, dass in den 1980er-Jahren die „Cancer Cowboys" HIV-AIDS-Patienten und Krebspatienten so hohe Dosen gaben, dass es zu Nierenschädigungen kam. Die Menge, die den Kindern hier gegeben werden soll, beträgt weniger als fünf Prozent der Dosis, die mehr als 75 Jahre lang gefahrlos verordnet wurde.

Vielleicht besteht das wirkliche Problem darin, dass Suramin keinen Patentschutz mehr hat, was bedeutet, dass die Pharmafirma Bayer, die im Besitz dieses Patents ist, ein geringfügig verändertes Molekül erzeugen muss, damit sie dann in der Lage ist, es neu auf den Markt zu bringen und Milliarden damit zu verdienen.

Zu Beginn seiner Arbeit hat Naviaux mich gerne zu Rate gezogen, aber als er herausfand, was mir passiert war, brach er jegliche Kommunikation ab. Schließlich wirkte Suramin am besten gegen Gamma-Retroviren und die Methylierungs- und Mitochondrien-Störungen, die bei denjenigen auftreten, die am anfälligsten für eine Schädigung sind. Nach wie vor bin ich nicht sicher, ob ich Gott sagen möchte, dass ich in Sicherheit war, während andere Menschen litten, wenn ich eines Tages vor ihm stehen werde. Wenn andere leiden, möchte ich nicht, dass Gott mich fragt, warum ich meinen eigenen Ruf höher bewertet habe als die Notlage von anderen.

Die folgende Aussage stammt aus einem Artikel, den Naviaux 2018 veröffentlichte. Ich wünsche mir, dass alle Wissenschaftler ihre Arbeit ohne Angst vor Verfolgung durchführen können. Aber ich fürchte, das ist nicht der Fall, wenn man dabei auf mächtige Interessen stößt.

> Myalgische Enzephalomyelitis/Chronisches Erschöpfungssyndrom (ME/CFS) ist ein Programm zur Energieschonung, eine Abfolge von Stoffwechsel- und Genexpressions-Veränderungen, die das Verharren unter rauen Umgebungsbedingungen erlaubt, und zwar zum Preis einer herabgesetzten funktionalen Kapazität, von chronischem Leiden und Invalidität … Es sind jedoch verschiedene Zustände der Energieschonung bekannt, die durch raue Umweltbedingungen aktiviert werden. Einer davon wird als *Dauer* [deutsch im Original] bezeichnet, das deutsche Wort für Durchhalten oder Persistenz. Wenn *Dauer* durch raue Bedingungen ausgelöst wird, steigt die Lebenserwartung eines klassischen genetischen Modellsystems, eines einen Millimeter langen Wurms *Caenorhabditis elegans*, von zwei bis drei Wochen

> auf bis zu vier Monate … Die gute Nachricht ist, dass der *Dauer*-Zustand im Wurm-Modell vollständig reversibel ist. Wenn *Dauer* ein gutes Modell für ME/CFS ist, dann gibt es Hoffnung, dass durch die Erforschung der molekularen Steuerungen des *Dauer*-Erscheinungsbildes neue Behandlungsmöglichkeiten auf rationelle Weise entdeckt werden können, die dabei helfen, einen Ausweg aus dem *dauer*-ähnlichen Zustand anzuregen und den Prozess der Genesung einsetzen zu lassen.[10]

Verstehen Sie, warum wir Bären im Winterschlaf und ihre Physiologie erforschen wollen? Sie sind dem Menschen deutlich ähnlicher als ein Wurm. Es scheint, dass wir ein Kernstück des Puzzles übersehen, und vielleicht ist Suramin wie ein Schwamm, der die Gefahrensignale aufsaugt, also eine Möglichkeit, dem Körper zu signalisieren, dass alles in Ordnung ist. Die Zugbrücke kann herabgelassen werden und die Erholung kann beginnen.

Wenn es uns gelingt, mit Deuterium-reduziertem Wasser die Mitochondrien zu ordnungsgemäßer Arbeit zu veranlassen, die Entzündungsprozesse mit Cannabis zu unterdrücken und dann das Entwarnungssignal mit einem Präparat wie Suramin zu senden, könnten wir optimale Voraussetzungen dafür schaffen, selbst unsere herausforderndsten chronischen Krankheiten zu heilen.

* * *

Im Jahr 1998 haben Dr. Andrew Wakefield und zwölf Kollegen einen Bericht über eine Fallserie in *The Lancet* veröffentlicht, in dem bei zwölf Kindern mit einer Autismus-Spektrum-Störung eine leichte bis mittelschwere Entzündung des Dickdarms sowie eine Verdickung der Lymphdrüsen in der Auskleidung des Dünndarms beschrieben wird. Neun der Eltern dieser Kinder bemerkten das Auftreten sowohl der gastrointestinalen Probleme als auch des autistischen Verhaltens im Zusammenhang mit einer Impfung gegen Masern, Mumps, Röteln (MMR). Das ist die erste wissenschaftliche Beschreibung dessen, was später als „Darm-Hirn-Verbindung“ bei Autismus bezeichnet wurde. Was immer Sie über Andrew Wakefield denken mögen, dies ist einer der wichtigsten Beiträge zur Autismus-Forschung.

Von meinem Hintergrund in der HIV-AIDS-Forschung aus gesehen ist das absolut einleuchtend. Retroviren halten sich gerne im Verdauungstrakt auf. Ein großer Teil des Immunsystems befindet sich im Verdauungstrakt. Wenn Sie also ein Retrovirus sind und das Immunsystem außer Kraft setzen wollen, dann gehen Sie bevorzugt in den Darm. Es ist nicht schwer, diesen Zusammenhang herzustellen, stimmt's? Das ist keine höhere Mathematik. Das ist einfach logisch.

Wenn diese Retroviren das Immunsystem des Darms beeinträchtigen (und damit auch das Gehirn), dann kann man auch erwarten, eine anormale bakterielle Besiedlung des Darms zu finden. Dies ist ein faszinierendes Gebiet der wissenschaftlichen Forschung geworden, und diese Bakterienpopulationen im Verdauungstrakt sind allgemein als „Mikrobiom" bekannt.

Dr. James Adams von der Arizona State University ist heutzutage wahrscheinlich einer der besten Denker auf dem Gebiet. Er war fasziniert von Berichten, nach denen bei Kindern mit Autismus und Darmproblemen, die mit einem Antibiotikum, dem Vancomycin, behandelt wurden, sich sowohl ihr Autismus als auch ihre Darmprobleme besserten, manchmal sogar auf dramatische Weise. Aber sobald diese Behandlung aufhörte, gab es einen Rückfall. Adams stellte die Theorie auf, dass die Kinder ein anormales Mikrobiom hatten und diese Bakterienpopulationen nicht die Chemikalien produzierten, die für ein einwandfreies Funktionieren von Körper und Geist benötigt werden. Es könnte sinnvoll sein, sie zuerst mit Vancomycin zu behandeln und dann Material von einem Menschen mit einem gesunden Mikrobiom bereitzustellen. Dieses Material kann aus gereinigtem menschlichem Stuhl gewonnen werden. Stuhl besteht zu 50 Prozent aus Bakterien. Ein Artikel in *Smithsonian* von 2019 lenkte die Aufmerksamkeit auf dieses Forschungsgebiet sowie auf die Arbeit von Dr. Adams:

> Vor mehr als zehn Jahren tauchte eine Theorie über die Darm-Hirn-Achse auf, nach der eine Dysfunktion im Darm auch die Aktivität des Gehirns beeinträchtigen könnte. „70 Prozent unserer Nerven, die ins zentrale Nervensystem gehen, laufen in unseren Darm. Warum ist das so?", fragt Sarkis Mazmanian, ein Medizinforscher am California Institute of Technology. Mazmanian bemerkte, dass bei keimfreien Mäusen, die keine Bakterien im Darm haben, verglichen mit normalen Tieren „Dinge wie Angst, Bewegung, Depression und sogar die Gehirnentwicklung verändert zu sein scheinen".
>
> Mazmanian und ein Team von Forschern veranschaulichten 2013 diese Darm-Hirn-Achse in einem Mausmodell für Autismus. Drei Jahre später

> machte das Team das Gleiche für Parkinson. Und kürzlich bewiesen sie, dass die Transplantation von Stuhl einer Person mit Autismus in keimfreie Mäuse bei den Tieren viele der Symptome einer Autismus-Spektrum-Störung (ASD) hervorrief.[11]

Adams und Mazmanian haben das Wissen über diese Darm-Hirn-Verbindung bei Autismus Wakefield zu verdanken. Mazmanian hat jedoch gute Arbeit geleistet, um diese Forschung voranzubringen. Diese und andere Forscher haben bei ASD, ME/CFS und anderen chronischen neuroimmunologischen Krankheiten eine erheblich reduzierte Vielfalt von Darmbakterien festgestellt. Auch wenn keimfreie Mäuse nicht unbedingt das Gleiche sind wie Menschen, ist es doch interessant festzustellen, dass Lebewesen, die keinerlei Bakterien in ihrem Darm haben, Probleme mit Angst, Bewegung, Depression und einer veränderten Gehirnentwicklung haben. Die Bedeutung dieser Forschungsergebnisse ist gewaltig.

Könnten Angst, Depression und andere psychische Probleme mit dem Mikrobiom des Darmes in Verbindung stehen? Wenn man Bakterien einer Person mit Autismus in eine keimfreie Maus verpflanzt, zeigt die Maus viele der für Autismus typischen Verhaltensweisen. Das ist ein außerordentlich stichhaltiger Beweis, der für das Konzept spricht. Und er weist darauf hin, dass wir nur die Spitze des Eisbergs einer potenziellen wissenschaftlichen Revolution sehen. Könnten wir vielleicht Parkinson auch in die Kategorie der Krankheiten einordnen, die von anormalen Darmbakterien beeinflusst, wenn nicht gar verursacht werden?

All das brachte Dr. Adams dazu, darüber nachzudenken, ob es möglich wäre, das klinische Bild des Autismus zu verändern, indem man zuerst den Darm mit einem Antibiotikum reinigt und dann versucht, den Darm mit Bakterien eines gesunden Spenders wieder zu besiedeln. Adams bereitete eine kleine klinische Studie vor. In einem späteren Abschnitt des *Smithonian*-Artikels steht:

> In der Studie wurden 18 Kinder im Alter zwischen 7 und 19 Jahren mit der Diagnose einer ASD und erheblichen GI-Problemen [gastrointestinalen Problemen] aufgenommen. Die Behandlung verlangte den Kindern etwas ab, war für sie aber relativ leicht zu ertragen.

Sie benutzten Antibiotika, um bestimmte Arten von Bakterien im Darm abzutöten und damit den Schaden bei ASD [Autismus-Spektrum-Störung] und ME/CFS nachzuahmen. Die Ergebnisse der Studie entsprachen denen früherer Studien und dem, was Dr. Andrew Wakefield vorhergesagt hatte:

> Bei 16 Kindern gab es eine mindestens 70-prozentige Besserung ihrer GI-Symptome [gastrointestinalen Symptome], und, was noch wichtiger ist, sie zeigten eine Besserung bei den Verhaltenssymptomen des Autismus. Dieser Artikel wurde im Januar 2017 veröffentlicht und hat das Pentagon so sehr beeindruckt, dass das Verteidigungsministerium zustimmte, eine große Studie mit mikrobiellen Transplantaten bei Erwachsenen mit Autismus zu finanzieren. Anfang 2018 begann man mit der Rekrutierung von Patienten.[12]

Weiter unten in dem Artikel wird festgestellt, dass zwei Jahre nach der Behandlung die Schwere der Symptome um 47 Prozent zurückgegangen war. Und während zu Beginn 83 Prozent der Patienten als hochgradig autistisch eingestuft wurden, fiel diese Zahl nach zwei Jahren auf 17 Prozent ab, wobei 44 Prozent so starke Besserungen aufwiesen, dass sie nicht mehr die Kriterien für Autismus erfüllten.

Unabhängig von unserer Meinung über die Ursache des Autismus und vieler anderer chronischer psychischer und neurologischer Probleme in unserem Land ist das eine hoffnungsvolle Nachricht.

Es gibt allerdings Vorbehalte. Um hier auf der sicheren Seite zu sein, muss beispielsweise sichergestellt werden, dass keine schädlichen Bakterien in der Mixtur gezüchtet werden, die den Patienten verabreicht wird. Es ist meines Erachtens auch notwendig, eine eventuell vorhandene pathologisch durchlässige Darmwand („*leaky gut*“) in Ordnung zu bringen, also Perforationen zu beheben, wie Wakefield sie zuerst fand. Dieses Leaky-gut-Syndrom soll Behauptungen nach bei vielen verschiedenen Krankheiten vorkommen, ein weiterer Grund für mich zu glauben, dass, selbst wenn wir hier über Autismus oder ME/CFS sprechen, unsere Erkenntnisse wahrscheinlich auch auf viele andere Krankheiten anwendbar sind.

Es gibt jedoch etwas, das mich noch mehr besorgt. Es ist der letzte Satz aus dem Zitat, nach dem dieser Artikel „das Pentagon so sehr beeindruckt [hat], dass das Verteidigungsministerium zustimmte, eine große Studie mit mikrobiellen Transplantaten bei Erwachsenen mit Autismus zu finanzieren …“

Das Pentagon?

Das Verteidigungsministerium?

Warum übernehmen bei dieser Thematik militärische Organisationen die Führung? Sind sie nicht damit beschäftigt, Flugzeuge, Schiffe, U-Boote, Panzer, Bomben und Raketen zu bauen?

Sollten es nicht die National Institutes of Health sein, die eine solche Studie finanzieren? Oder die Centers for Disease Control? Soweit ich informiert bin, ist das Pentagon dafür zuständig, Bösewichte zu töten, aber nicht dafür, Kranke zu heilen.

Oder ist hier eine andere Agenda im Spiel? Militärangehörige müssen sich Impfungen unterziehen, und viele haben behauptet, dass die Raten von Autismus und anderen neurologischen Erkrankungen bei Kindern von Militärangehörigen viel höher sind als in der Allgemeinbevölkerung. Vielleicht versucht das Militär die tägliche Schlacht zu gewinnen, mit der so viele der Militärfamilien tagtäglich in ihrem Zuhause konfrontiert sind, um in der Lage zu sein, die Schlachten zu schlagen, die wir in fernen Ländern führen.

* * *

Über das Wochenende vom 22. und 23. März 2019 habe ich bei einer Konferenz in Florida Vorträge gehalten. Ich war von einer bemerkenswerten jungen Wissenschaftlerin fasziniert, von Dr. Kristin Comella, die mich sehr an mich selbst erinnerte, als ich in ihrem Alter war. Sie verfügt über eine hohe Einsatzbereitschaft und hat sich an die Spitze der Stammzellenwissenschaft hochgearbeitet. Und natürlich wurde sie von der Regierung angegriffen mit Prozessen und Drohungen, ihre Karriere zu zerstören, aber bis jetzt konnte sie das alles abwehren. Worin besteht ihr Verbrechen? Der Food and Drug Administration (FDA) zufolge stellt es eine Verabreichung eines Medikaments dar, wenn die eigenen Fettzellen durch Fettabsaugung aus dem Körper entnommen, daraus die Stammzellen herausgelöst und dann in einen anderen Körperteil zurückinjiziert werden.

Dr. Comella ist Chief Scientific Officer [Vorstand Forschung und Entwicklung] bei dem Unternehmen U. S. Stem Cell und Präsidentin der Academy of Regenerative Practices. Es war eine großartige Gelegenheit, die führenden Leute auf dem Gebiet kennenzulernen und Erfahrungen auszutauschen. Das sind die Orte, an denen ich mich immer gerne aufhalte, an der vordersten Front des Wissens.

Bei der Konferenz kam ich auch noch mit anderen Abtrünnigen zusammen, darunter Dr. Andrew Wakefield. Er hielt einen großartigen Vortrag über Masern und darüber, wie die Bemühungen, das Masernvirus auszurotten, einfach nur dazu führen, dass neue Stämme erzeugt werden, die genauso tödlich sind. Wir hatten die Gelegenheit, uns zusammen hinzusetzen und ein langes Gespräch zu führen, eine Gelegenheit, die wir zuvor noch nicht wirklich gehabt hatten, obwohl wir uns schon seit zehn Jahren kannten. Ich konnte ihm erzählen, wie Dr. Ian Lipkin von der Columbia University unsere Arbeit mit XMRV mit ähnlichen wissenschaftlichen Taschenspielertricks diskreditiert hatte, die er auch bei der Diskreditierung seiner Arbeit über die MMR-Impfung, die begleitenden Magen-Darm-Störungen und Autismus eingesetzt hatte. Ich erzählte ihm, dass ich den Dokumentarfilm über ihn, *The Pathological Optimist*, nicht ansehen konnte. Ich wusste von vorneherein, das Justizwesen würde bei der Frage eines Gerichtsverfahrens manipuliert werden, sodass es ihm nicht möglich sein würde, einen einzigen Tag vor einem Gericht zu stehen, um seinen guten Ruf wiederherzustellen. Die gleichen Tricks wurden in Nevada mir gegenüber angewandt. Ich glaube, er war sich nicht darüber im Klaren, wie ähnlich unsere beiden Fälle waren, und als wir uns verabschiedeten, sagte er, er wolle mich für seinen nächsten Dokumentarfilm interviewen.

Ich scherze oft darüber, was für ein unpolitischer Mensch ich bin, und als es bei der Konferenz einen Abschnitt über Zensur gab und man ankündigte, dass Roger Stone sprechen würde, fragte ich meine Freundin Lori leise: „Wer ist Roger Stone?“ Lori klärte mich über seine Vorgeschichte auf: Leiter von Donald Trumps erster Präsidentschaftskampagne, langjähriger Berater von Trump, politischer Provokateur, Co-Moderator einer Show mit dem Namen „The War Room“ bei *Infowars* [einer Radioshow] und der Mann, der an vorderster Front für den Sieg von Präsident George W. Bush über Al Gore in Florida verantwortlich war. Lori erzählte mir, dass Stone kürzlich die Aufmerksamkeit des Sonderermittlers Robert Mueller auf sich gezogen hatte, der Nachforschungen über eine geheime Absprache mit Russland anstellte. Stones aggressive Berichterstattung hatte Mueller davon überzeugt, er sei tatsächlich ein russischer Agent. Dieser 67-jährige politische Provokateur, der auch für seine jährliche Liste der am besten angezogenen

Leute bekannt ist, musste erleben, dass das FBI in seinem Haus eine Razzia durchführte.

Als Lori mich über die Geschichte von Roger Stone ins Bild setzte, war ich mir nicht mehr sicher, ob ich mir seinen Vortrag anhören wollte. „Oh, das kommt mir so bekannt vor“, bemerkte ich. Ja, auch ich war wie ein flüchtiger Drogenbaron oder eine potenzielle Terroristin behandelt worden. Ich war 53 Jahre alt, als mein Zuhause überfallen und durchsucht wurde, und obwohl ich kein CNN-Kamerateam dabei hatte, um meine Verhaftung zu filmen, haben die Mächtigen dafür gesorgt, dass mein Fahndungsfoto in der Fachzeitschrift *Science* als Warnung an jeden Forscher abgedruckt wurde, der es wagte, Retroviren mit ME/CFS in Verbindung zu bringen. „Ich glaube, dieser Vortrag könnte bei mir wieder eine posttraumatische Belastungsstörung auslösen.“

Ich habe mir den Vortrag trotzdem angehört. Der Stress, den Roger durchgemacht hatte, war während seines Vortrags deutlich zu spüren. Außerdem sagte er, er hätte außerdem eine Erkältung. Am Ende seiner Präsentation nahm er Fragen entgegen, und so stand ich auf und wartete, an die Reihe zu kommen.

„Ich wollte eine Frage über Impfstoffe und unsere religiösen Freiheiten stellen. Wann wird Trump die Mächtigen daran hindern, unsere Wissenschaft weiter zu zensieren, die beweist, wie die Gesundheit der Menschen unseres Landes zerstört wird? Wann wird jemand anfangen, darüber zu reden?“ Ich konnte meine Gefühle nicht beherrschen, und meine Stimme bebte.

„Das ist eine sehr gute Frage. In der zweiten Amtszeit wird das eine Priorität haben“, antwortete Stone.

Nach der Rede stellte Lori mich Roger vor und erklärte ihm kurz, was ich durchgemacht hatte. „Halten Sie durch“, sagte er. „Wir werden das schaffen.“

* * *

Wenn es nach den Medien geht, gehöre ich jetzt zu den Verbrechern. Als Andy Wakefield gefragt wurde, wie er das überlebt habe und trotzdem imstande ist weiterzumachen und großartige Arbeit zu leisten, sagte er, ihm helfe „die einfache Erkenntnis, dass es nicht um mich geht“.

Die einzigen Menschen, die wirklich verstehen, was ich durchgemacht habe, sind der Arzt (Wakefield), der angeblich möchte, dass Kinder sterben und der politische Provokateur (Stone), der angeblich ein russischer Agent ist. Obwohl mein Mann David oder Frank Ruscetti vielleicht nicht verstehen, wie tief die Korruption unsere Wissenschaft und unsere Medien durchdringt, verstehen sie doch mich.

Ich bin gesegnet mit der Möglichkeit, an der Seite von Robert Kennedy, jr. und seiner Organisation Children's Health Defense [etwa: Verteidigt die Gesundheit der Kinder] zu arbeiten, die beachtliche Erfolge gegen die Korruption in der Medizin zu verzeichnen hat. Kennedy erreichte kürzlich das Eingeständnis der US-Bundesregierung, dass trotz der Bestimmungen des National Childhood Vaccine Injury Acts von 1986 [des nationalen Entschädigungsprogramms für Impfschäden], nach welchem dem Kongress alle zwei Jahre ein Bericht vorgelegt werden muss, der die Ungefährlichkeit des Impfplans bestätigt, tatsächlich NIEMALS eine solche Studie durchgeführt wurde.[13]

Überlegen Sie das einmal.

Die staatlichen Gesundheitsbehörden haben es die letzten 36 Jahre versäumt, ihre Arbeit zu machen und die Sicherheit des Impfplans für Kinder nachzuweisen. Es müssten eigentlich 15 Berichte für alle Eltern Amerikas verfügbar sein, und das Gesundheitsministerium sollte kurz vor der Fertigstellung des 16. Berichts stehen.

Es gibt keinen einzigen Bericht über die Sicherheit des Impfplans für Kinder oder die Sicherheit eines einzigen Impfstoffs aus diesem Plan. Und dennoch wird ein Medikament (Suramin), das auf der WHO-Liste der unentbehrlichen Arzneimittel steht und das in einer doppelblinden placebokontrollierten Studie einen erheblichen Nutzen gezeigt hat, leidenden Kindern vorenthalten!

Wer sind hier die wirklichen Verbrecher?

Wenn ich verzweifelt bin, dann wende ich mich einem Abschnitt des schönen Buches von Robert Kennedy, jr., *American Values* zu, in dem er über die Liebe seines Vaters zur Philosophie der Stoiker berichtet:

> Diese Philosophie argumentierte, dass in einer absurden Welt das Akzeptieren von Schmerz, verbunden mit der Verpflichtung zum Kampf, die einfachsten Männer in Helden verwandelt und dem tragischsten Helden Frieden und

> Zufriedenheit bietet. Der Held Sisyphos, von den Göttern dazu verdammt, für immer und ewig einen Stein einen Berg hinaufzurollen, nur um zuzusehen, wie er den Berg wieder hinunterrollt, war letztlich ein glücklicher Mann. Sogar in der Erkenntnis und der Akzeptanz der Vergeblichkeit seiner Aufgabe konnte er Würde und Erhabenheit finden. Es ist weder unsere Position, noch sind es unsere Umstände, die uns definieren, so die Stoiker, sondern unsere Reaktion auf diese Umstände; wenn das Schicksal uns niederwirft, können uns kleine heroische Gesten des Mutes und der Verpflichtung Frieden und Erfüllung bringen. Indem wir uns einer schwierigen Aufgabe widmen, bringen wir Ordnung in ein chaotisches Universum.[14]

Ich kann Ihnen nicht sagen, dass ich mich frohen Mutes dieser absurden Welt ergeben werde. Ich werde gegen diese Korruption mit all meiner Kraft wüten. Aber ich werde diese Wut in eine Vorwärtsbewegung kanalisieren und mich weiter dieser schwierigen Aufgabe widmen.

Jetzt, da Sie meine Geschichte kennen, werden Sie vielleicht zu einem Teil der Lösung. Widmen Sie sich gemeinsam mit mir dieser schwierigen Aufgabe.

KAPITEL 12

Eine Geschichte, die ich vielleicht noch berichten sollte

Wo stehen wir nun nach alldem?

Die Pest der Korruption hat gewaltige Ausmaße und umfasst viele Bereiche unseres wissenschaftlichen, medizinischen und alltäglichen politischen Lebens.

Die Pharmaunternehmen haben die Gesetze über Impfstoffe korrumpiert und korrupte Medien haben den Verstand der Öffentlichkeit vergiftet. Die Bevölkerung stellt diese einfache Frage nicht: Wenn Impfstoffe so sicher wie Zuckerwasser sind, warum braucht die Pharmaindustrie dann eine vollständige finanzielle Immunität und muss von einem Heer von Anwälten des US-Justizministeriums geschützt werden?

Die Pharmaunternehmen sind die größten Beitragszahler an den US-Kongress und haben zahlenmäßig mehr Lobbyisten als alle unsere Kongressabgeordneten und Senatoren zusammen. Das bedeutet, sie kontrollieren die Bundesbehörden, tun also genau das, was unsere Verfassung mit ihrer Gewaltenteilung, das heißt, dem System der Abgrenzung und gegenseitigen Kontrolle zwischen Legislative, Exekutive und Judikative, verhindern wollte.

Die Pharmaunternehmen bestechen durch ihre massiven Werbekäufe in den Abendnachrichten auch die Medien. Sie glauben mir das nicht? Schauen Sie sich eine Stunde lang Ihren bevorzugten Nachrichtenkanal an und zählen Sie die Menge der Werbespots der Pharmaindustrie. Es ist gut möglich, dass es 50 bis 60 Prozent aller Werbespots sind. Unsere Kollegen sind besonders empört über die Werbung, in der eine Großmutter sich in einen großen, bösen Wolf verwandelt, wenn sie keine Keuchhustenimpfung bekommt.

Wir können nachvollziehen, wie es Menschen entmutigen kann, wenn sie sehen, was für ein Fehdehandschuh uns vor die Füße geworfen wird und welche juristische, finanzielle und politische Feuerkraft gegen uns aufgestellt ist.

Aber sie unterschätzen diejenigen unter uns, die harte Arbeit leisten, um die biologischen Prozesse zu verstehen. Wir rechnen mit vielen verschiedenen unvorhergesehenen Ereignissen. Sehen Sie, wir sind daran gewöhnt, mit dem Unbekannten umzugehen. Wir haben nur nicht mit der finsteren Seite der menschlichen Natur gerechnet, die man uns gezeigt hat, als wir die drängendsten Probleme der menschlichen Gesundheit zu beantworten versuchten.

* * *

Seit dem 6. Juni 1983, als ich anfing, für Frank zu arbeiten, ist mir klar, dass er das Beste in der Wissenschaft und das Beste eines Charakters verkörpert. Er wollte immer alle Daten sehen. Die Daten mit statistischen Tricks zu manipulieren war bei unseren wöchentlichen Labortreffen, bei denen jeder frei seine Meinung äußern konnte, absolut inakzeptabel. Das war etwas, das er mir eingebläut hat, und ich habe es nie vergessen. Deshalb haben wir auch, nachdem ich David 2000 geheiratet hatte und an die Westküste umgezogen war, weiterhin unsere Daten oder neue Publikationen diskutiert, meist in langen Telefongesprächen um fünf Uhr morgens pazifischer Zeit und acht Uhr morgens EST (Eastern Standard Time).

Frank trat in den 1970ern in die inneren Zirkel der Wissenschaft ein, zu einer Zeit, in der die Korruption weniger offensichtlich und es noch möglich war, seine berufliche Laufbahn zu verfolgen, ohne mit der finsteren Seite konfrontiert zu werden. Und wenn man Finsternis nicht zu sehen bekommt, ist es schwer zu glauben, dass es sie wirklich gibt.

Bernie Poiesz, der Arzt, der das erste humane Retrovirus HTLV-1 isolierte, während er als klinischer Kollege für Frank arbeitete, hatte Frank als einen der letzten wirklichen Renaissancemenschen beschrieben, eine Mischung aus Leonardo Da Vinci und Rocky Marciano, weil er so belesen ist und sich nie in verbaler Zurückhaltung übt.[1] Wie war es Bernie und Frank möglich, dieses erste humane Retrovirus zu isolieren, wo doch die Japaner schon jahrelang an dem Problem gearbeitet hatten? Weil Frank Bernie beibrachte, was er darüber wusste, wie man Viren in Zellkulturen züchtet und der Aktivität der reversen Transkriptase folgt. Ja, am Ende bekam Robert Gallo den Lasker-Preis (oft als der US-amerikanische Nobelpreis für wissenschaftliche Forschung bezeichnet). Aber es waren Bernie und Frank, die die Arbeit gemacht hatten. Vielleicht hätte Gallo am Ende auch noch den Nobelpreis für die Entdeckung des HIV bekommen, wenn er das Gleiche einige Jahre später getan hätte?

Die Auszeichnung ist gerechterweise an Luc Montagnier gegangen, den französischen Forscher, der das HIV isolierte. Aber Montagnier hätte vielleicht nie seinen Nobelpreis im Jahr 2007 bekommen, wäre er nicht klug gewesen und hätte die Lektionen aus der Isolation des HTLV-1 gelernt. Im Unterschied zu Gallo, der gern alle Ehrungen einheimst, hat Montagnier bei vielen Gelegenheiten großzügig Frank Anerkennung für seine Beiträge zur HIV-AIDS-Forschung gezollt.

Wir wären niemals in der Lage gewesen, die XMRVs zu isolieren, hätte ich in Frank nicht so einen guten Lehrer gehabt. Im Rückblick wird mir klar, dass Frank und ich in unserer kleinen Blase in diesem Biosicherheitslabor der Schutzstufe 3 am National Cancer Institute lebten und über all die Daten nachdachten und sie publizierten – auch über die, die wir nicht verstanden.

Frank war aufgrund seines Weitblicks und seiner Arbeitsethik an vorderster Front bei der Entdeckung humaner pathogener Retroviren und der Funktion des Immunsystems. Man hätte meinen können, dass ihm dies ein wenig Schutz geboten hätte.

Aber das war nicht der Fall.

* * *

Ich glaube, die Kampagne gegen Frank Ruscetti hat nach dem First International Symposion on XMRV voll an Fahrt aufgenommen. Dort hatte die Antwort auf Francis Collins' entscheidende Frage danach, woher wir die Ergebnisse von den vier Prozent Infizierter in der britischen Kontrollgruppe hatten, gelautet, dass sie aus Proben von Blutvorräten im Vereinigten Königreich stammten.

Es war nach dieser Tagung, dass Collins Fauci bat, eine „Bestätigungsstudie“ für unsere Arbeit zu finanzieren und durchzuführen. Offensichtlich war die Studie von Shyh-Ching Lo und Harvey Alter, einem Wissenschaftler, der den Lasker-Preis bekommen hatte, nicht genug an Bestätigung, um diese Herren zufriedenzustellen!

Vielleicht war es ein Zufall, aber in den Jahren vor 2010 wurde das National Cancer Institute von einem ausgezeichneten Arzt namens John Niederhuber geleitet, der die Arbeit an XMRV und Prostatakrebs unterstützte. Aber was geschah 2010, genau als der XMRV-Zug Geschwindigkeit aufnahm?

Sie brachten Harold Varmus dazu, den Posten von John Niederhuber zu übernehmen.

Nur damit Sie wissen, wie absurd das war, müssen Sie verstehen, dass Harold Varmus von 1993 bis 1999 unter der Clinton-Regierung Leiter der National Institutes of Health war. Das National Cancer Institute ist eine Unterabteilung der National Institutes of Health. Nachdem er seinen Posten als Leiter der National Institutes of Health verlassen hatte, wurde er für die nächsten zehn Jahre Präsident des Memorial Sloan Kettering Cancer Center in New York City.

Lassen Sie uns über Abstiegsmobilität sprechen und herausfinden, ob das irgendeinen Sinn ergibt.

Abhängig von seiner Erfahrung (und wahrscheinlich auch seinem politischen Rückhalt) verdient der Leiter der National Institutes of Health so etwa bis zu 230.000 Dollar im Jahr.

Im Jahr 2016 wurde berichtet, dass der Präsident und CEO des Memorial Sloan Kettering Cancer Center, Dr. Craig Thomson, 2.944.000 Dollar im Jahr bekam, also etwa zehn Mal so viel wie als Leiter der National Institutes of Health.

Nun, die neueste Information über ein Gehalt für den Leiter des National Cancer Institute (einer Unterabteilung der National Institutes of Health) beträgt etwas mehr als 151.000 Dollar im Jahr.

Gut, lassen Sie uns also diese Ereigniskette in eine Reihenfolge bringen.

Sie sind Harold Varmus und Sie haben sowohl einen Nobelpreis als auch einen Lasker-Preis bekommen.

Sie dienen acht Jahre lang als Leiter der National Institutes of Health.

Nachdem Sie als Leiter der National Institutes of Health gedient haben, ergattern Sie einen netten kleinen Job an einer New Yorker Krebsklinik, wo Sie ein paar Millionen Dollar im Jahr verdienen.

Dann entscheiden Sie sich plötzlich, dass Sie doch gerne eine Unterabteilung der National Institutes of Health (das National Cancer Institute) leiten würden, wo Sie bestenfalls ein bisschen mehr als 150.000 Dollar im Jahr bekommen, also etwa fünf Prozent von dem, was Sie im Vorjahr verdient haben.

Ich kaufe das denen einfach nicht ab.

Harold Varmus ist ins Spiel gebracht worden, um Frank Ruscetti unter Kontrolle zu bringen.

* * *

Als Harold Varmus das National Cancer Institute übernahm, führte er ein Team, das von John Coffin geleitet wurde, um Frank Ruscetti zu diskreditieren.

Das war im Mai 2010, und da passierte eine Menge in Bezug auf XMRV. Wir wussten, dass die Bestätigungsstudie von Shyh-Ching Lo und Harvey Alter in der Fachzeitschrift *Proceedings of the National Academy of Science* (PNAS) im Druck war. Diese zweite Bestätigungsstudie hätte uns unangreifbar machen sollen. Die Hüter der öffentlichen Gesundheit müssen sicherlich hochgradig alarmiert gewesen sein und überlegt haben, wie man den XMRV-Zug zum Entgleisen bringen könnte.

Coffin setzte seine Treffen mit Frank fort, oft begleitet von Steve Hughes und Doug Lowie, einem Lasker-Preisträger für die Entwicklung des Gardasil-Impfstoffs, der jetzt das Leben so vieler junger Mädchen und Jungen zerstört und sie oft unfruchtbar macht. Einige werden durch den Impfstoff gelähmt und andere bringt er um.

Bei einem der Treffen, bei dem besonders heftig gestritten wurde, sagte Hughes zu Frank: „Das ist keine Inquisition“, als Frank murrte, warum sie denn so viele Fragen darüber stellten, wie er und auch andere Forscher zu all den positiv auf XMRV Getesteten kämen. „Sieht aber ganz danach aus“, schoss Frank zurück.

Frank erzählte mir nicht viel von diesen monatlichen Treffen, obwohl er sie oft mit Waterboarding [Foltermethode des Scheinertränkens] verglich, um ihn dazu zu bringen, seine Rohdaten zurückzuziehen. Im Oktober 2010, als die Beweise für die stark kontaminierten Blutkonserven aufkamen, berichtete Frank von Coffins erboster Äußerung, „*Science* hat das angefangen und *Science* wird das auch beenden!“.

* * *

Nachdem ich diesen Vortrag am 22. September 2011 in Ottawa gehalten hatte, wurde ich auf dem Scheiterhaufen verbrannt, so wie Coffin es prophezeit hatte. Wir hatten unsere bahnbrechenden Entdeckungen aus der HIV-AIDS-Forschung sowie der DNA-Methylierung eingebaut, um zu zeigen, auf welche Weise diese neue Familie von Retroviren verheerende Auswirkungen auf die Menschheit hatte. Sie sagten, es sei Betrug. Wirklich? Wissenschaftliche Gutachter und die Herausgeber hatten alle Daten überprüft und ließen sie vor der Veröffentlichung begutachten. Die Zeitschrift kürzte vor der Veröffentlichung zwei Drittel des Artikels heraus, den Teil, in dem wir die Kultivierung von Zellen mit dem DNA-Methylierungsinhibitor beschrieben. Weil wir uns nicht einschüchtern lassen wollten, planten sie, als ich am 11. September 2011 gefeuert wurde, alle Rohdaten zu stehlen und dann die Zurückziehung unserer Veröffentlichung zu erzwingen. Die Zeitschrift *Science* veröffentlichte am 22. September wissentlich Betrug, nämlich diese von Michael Busch und Simone Glynn durchgeführte „Failure-to-Confirm“-Studie [„Misslingen-der-Bestätigung“-Studie] anstelle der wahren Studie, nach der die Blutkonserven kontaminiert waren. Nachdem ich 2011 aus dem Gefängnis entlassen worden war, bestand Franks Strafe darin, dass er eine vollständige Untersuchung aller Daten der XMRV-Studien ermöglichen musste, einschließlich des Schaubilds, das in Franks Labor am National Cancer Institute erstellt wurde.

Natürlich bestand Franks Labor mit fliegenden Fahnen. Und trotzdem wurde die Zurücknahme erzwungen. Der Wortlaut dieser Zurücknahme besagt im Wesentlichen, dass das Schaubild Betrug war. Das war es nicht!

Frank und seine Frau Sandy wurden 2013 beide ohne Rücksicht auf die Fakten dazu gezwungen, in den Ruhestand zu gehen, gerade als sie den XMRV-Geist wieder in seine Flasche zurückgesteckt und behauptet hatten, es sei alles nur eine Kontamination gewesen. Obendrein zwangen sie Frank, ein weiteres vollkommen betrügerisches Papier mit zu unterzeichnen, das mein Labor im WPI für die gesamte Kontamination verantwortlich machte anstelle der NCI-Labore im Gebäude 535. John Coffin hat sein Versprechen gehalten. *Science* beendete unsere Karriere und die Hoffnungen von Millionen, die an einer Reihe schrecklicher chronischer Krankheiten leiden. Aber machen Sie sich keine Sorgen um John Coffin. Coffin wurde im Sommer 2011 ein Patent für den Nachweis von XMRV-Verunreinigungen in Blutvorräten und biologischen Materialien zuerkannt.

Sie hatten fast alles unter Dach und Fach gebracht. Jetzt mussten sie nur noch die Beweise loswerden. Mein Labor in Nevada war verschlossen und meine Notizbücher und alle Rohdaten waren entwendet worden. Lipkin hat die angeforderte „Widerlegungs"-Studie durchgeführt. Silverman an der Cleveland Clinic und Whittemore und die Institute in Nevada bekommen weiterhin Millionen von Dollar als Fördermittel zugesteckt. Das alles unterscheidet sich nicht von den Bestechungszahlungen an das medizinische Personal, das von diesem ersten Ausbruch im Los Angeles County General Hospital in den Jahren 1934 und 1935 betroffen war.

Man setzt einfach die Vertuschung fort und macht weiter wie bisher.

* * *

Aber niemand am National Cancer Institute hat jemals realisiert, dass Frank seine letzten zwei Jahre in Frederick, Maryland, verbrachte und dort entscheidende Arbeit geleistet hatte. Frank griff zurück auf unsere Originalproben und isolierte das XMRV noch einmal und gewann eine vollständige Sequenz. Er bewahrte die in flüssigem Stickstoff gelagerten Proben unserer ursprünglichen Bestände an B-Zelllinien und die Patientenproben auf, die nie in das Gebäude 535 gelangt waren, wo sie einen Fermenter unseres natürlichen Isolats des XMRV kontaminiert hatten, indem sie ihn neben einen Fermenter mit VP62 platzierten.

Eine Kontamination der von Frank gesicherten Originalproben war zweifellos vollkommen unmöglich.

Und als der Befehl für Frank kam, sein Labor zu räumen, wurde ihm gesagt, dass er alle seine Arbeiten und Materialien mitnehmen könne, mit Ausnahme aller Unterlagen und biologischen Proben in Bezug auf XMRV. Es wurde ihm befohlen, alle Proben in die Hochdrucksterilisation zu geben, damit alle Daten im Thompson/CDC-Stil vernichtet werden konnten. Sie schickten sogar einen Wachmann, um sicherzustellen, dass Frank diesen Befehlen nachkam.

Frank warf alle Daten in einen blauen Abfallbehälter, verpackte die biologischen Proben und schickte sie an ein Institut im Mittleren Westen, in dem biologische Proben aufbewahrt werden, dem wir seither fünfhundert Dollar pro Monat für ihre Lagerung zahlen. Die Proben oder Daten zu vernichten wäre ein Verstoß gegen Bundesrecht gewesen.

Frank und Sandy hatten schon lange geplant, sich in Carlsbad, Kalifornien, zur Ruhe zu setzen, und hatten dort vor etwa fünfzehn Jahren ein Haus gekauft, das sie in meinen Selbsthilfegruppen oft großzügig als Urlaubsort für Krebspatienten anboten. Eines Tages, ein paar Wochen nach ihrem Einzug, tauchte Frank vor meiner Tür auf und trug einen großen blauen Abfallbehälter.

„Ich weiß nicht, wie dieser Mist in meinen Umzugstransporter kam“, sagte er und zeigte darauf.

„Danke“, flüsterte ich, und Tränen schossen mir in die Augen.

Ich bin die Daten durchgegangen. Sie waren alle da. Sie mögen meine Notizbücher und die meines Forschungsteams entwendet haben, aber die Mitarbeiter einer Studie sind verpflichtet, Aufzeichnungen ALLER ihrer Daten aufzubewahren. Die Inquisition hatte bestätigt, dass Franks Labor alle Daten akkurat aufgezeichnet hatte.

Ich scannte jedes Detail dieser Daten ein und speicherte sie auf einer Festplatte, und zur Sicherheit trafen wir uns sogar mit dem FBI im Büro meines treuen Anwalts David Follin und gaben den FBI-Mitarbeitern eine Kopie der Festplatte. Wenn jemals ehrliche Leute an die Spitze des FBI kommen sollten, können wir vielleicht endlich die Korruption beweisen und diese Herrschaft der Macht der Finsternis beenden. Ich weiß, dass es diejenigen, die bereits ihr Leben an diese Pest verloren haben, nicht zurückbringt oder das heutige Leid von Millionen Menschen wieder wettmacht. Wir haben alles getan, was wir konnten.

Jetzt liegt es, wie immer, in Gottes Hand. Ich mag zwar eine Wissenschaftlerin sein, aber ich habe immer an etwas jenseits dieser Welt geglaubt. Irgendwann müssen wir unsere Sorgen niederlegen und Gott sein Werk tun und die Dinge auf seine eigene geheimnisvolle Weise lösen lassen. Er wird die richtigen Leute mit diesen Aufgaben betrauen, vielleicht Menschen mit mehr Weisheit und Einsicht, als wir sie haben, die wir vorausgegangen sind. Und sie werden uns in eine bessere Welt führen.

Gottes Segen und allen eine gute Gesundheit.

Referenzen

Einführung

1 Byron Marshall Hyde, MD, et al., *The Clinical and Scientific Basis of Myalgic Encephalomyelitis/Chronic Fatigue Syndrome* (Ottawa, Canada: The Nightingale Research Foundation, 1992), 125.

2 John R. Paul, MD, *A History of Poliomyelitis* (New Haven, London: Yale University Press, 1971), 224.

3 Maurice Brodie, „Attempts to Produce Polyomyelitis in Refractory Lab Animals," *Experimental Biology and Medicine* (March 1, 1935), 832–836, doi: 10.3181/00379727-32-7876.

4 W. A. Sawyer et al., „Vaccination Against Yellow Fever with Immune Serum and Virus Fixed for Mice, " *Journal of Experimental Medicine* (May 31, 1932), 945–969.

5 John F. Kessel et al., „Use of Serum and the Routine and Experimental Laboratory Findings in the 1934 Poliomyelitis Epidemic," *American Journal of Public Health and the Nation's Health*, Vol. 24, No. 12, (December 1934), 1215–1223. doi: 10.2105/AJPH.24.12.1215.

6 G. Stuart, „The Problem of Mass Vaccination Against Yellow Fever," *World Health Organization – Expert Committee on Yellow Fever*, September 14–19, 1953, Kampala, Uganda, Presentation.

7 Hillary Johnson, *Osler's Web: Inside the Labyrinth of the Chronic Fatigue Syndrome Epidemic* (New York: Penguin Books, 1996), 200.

8 The Rockefeller Foundation Annual Report (1936) (1937) (1938) (1939).

9 Vincent Lombardi, Francis Ruscetti, Judy Mikovits, et al., „XMRV in Peripheral Blood Cells of Patients with Chronic Fatigue Syndrome," *Science*, Vol. 326, (October 23, 2009), 585–588.

10 Ben Berkout et al., „Of Mice and Men: On the Origin of XMRV," *Frontiers in Microbiology*, Vol. 1, Article 147, (January 17, 2011), 4–5.

11 Ian Lipkin, Public Conference Call with the Centers for Disease Control, September 10, 2013. Transcript by ME/CFS Forums.com/wiki/Lipkin.

KAPITEL 1

1 Jon Cohen, „The Waning Conflict Over XMRV and Chronic Fatigue Syndrome," *Science*, Vol. 333, September 30, 2011, www.science.sciencemag.org/content/333/6051/1810.summary.

2 Judy Anne Mikovits vs. Adam Garcia et al., Plaintiff's First Amended Complaint and Jury Trial Demand, Case no. 2:14-cv-08909-SWV-PLA, filed July 27, 2015.

KAPITEL 2

1 Sarah Yang, „Virus in Cattle Linked to Human Breast Cancer," Berkeley News, September 15, 2015, https://news.berkeley.edu/2015/09/15/bovine-leukemia-virus-breast-cancer/, accessed March 16, 2019.

KAPITEL 3

1 Benjamin Weiser, A Secret Life: *The Polish Officer, His Covert Mission, and the Price He Paid to Save His Country, Public Affairs* (New York; Public Affairs, a member oft he Perseus Group, 2004).

2 Michael Kellett, *The Murder of Vince Foster* (Columbia, Maryland; CLS Publishers, 1995).

3 Michael Isikoff and Dan Balz, „Foster Note Reveals an Anguished Aide," *Washington Post*, August 11, 1993.

4 Telephone Interview with Thomas and Candace Bradstreet by Kent Heckenlively, May 25, 2016.

5 Kuan Teh-Jeang, „Moving to the Fore," *Retrovirology*, August 13, 2012, doi:10.1186/1742-4690-9-66.

6 Matthew Cockerill, „Obituary: Kuan Teh-Jeang," *Retrovirology*, March 21, 2013.

7 Krista Delviks-Frankenberry et al., „Generation of Multiple Replication Competent Retroviruses through Recombination between PreXMRV-1 and PreXMRV-2," *Journal of Virology*, (November 2013): doi:10.1128/JVI.01787-13.

8 Baxter Dmitry, „CDC Doctor, Who Claimed Flu Shot Caused Outbreak, Missing Feared Dead," *NewsPunch*, February 22, 2018.

9 Phil McCausland, „CDC Employee Timothy Cunningham Went Missing More Than a Week Ago," *NBC News*, February 23, 2018.

10 Tonya Layman, „Forty Under Forty," *Atlanta Business Chronicle*, October 30, 2017.

11 Tanasia Kenney, „New Report Hints at ‚Personal Struggles' Dr. Timothy Cunningham Faced Weeks Before his Suicide," *Atlanta Black Star*, June 6, 2018, www.atlantablackstar.com/2018/06/06/new-report-hints-at-personal-struggles-dr-timothy-cunningham-faced-weeks-before-his-suicide/.

[12] Alexis Stevens, „EXCLUSIVE: CDC Researcher Had Personal Struggles Before Suicide,“ *Atlanta Journal-Constitution*, June 4, 2018.
[13] Alex Horton, „The CDC Researcher Who Mysteriously Vanished Had Recently Been Passed Over for a Promotion, Police Say,“ *Washington Post*, March 1, 2018.
[14] Beverly Gage, „What an Uncensored Letter to M. L. K. Reveals,“ *New York Times*, November 11, 2014.

KAPITEL 4

[1] Paul Kix, „In the Shadow of Woburn,“ *Boston* magazine, September 22, 2009.
[2] Ibid.
[3] Dan Olmsted, „Olmsted on Autism:` 1979 Wyeth Memo on DPT,“ *Age of Autism*, August 12, 2008.
[4] Richard Nixon, „Statement on Chemical and Biological Defense Policies and Programs,“ November 25, 1969 https://2001-2009.state.gov/documents/organization/90920.pdf.
[5] Ibid.
[6] Ibid.
[7] Ibid.
[8] Bishop Randy White Biography, www.withoutwalls.org/bishop-randy-white/ Accessed December 31, 2018.
[9] Cameron Dodd, „Supreme Court Won't Hear $750 Million Fort Detrick Contamination Death Lawsuit,“ *Frederick News Post*, May 25, 2018.

KAPITEL 5

[1] Walt Bogdanovich and Eric Koli, „2 Paths of Bayer Drug in 80's: Riskier One Steered Overseas,“ *New York Times*, May 22, 2003.
[2] „Contaminated Blood Scandal: We Are Sorry, Says Government,“ *BBC News*, September 26, 2018.
[3] Andrew Pollack, „Japanese Suits on H. I. V.-Tainted Blood Settled,“ *New York Times*, March 15, 1996.
[4] Phillip Boffey, „Long-Running Debate on AIDS: How Well Did Americans Respond?“ *New York Times*, October 13, 1987.
[5] Abstract on July 22, 2009 Meeting – „Public Health Implications of XMRV Infection, Center for Cancer Research, Center of Excellence in HIV/AIDS and Cancer Virology (CEHCV),“ National Cancer Institute.
[6] U. S. Senator Harry Reid, Letter to Dr. Frank Ruscetti, November 17, 2009.
[7] Ana Sandoiu, „Alzheimer's May Soon Be Treated with HIV Drugs,“ Medical News Today, November 26, 2018, www.medicalnewstoday.com/articles/323797.php.

KAPITEL 6

1 „Strains of Xenotropic Murine Leukemia-Related Virus and Methods of Detection Thereof," US Patent and Trademark Application, submitted April 6, 2011, #20110311484.
2 CBS, Suzanne Vernon: „„Agency Heads are Scared to Death… if XMRV Works Out,'" Phoenix Rising Forum, Discussion in „Action Alerts and Advocacy," February 23, 2011.
3 Shyh Ching Lo, Natalia Pripuzova, et al., „Detection of MLV-Related Virus Gene Sequences in Blood of Patients with Chronic Fatigue Syndrome and Healthy Blood Donors," *Proceedings oft the National Academy of Sciences*, August 23, 2010, doi:10.1073/pnas.1006901107.
4 Judy Mikovits, Frank Ruscetti, et al., „Detection of Infectious XMRV in the Peripheral Blood of Children," First International Conference on XMRV, Abstract, September 7, 2010.
5 Press Release, ORTHO, June 22, 2010.
6 Cerus, 2017 Annual Report, p. 5.
7 Cerus, „Whittemore Peterson Institute and Cerus Announce Inactivation of XMRV in Platelets and Red Blood Cells by the INTERCEPT Blood System," Press Release, September 7, 2010, www.businesswire.com/news/home/20100907005754/en/Whittemore-Peterson-Institute-Cerus-Announce-Inactivation-XMRV.
8 Ibid.
9 Cerus, „Cerus Announces Preliminary Fourth Quarter and Full Year 2018 Product Revenue," Press Release, January 7, 2019

KAPITEL 7

1 Joseph DeRisi, „Hunting the Next Killer Virus," *TED Talks*, Monterey, California, January 29, 2006.
2 Ibid.
3 Ibid.
4 Yu-An Zhang, Adi Gazdar, et al., „Frequent Detection of Infectious Xenotropic Murine Leukemia Virus (XMRV) in Human Cultures Established from Mouse Xenografts," *Cancer Biology and Therapeutics*, October 1, 2011, 617–628; doi:10.4161/cbt.12.7.15955.
5 Ibid.
6 Jay A. Fishman, Linda Scobie, Yashuiro Takeuchi, „Xenotransplantation-Associated Infectious Risk: A WHO Consultation," *Transplantation*, Vol. 19; 72–81 (2012); doi:10.1111/j.1399-3089.2012.00693.x.
7 Ibid.
8 Francis Ruscetti, Judy A. Mikovits, et al., „Development of XMRV Producing B Cell Lines from Lymphomas from Patients with Chronic Fatigue Syndrome," *Retrovirology*, June 6, 2011, 8 (Suppl.1): A230 doi:10.1186/1742-4690-8-S1-A230.
9 Frank Ruscetti, email to Robert Silverman, July 7, 2011.

KAPITEL 8

1 Kent Heckenlively, „Inoculated: How Science Lost its Soul in Autism," *Waterfront Press*, 181, (2016).

2 Nora Freeman Engstrom, „A Dose of Reality for Special Courts: Lessons From the VICP," *University of Pennsylvania Law Review*, Vol. 163, 1659, (2015).

3 Nora Freeman Engstrom, „Heeding Vaccine Court's Failures," *National Law Journal*, June 29, 2015.

4 Telephone Interview with Special Master Gary Golkewicz by Kent Heckenlively, January 29, 2016.

5 Ibid.

6 „Scientific Review of Vaccine Safety Datalink Information, June 7-8, 2000, Simpsonwood Retreat Center, Norcross, Georgia," Centers for Disease Control and Prevention, Accessed February, 7, 2016, National Immunization Program, www.thinktwice.com/simpsonwood.pdf.

7 Ibid.

8 MARC Inc. Response to Questions to Andrea Heckman at Law Offices of Jeffrey M. Leving, Ltd.

9 Ibid.

10 Ibid.

11 Written Testimony at Georgetown University by Dr. Theresa Deisher, September 2008, www.bioethicsarchive.georgetown.edu/pcbe/transcripts/sept08/deisher_statement.pdf.

12 Letter to Clifford Shoemaker from Frank Ruscetti, Bhattacharyya v. HHS, No 16-195V (ECF).

13 Expert Opinion Testimony of Judy Mikovits, PhD, and Francis Ruscetti, Phd (McKown, CM).

14 Letter to Clifford Shoemaker by Frank Ruscetti and Judy Mikovits, Re: George Dominguez vs. HHS, Case 12-378V.

15 George Doinguez v. Secretary of Health and Human Services, Published Decision on Remand Awarding Attorney's Fees and Costs on an Interim Basis; Attorney's Fees and Costs: Hourly Rate for a PhD Immunologist, May 25, 2018, Special Master Christian J. Moran, No. 12-378V, Case 1:12-vv-00378-EDK.

16 Ibid.

17 Ibid.

18 Richard Smith, „Doctors are Not Scientists," *British Medical Journal*, June 17, 2004, doi: https://doi.org10/10.1136/bmj.328.7454.0-h.

19 Email from Frank Ruscetti to Kent Heckenlively, April 4, 2019.

20 Sharyl Attkisson, „How a Pro-Vaccine doctor Reopened Debate About Link to Autism," *The Hill*, January 13, 2019.

21 Ibid.

22 Sharyl Attkisson, „Dr. Andrew Zimmerman's Full Affidavit on Alleged Link Between Autism that U. S. Government Covered Up," *SharlyAttkisson.com*, January 6, 2019, accessed February 24, 2019, www.sharylattkisson.com2019/01/06/dr-andrew-zimmermans-full-affidavit-on-alleged-link-between-vaccines-and-autism-that-u-s-govt-covered-up/.

23 Ibid.
24 Ibid.
25 Ibid.
26 Letter from Dr. Andrew Zimmerman to attorney Clifford Shoemaker, November 30, 2007.
27 Dr. Richard Kelley, written affidavit, January 24, 2016.
28 J. B. Handley, *How to End the Autism Epidemic* (White River Junction, VT: Chelsea Green Press, 2018), 194.
29 Sharyl Attkisson, „Dr. Andrew Zimmerman's Full Affidavit on Alleged Link Between Autism that U. S. Government Covered Up," *SharlyAttkisson.com*, January 6, 2019, accessed February 24, 2019, www.sharylattkisson.com2019/01/06/dr-andrew-zimmermans-full-affidavit-on-alleged-link-between-vaccines-and-autism-that-u-s-govt-covered-up/.

KAPITEL 9

1 „Zoonotic Diseases," Centers for Disease Control and Prevention Website, www.cdc.gov/onehealth/basics/zoonotic-diseases.html, accessed March 14, 2019.
2 Diana K. Wells, „Zoonosis," Healthline, www.healthline.com/health/zoonosis, accessed March 14, 2019.
3 Edward Hooper; „The Origins of the AIDS Pandemic," *AIDS Origins*, May 25, 2012, www.aidsorigins.com/print/origin-aids-pandemic.com, accessed March 14, 2019.
4 Ibid.
5 David Quammen, *The Chimp and the River: How AIDS Emerged from an African Forest*, (New York: W. W. Norton, 2015), 84–85.
6 Ibid, 130.
7 Edward Hooper, „Edward Hooper Biography," AIDS Origin, www.aidsorigins.com/print/biography, May 26, 2004, accessed March 14, 2019.
8 Annie Jacobsen, *The Pentagon's Brain – An Uncensored History of DARPA, America's Top Secret Military Research Agency*, (New York, Back Bay Books, 2015), 298.
9 Ibid. 298-299.
10 Andrea Lisco, Cristope Vanpouille, and Leonid Margolis, „War and Peace between Microbes: HIV-1 Interactions with Co-infecting Viruses." *Cell Host and Microbe*, November 19, 2009, doi:10.1016/j.chom.2009.10.010.
11 „History of Ebola Virus Disease," Centers for Disease Control and Prevention, November 9, 2018, www.cdc.gov/vhf/ebola/history/chronology.html, accessed March 19, 2019.
12 Ibid.
13 Ibid.
14 Yoichi Shimatsu, „The Ebola Breakout Coincided with UN Vaccine Campaigns," *Rense News*, August 12, 2014, www.rense.com/general96/ebobreakout.html.
15 M. Fernandez-Garcia, M. Majumdar, et al., „Emergence of Vaccine-Derived Polioviruses during Ebola Virus Disease Outbreak, Guinea, 2014-2015," *Emerging Infectious Diseases*, 24(1), (2018): 65-74. www.dx.doi.org/10.3201/eid2401.171174.

[16] Kent and Amber Brantly with Dave Thomas, *Called to Life: How Loving Our Neighbor Led Us into the Heart of the Ebola Epidemic* (Colorado Springs, CO: WaterBrook, 2015), 1.
[17] Ibid., 12.
[18] Ibid., 80.
[19] Ibid., 128.
[20] Ethan Siegel and Alex Berezow, „Opting Out of Vaccines Should Opt You Out of American Society," Scientific American, March 21, 2019, https://blogs.scientificamerican.com/observations/opting-out-of-vaccines-should-opt-you-out-of-american-society/.
[21] Ibid.
[22] General Maddow, „BOMBSHELL, Corvela Releases Next Vaccine Analysis Results," *Real News Australia*, December 23, 2018, link to Italian study – www.drive.google.com/file/d/1mufQ9Ueoph4T4BufJ71M6v95KvOfhXAw/view.

KAPITEL 10

[1] Telephone Interview with Dr. Andrew Wakefield by Kent Heckenlively, February 25, 2016.
[2] Sophie Borland, „Dishonest and Irresponsible Doctor who Triggered MMR Vaccine Scare is Struck Off," *Daily Mail*, May 24, 2010.
[3] Ibid.
[4] „Events Surrounding the De Stefano et al. (2004) MMR-Autism Study," Prepared by Dr. William Thompson for Congressman William Posey, 2–5, September 9, 2014.
[5] Comments of Congressman William Posey, Congressional Record, Vol. 161, No. 121, July 29, 2015.
[6] Kent Heckenlively, „Australia Bans Autism Mom as an ENEMY OF THE STATE," *Bolen Report*, August 12, 2015.
[7] Kent Heckenlively, „Kent Heckenlively's Dangerous Science Tour Heads to Australia," *Bolen Report*, August 15, 2017. https://bolenreport.com/kent-heckenlivelys-dangerous-science-tour-heads-australia/.
[8] Stephanie Pending, „World's Number 1 Anti-Vaxxer Kent Heckenlively Denied Entry to Australia," *Sydney Morning Herald*, August 31, 2017.
[9] Notification of Cancellation Under Section 128 of the Migration Act 1958, sent to Kent Heckenlively by Australian Government: Department of Immigration and Border Protection, August 31, 2017.
[10] Decision Record of Visa Cancellation Under Section 128 of the Migration Act 1958, sent to Kent Heckenlively by Australian Government, Department of Immigration and Border Protection, August 31, 2017.
[11] „R. Kelly Deletes Post About International Tour Amid Backlash," *The Hollywood Reporter*, February 7, 2019.
[12] Kent Heckenlively, „I Fail the Australian Character Test," *Bolen Report*, February 10, 2017, https://bolenreport.com/i-fail-the-australian-character-test-with-r-kelly-and-chelsea-manning/.

KAPITEL 11

1 *The Martian*, 2015, Twentieth Century Fox.
2 Email from Frank Ruscetti to Kent Heckenlively, April 3, 2019.
3 Laslo Boros et al., „Submolecular Regulation of Cell Transformation by Deuterium Depleting Water Exchange Reactions in the Tricarbolic Acid Substrate Cycle," *Medical Hypotheses* (2015) vol. 87, 69–74, www.dx.doi.org/10.1016/j.mehy.2015.11.016.
4 Miles O'Brian Interview of Dr. Raphael Mechoulam, „Medical Marijuana Research Comes Out of the Shadows," *PBS Newshour*, July 13, 2016, www.pbs.org/newshour/show/medical-marijuana-research-comes-shadows.
5 „Researchers Find Missing Link Between the Brain and Immune System," *Neuroscience News*, June 1, 2015, www.neurosciencenews.com/lymphatic-system-brain-neurobiology-2080/.
6 „Drug Treatment Corrects Autism Symptoms in Mouse Model," *Science Daily*, March 13, 2013, www.sciencedaily.com/releases/2013/03/130313182019.htm
7 Ibid.
8 Robert Naviaux, „Suramin Treatment of Autism-Clinical Trial Update," University of California, San Diego, School of Medicine, January 18, 2016.
9 UC San Diego Health, „Parent Personal Statements of Their Observations from Phase I/II Randomized Clinical Trial of Low Dose Suramin in Autism Spectrum Disorder," accessed April 1, 2019, https://health.ucsd.edu/news/topics/Suramin-Autism/Pages/Parent-Statements.aspx.
10 Robert Naviaux, „Metabolic Features and Regulation of the Healing Cycle – A New Model for Chronic Disease Pathogenesis and Treatment," *Mitochondrion*, August 2, 2018, www.doi.org/10.1016/j.mito.2018.08.001.
11 Bob Roehr, „How the Gut Microbiome Could Provide a New Tool to Treat Autism," *Smithonian*, June 14, 2019.
12 Ibid.
13 „Stipulated Order Confirming Non-Compliance with 42 USC 300 AA-27C – The 1986 National Childhood Vaccine Injury Act," Health and Human Services, July 9, 2018, accessed April 2, 2019, www.icandecide.org/wp-content/uploads/whitepapers/Stipulated%20Order%copy.pdf.
14 Robert F. Kennedy, Jr., *American Values: Lessons I Learned From My Family* (New York: HarperCollins, 2018), 286–287.

KAPITEL 12

1 Kendall Smith, „The Discovery of the Interleukin 2 Molecule" (from Dr. Kendall Smith's Immunology Research Site. Dr. Smith is the Rochelle Butler Professor of Medicine and Immunology at Cornell's Weil Medical College and Graduate School of Biomedical Sciences, Accessed August 21, 2019. www.kendallsmith.com/molecule.html).

Index

G

H

S

T

U

V

W

X

Z

Über die Autoren

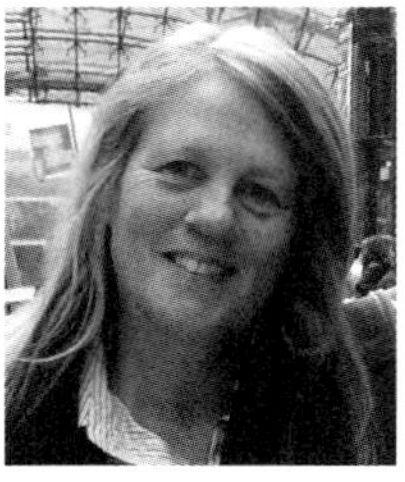

Dr. Judy Mikovits arbeitete über zwanzig Jahre zusammen mit Dr. Frank Ruscetti, einem der Pioniere im Bereich Human-Retrovirologie, am *National Cancer Institute.* In dieser Zeit war sie an über vierzig wissenschaftlichen Papers als Co-Autorin beteiligt. Sie ist Mitbegründerin und Direktorin des ersten Instituts für Neuroimmunerkrankungen, an dem sie im Jahr 2006 einen systembiologischen Ansatz entwickelte. Dr. Mikovits lebt mit ihrem Mann David in Südkalifornien.

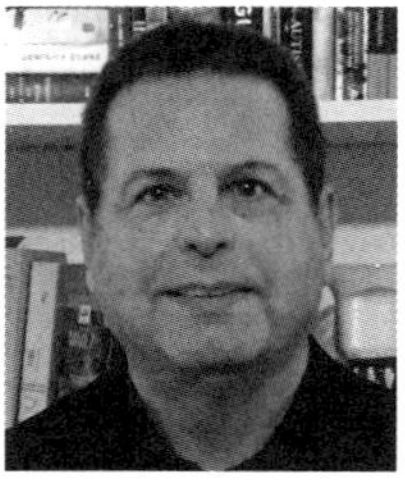

Kent Heckenlively ist Mitbegründer und Redakteur von *Age of Autism*, lehrt Naturwissenschaften und war früher als Anwalt tätig. Er lebt mit seiner Frau Linda und ihren beiden Kindern Jacqueline und Ben in Nordkalifornien.

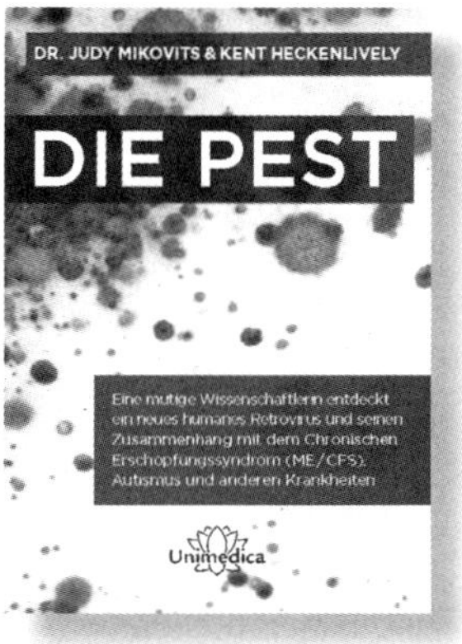

Dr. Judy Mikovits / Kent Heckenlively

Die Pest

Eine mutige Wissenschaftlerin entdeckt ein neues humanes Retrovirus und seinen Zusammenhang mit dem Chronischen Erschöpfungssyndrom (ME/CFS), Autismus und anderen Krankheiten

500 S. geb., **€ 24,80**
Erscheint voraussichtlich im Oktober 2020

Die Vorgeschichte zu *Die Pest der Korruption*: Dr. Judy Mikovits enthüllt die Machtinteressen, die die Integrität moderner Wissenschaft korrumpieren, und deckt die Verbindung eines Retrovirus mit Chronischem Erschöpfungssyndrom, Krebs und neurologischen Entwicklungsstörungen bei Kindern auf. In diesem Wissenschaftskrimi erfahren Sie, wie die außergewöhnliche Wissenschaftlerin mit Rufmordkampagnen und einer Verhaftung unter Druck gesetzt wurde. Ein mutiger Insiderbericht für alle, die an der Wahrheitssuche in der wissenschaftlichen Forschung interessiert sind.

„Die Pest *ist definitiv eine Pflichtlektüre. Das Revolutionäre ist, dass die Autorin trotz Rufmordkampagnen und einer rechtswidrigen Verhaftung verhindern will, dass ihre Erkenntnisse verschleiert werden. Lernen Sie die Abgründe der modernen Medizin kennen, von deren Existenz nur wenige wissen, über die sich aber jeder informieren sollte.*“
– Sayer Ji, Gründer und Direktor von GreenMedInfo und Vorstandsmitglied der National Health Federation